全国中等职业教育数字化课程建设规划教材

供中职医药卫生类各专业使用

医 用 物 理

（第2版）

YI YONG WU LI

主　编　李长驰

副主编　王延康　张辉群

编　者　（按姓氏汉语拼音排序）

樊　萍（安徽省淮南卫生学校）

胡　健（安徽省淮南卫生学校）

李长驰（汕头市卫生学校）

连锴城（揭阳卫生学校）

罗钦雄（汕头市卫生学校）

渠立清（阳泉市卫生学校）

王延康（广东省湛江卫生学校）

吴玉波（新疆巴音郭楞蒙古自治州卫生学校）

肖小婷（汕头市卫生学校）

张辉群（汕头市卫生学校）

赵晨煌（太原市卫生学校）

科 学 出 版 社

北 京

内 容 简 介

本书是全国中等职业教育数字化课程建设规划教材。本书共 6 章，第 1 章为力学基础及应用，第 2 章为振动和波及应用，第 3 章为液体、气体的性质及应用，第 4 章为电磁学基础及应用，第 5 章为光学基础及应用，第 6 章为原子物理基础及应用。本书配有多媒体教学课件及《医用物理实验指导与单元练习》。本书的编写贴近专业，注重实用，将物理学基本知识与生命科学和临床医学实践紧密结合，通过视频和图片，把医学临床实际应用情景导入课堂，充分体现物理学知识和技能在临床医护工作中的应用，体现物理学知识和医学知识的有机融合，从而有效地激发学生的学习兴趣，提高教学的针对性。

本书可供中职医药卫生类各专业使用。

图书在版编目（CIP）数据

医用物理：含医用物理实验指导与单元练习 / 李长驰主编.—2 版.—北京：科学出版社，2018.6

全国中等职业教育数字化课程建设规划教材

ISBN 978-7-03-055913-5

Ⅰ. 医… Ⅱ. 李… Ⅲ. 医用物理学-中等专业学校-教材 Ⅳ. R312

中国版本图书馆 CIP 数据核字（2017）第 308346 号

责任编辑：张立丽 郭学雯 / 责任校对：彭珍珍
责任印制：赵 博 / 封面设计：铭轩堂

科 学 出 版 社 出版

北京东黄城根北街 16 号
邮政编码：100717
http://www.sciencep.com

石家庄众旺彩印有限公司 印刷
科学出版社发行 各地新华书店经销

*

2007 年 9 月第 一 版 开本：787×1092 1/16
2018 年 6 月第 二 版 印张：15
2020 年 9 月第十五次印刷 字数：356 000

定价：38.00 元（全二册）
（如有印装质量问题，我社负责调换）

全国中等职业教育数字化课程建设规划教材

全国中等职业教育数字化课程建设规划教材

教材目录

前 言 QIAN YAN

党的十九大对优先发展教育事业，加快教育现代化，办好人民满意的教育做出了重要部署，对发展职业教育提出了新的要求——完善职业教育和培训体系，加快实现职业教育的现代化，深化体制机制改革，加强师德建设，深化产教融合、校企合作，提升职业教育开放水平和影响力。为我国新时代职业教育和继续教育指明了方向，明确了任务。

科学出版社深入贯彻党的十九大精神，积极落实教育部最新《中等职业学校专业教学标准（试行）》要求，并结合我国医药职业院校当前的教学需求，组织全国多家医药职业院校编写了《全国中等职业教育数字化课程建设规划教材》。本套教材具有以下特点。

1. 新形态教材　本套教材是以纸质教材为核心，通过互联网尤其是移动互联网，将各类教学资源与纸质教材相融合的一种教材建设的新形态。读者可通过"爱一课"互动教学平台，用手机扫描书页，快速实现图片、音频、视频、3D模型等多种形式教学资源的共享，并可在线浏览重点、考点及对应习题，促进教学活动的高效开展。

2. 对接岗位需求　本套教材中依据科目的需要，增设了大量的案例和实训、实验及护理操作视频，以期让学生尽早了解护理工作内容，培养学生学习兴趣和岗位适应能力。教材中知识链接的设置，旨在扩大学生知识面，鼓励学生探索钻研专业知识，不断进步，更好地对接岗位需求。

3. 切合护考大纲　本套教材紧扣最新《护士执业资格考试大纲（试行）》的相关标准，清晰标注考点，并针对每个考点配以试题及相应解析，便于学生巩固所学知识，及早与护考接轨，适应护理职业岗位需求。

《医用物理》是本套教材中的一本。本书以教育部2009年颁发的《中等职业学校物理教学大纲》（以下简称《大纲》）为根据，从中等卫生职业教育的实际出发，对《大纲》中基础模块、职业模块和拓展模块的内容进行整合，以"贴近岗位，培养能力"为原则，进行课程内容重组，强化"三基"（基础理论、基本知识、基本技能），注重思想性、科学性、启发性、先进性、实用性，把物理学和医学知识有机融合，体现了物理课程贴近岗位，为专业学习奠定基础的理念。

本书共6章，内容包括"力学基础及应用""振动和波及应用""液体、气体的性质及应用""电磁学基础及应用""光学基础及应用"和"原子物理基础及应用"。《医用物理实验指导与单元练习》（第2版）是全国中等职业教育数字化课程建设规划教材《医用物理》（第2版）的配套教材。

本书融合数字化资源，采用多媒体课件进行课堂辅助教学，通过动画的形式对抽象、复杂的物理概念和物理过程给予形象的展现，让学生一目了然，既可帮助学生理解又可加深记忆；通过影像功能，能将物理技术在医学临床的实际应用给予充分展示，激发学生的学习兴趣，培养学生解决医学实践中实际问题的能力；通过课件展示，可节省许多在黑板上作图和书写的时间，把赢得的时间用于加强课堂师生互动，对学生及时进行学习目标的检测和反馈，同时解决了实践教学资源不足的难题。多媒体教学课件除能发挥教学方面的辅助性外，还能很好地发挥学习方面的辅助性，尤其是数字化资源的插入，使学生可按照自己的兴趣、意愿和需要，扫描数字化资源链接点，选择学习内容，根据自己的学习进度自行调控，并随时验证学习的成效。

　　本教材在编写过程中，得到了全国多家医药院校专家的鼎力支持，在此表示诚挚的谢意。由于水平所限，教材中若有不当之处，敬请同行批评指正！

编　者

2018 年 1 月

目　　录

绪　论

📖 **学习目标**

1. 了解物理学研究的对象和内容。
2. 熟悉物理学与医学的关系。
3. 掌握学习物理学的正确态度和方法。

一、物理学研究的对象和内容

人类赖以生存的自然界是由各种各样的物质组成的。物质有两种表现形态：一种是我们熟悉的**实物**，实物是由原子、分子组成，可以直接作用于人的感官而能引起感觉的东西，如太阳、月亮、房屋、树木、水、各种动植物等；另一种物质叫做**场**，场是特殊的物质，看不见摸不着，只有通过客观现象或者科学实验间接地感觉到它的存在，它的存在方式也很特别，如同空气一样弥漫在一定的空间里。实物和场这两种物质不是独立分开的，而是不可分割地联系在一起的。比如：我们生活的地球附近，弥漫着重力场，电荷周围弥漫着电场，磁体和电流周围弥漫着磁场等，场是实物之间相互作用的传递者。尽管表现形式不同，但是实物和场都是不以人的主观意识为转移而客观存在的，并且能被人们所认识。

运动是物质存在的形式，是物质的固有属性。简单的位置变化，如水的流动、汽车行驶等是运动；生命有机体的复杂运动，如心脏跳动、血液循环、新陈代谢等生命变化过程是运动；高级的大脑思维、遗传等过程也是运动。

物理学是研究物质最基本、最普遍的运动形式和规律的科学。它研究的内容非常广泛，包括力学、热学、电磁学、光学、原子学等，以及它们之间相互转化的规律。物理学研究的这些普遍的基本规律存在于其他高级的、复杂的物质运动形式之中。

在"医用物理"课程中，同学们学习机械运动、热运动、电磁现象、光现象、原子物理的一些重要概念、物理现象的本质和定量关系，了解这些知识在生活、医疗技术中的应用，可使我们的物理知识有较大提高，并增强运用物理知识分析和解决生活、医疗技术问题的能力，以适应医学科学的需要。

二、物理学和医学的关系

物理学历经千余年的发展，特别是经过近三百多年人类的努力，已成为比较成熟的学科之一。随着对生命现象认识的逐渐深入，现代医学的发展正从宏观走向微观，从定性走向定量，从单一走向多元，从经验走向理论。基础医学、临床医学、预防医学等各门医学科学越来越多地把它们的理论和技术建立在精确的物理科学基础之上，并以物理学作为理论基础、工具和阶梯。物理学必将为医学的发展与进步起到越来越重要的作用。概括起来，物理学与医学的密切关系有以下两方面。

(一)物理学是医学的基础

任何高级的、复杂的生命现象都包含着最普遍、最基本的物理运动形式。生命科学除了遵守生物学的规律，还遵守物理运动规律。例如，人体骨骼、关节及胃肠都存在最简单的机械运动；人体能量的吸收和转换遵循能量守恒规律；有关血液流动涉及流体力学的知识；心电、脑电、肌电、胃电及神经传导等涉及电学知识；人体体温的调节与热现象、能量的转换过程相联系；视觉的形成与光学知识密切相关。而且人类生活在大自然中，生活环境对人体也有很大的影响。例如，温度、湿度、压强、电磁场和放射线等与人的生存关系非常密切，如果没有一定的物理学知识，显然无法了解生命现象的原因和领悟生命现象的本质，无法了解人体在这些外界条件下活动的规律。大量的事实说明了**物理学是生命医学的基础**。

(二)物理学的发展可促进医学发展

物理学的任何一项重要发明、发现和新理论的建立，几乎都被医学所采纳和运用。一位医生初诊患者，第一件事就是进行体温、脉搏、血压的测量等物理检查。常见的输液、听诊、叩诊等应用的都是物理原理。1895 年，德国物理学家伦琴(1845—1923)发现的 X 射线，在医学上立即得到普遍应用。显微镜、X 射线、电疗、磁疗、放射性核素等应用，促进了医学的发展。现代各种超声仪器，特别是超声(V-CT)、X 射线计算机断层摄影(X-CT)、放射性核素计算机断层摄影(R-CT)、磁共振(NMR-CT)、激光、纤维镜等技术成果相继问世及其先进的医用仪器的广泛应用，为医学提供了十分可靠的依据，为医学研究、诊断治疗提供了强有力的技术服务，为医学科学的发展开辟了崭新的途径。医学由解剖水平发展到细胞水平及分子、原子水平，这一切全靠物理学的积极贡献。

作为 21 世纪的医护工作者，在医学科学蓬勃发展的新时代，掌握必备的物理学知识是医学科学本身发展的必然要求，是提高医护工作者本身科学文化素质和综合能力的迫切需要。

三、学习"医用物理"的正确态度和方法

学习"**医用物理**"必须以辩证唯物主义思想为指导，贯彻理论联系实际的原则，要认真实验，敢于动手，勤于动脑，遵循观察、思考、总结、实践的步骤，充分注意联系生活实际和医疗技术实际，主动探索，勇于实践。

我们在学习中要按照循序渐进、由浅入深的方法，努力做到课前先预习，对新的学习内容要事先进行感知，带着疑问听课；课堂认真听讲，积极思考问题；课后及时复习，认真练习探索，树立自觉勤奋、刻苦钻研和勇于探索的良好学风。

第 1 章

力学基础及应用

自然界是由运动的物质组成的。物质的运动形式是多种多样的，其中最简单、最基本的运动是机械运动。力学就是研究机械运动的性质和规律的一门学科，是物理学的重要组成部分。

本章主要学习几种常见的力、力的合成与分解法则、牛顿运动定律、功和能等知识。它是学习物理学其他部分的基础，又是研究人体力学的基础。

第 1 节　力

学习目标

1. 掌握力的作用效果，力的三要素，力的图示。
2. 掌握重力、弹力、摩擦力的概念，掌握重力、弹力、滑动摩擦力的计算方法。
3. 了解机体的力学性质。

一、力

人们对力的认识，最初是从日常生活或生产劳动中，在对物体的推、拉、提、压等肌肉活动中得到的。

(一) 力的概念

用手推动小车、提起重物、拉长或压缩弹簧时，肌肉会感到紧张，我们就说，人对小车、重物、弹簧用了力。不仅人对物体能发生力的作用，物体对物体也能发生力的作用。例如，机车牵引列车前进，机车就对列车施加了力。

力是物体对物体的作用，一个物体受到力的作用，一定会有另一个物体对它施加这种作用。力是不能离开物体而独立存在的。

(二) 力的作用效果

用力推小车，小车受到力的作用就会运动；关闭了发动机的汽车，受到车轮跟地面的摩擦力和空气阻力，速度会逐渐减小，直至停下来；从高处落下的物体，受到地球的引力，速度会越来越快。这些例子说明，力使物体的运动状态发生了变化。用力拉伸或压缩弹簧，弹簧会伸长或缩短；锻锤锻压工件，工件的形状会发生变化。大量事实说明：**力的作用效果，是使受力物体的运动状态发生变化，或使受力物体的形状和体积发生变化**，如图 1-1 所示。

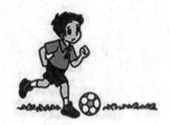 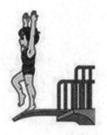 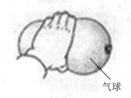

气球

图 1-1　力的作用效果

(三) 力的图示

力对物体的作用效果与力的大小、方向、作用点有关。**通常把力的大小、方向、作用点，称为力的三要素。**

用一根带箭头的线段把力的三要素都表示出来，这种表示力的方法叫做力的图示。其中线段的长短表示力的大小，线段的起点(或终点)表示力的作用点，箭头的指向表示力的方向。

如果要在一个图中用力的图示来表示两个(或两个以上)大小不同的力，那么标度只能选一个，且这几个力的大小都应是所选定标度的整数倍。

具体做法是：

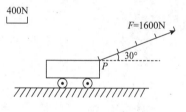

400N

$F=1600$N

30°

P

图 1-2　力的图示

1. 首先确定某一长度的线段表示多少牛顿的力，把它作为标度；

2. 从力的作用点沿力的方向画一条线；

3. 按力的大小在线上截取相应长度的线段，在线段的末端画出箭头；

4. 最后在箭头旁边标出力的大小(注意写好符号和单位)。

如图 1-2 所示的有向线段表示作用在小车上 1600N 的力。

国际单位制中，力的单位是牛顿(符号是 N)，简称牛。

二、重力、弹力和摩擦力

由于物体之间相互作用的方式不同，自然界存在不同类型的力，在力学中经常接触的力有：重力、弹力和摩擦力。

(一) 重力

一切物体之间都存在着相互的吸引力，这个吸引力就是万有引力。两个物体之间引力的大小与它们质量的乘积成正比，与它们之间距离的平方成反比，这就是万有引力定律。设 m_1、m_2 分别为两个物体的质量，r 为它们之间的距离，F 为吸引力，则有

$$F = G\frac{m_1 m_2}{r^2} \tag{1-1}$$

式中，G 称为万有引力常量，经验证，$G = 6.67 \times 10^{-11}$ N·m²/kg²。

根据万有引力定律可知，地球上的所有物体都会受到地球的吸引力。**物体由于地球的吸引而**

受到的力叫做重力，用符号 G 表示，单位是牛顿(N)。重力的方向总是竖直向下。

重力是万有引力的一个分力。在地球的同一地点，物体所受重力 G 的大小跟它的质量 m 成正比，即有

$$G = mg \tag{1-2}$$

式中，m 是物体的质量；g 一般取为 9.8 m/s²。

例 1-1　利用弹簧秤测出某物体的重力是 490N，求物体质量的大小。

解：$G = 490$N，$g = 9.8$ m/s²

根据 $G = mg$ 得

$$m = \frac{G}{g} = \frac{490\text{N}}{9.8\text{m/s}^2} = 50\text{kg}$$

答：物体的质量是 50kg。

重力对物体的作用可以认为集中于物体上的一点，这一点叫做物体的**重心**。对于质地均匀、外观规则的物体，其**重心在其几何中心上**，如图 1-3 所示。

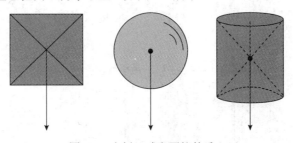

图 1-3　方板、球和圆柱的重心

重力的作用效果是使物体向地面降落，或者使物体有向地面降落的趋势，例如，抛出去的石块会落回到地面，放在斜面上的物体有下滑的趋势等。此外，重力还可以改变物体的形状，例如，荷叶上的一滴小水珠通常呈球形，但如果水珠比较大，在重力的作用下，就会"塌"下去一些，变成扁球形。

根据式(1-2)制作的等臂天平，可以用来测量物体的质量。当天平平衡时，左边托盘中的物体和右边托盘中的砝码受到的重力相等，因此可以推知它们的质量也相等，这样就可以由砝码的质量得出物体的质量。

(二)弹力

根据力的作用效果可知，力可以使物体的形状发生改变，即产生形变，因此力是使物体产生形变的原因。同一个力作用在不同的物体上，产生的形变会有所不同，有些形变比较明显，有些则极其轻微，甚至难以察觉。但是只要物体受到外力作用，就一定会发生形变，不发生形变的物体是不存在的。

1. 弹性形变

有些形变是可以恢复的，例如，用一个大小适当的力去拉(或压)弹簧，弹簧会向某方向伸长(或缩短)，如果撤去此力，弹簧会立刻恢复原状。像弹簧这样发生形变的物体，当作用力停止作用后能够恢复原状，这种形变叫做**弹性形变**。当物体受到的作用力比较大，超过一定限度

时，即使撤去作用力，物体也无法恢复原状，则弹性形变就转化为非弹性形变，这个限度就叫做**弹性限度**。

2. 胡克定律

发生弹性形变的物体存在恢复原状的趋势，会对与它接触的物体产生力的作用，这种力叫做**弹力**。

弹力的方向与物体形变的方向相反。实际上，弹力是一种反抗力，它总是反抗使该物体产生形变的外力，并努力使形变消失，恢复原状。

用手拉弹簧时，如果增加拉力，形变会随之增加，但同时手也会感觉到弹簧的弹力在增加。图 1-4 是弹簧受力作用伸长的示意图。实验表明：

在弹性限度内，弹簧产生的弹力，其大小与弹簧伸长（或压缩）的长度 x 成正比，弹力的方向与弹簧形变的方向相反，这就是**胡克定律**。

胡克定律可用数学式表示为

$$f = -kx \qquad (1-3)$$

式中，k 叫做弹簧的劲度系数，与弹簧的材料、形状等因素有关；负号表示弹力的方向与形变的方向相反。

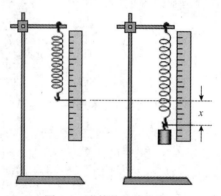

图 1-4　弹簧伸长的长度 x

例 1-2　已知弹簧的劲度系数是 500N/m，受到拉力作用而伸长 10cm，求该弹簧产生的弹力大小。

解：$k = 500\text{N/m}$，$x = 10\text{cm} = 0.1\text{m}$

$f = -kx = -500\text{N/m} \times 0.1\text{m} = -50\text{N}$

答：该弹簧产生的弹力大小是 50N，负号代表弹力的方向与形变的方向相反。

把物体置于桌面上，物体对桌面产生一个向下的压力，桌面会出现一个比较微小的向下凹的形变；为了恢复原状，桌面会产生一个向上的弹力，这个弹力就是我们熟悉的支持力。同理，用绳子悬挂一物体，物体会对绳子产生一个向下的作用力，绳子会被拉长，为了恢复原状，绳子会产生一个向上的弹力，这个弹力就是拉力。

(三) 摩擦力

1. 摩擦力　相互接触的物体有相对运动或有相对运动的趋势时，在其接触面产生的阻碍这种运动或运动趋势的力叫做**摩擦力**。

2. 摩擦力的种类 摩擦力分为动摩擦力和静摩擦力两种，而动摩擦力又分滚动摩擦力和滑动摩擦力。下面我们介绍滑动摩擦力和静摩擦力两种。

(1)滑动摩擦力：两个有相对滑动的物体间在接触面上产生的阻碍它们相对滑动的力，叫做**滑动摩擦力**。

滑动摩擦力的方向和物体相对滑动的方向相反。

滑动摩擦力的大小与两物体之间的压力及接触面的粗糙程度等多种因素有关。实验表明：当两个物体相互接触并有相对运动时，在其接触面产生的滑动摩擦力 f 的大小跟两物体之间压力 N 的大小成正比。即

$$f = \mu N \tag{1-4}$$

式中，μ 是滑动摩擦系数，其大小与物体材料的性质、干湿情况以及接触面的粗糙程度等有关。几种常见材料之间的滑动摩擦系数的大小如表 1-1 所示。

表 1-1 几种常见材料之间的滑动摩擦系数的大小

材料	滑动摩擦系数
橡皮轮胎-路面(干)	0.71
木-木	0.30
钢-钢	0.25
木-金属	0.20
木-冰	0.03
钢-冰	0.02
润滑的骨关节	0.003

摩擦力不仅存在于相互接触的固体之间，而且也存在于液体内部。液体在流动时，内部各层之间的流速会存在差异，即液体内部不同液层之间存在着相对运动，因此在相邻的液层之间会产生阻碍这种相对运动的摩擦力，称为液体的内摩擦力。通常情况下，液体越黏稠，内摩擦力越大。

例 1-3 质量是 100kg 的物体在水平路面上匀速滑动，已知物体和地面之间的滑动摩擦系数是 0.3，求物体受到的滑动摩擦力的大小。

解：$m = 100\text{kg}, \mu = 0.3$

$G = mg = 100\text{kg} \times 9.8\text{m/s}^2 = 980\text{N}$

$N = G$

$f = \mu N = 0.3 \times 980\text{N} = 294\text{N}$

答：汽车受到的滑动摩擦力大小是 294N。

(2)静摩擦力：相互接触的物体之间没有相对运动而只有相对运动的趋势时，在其接触面产生的摩擦力叫做**静摩擦力**。

静摩擦力的方向与物体相对运动趋势的方向相反。

静摩擦力的大小与物体受到的外力有关。放在地面上的物体，受到水平方向力 F 的作用，当 F 较小时，物体虽然有滑动的趋势，但仍保持静止状态。根据二力平衡的理论可知，此时物体受

到的静摩擦力 f 的大小与外力 F 的大小相等、方向相反。

　　如果外力 F 增大，静摩擦力也会随之增大，但静摩擦力的增大有一定的限度，当达到某一数值时就不会再增大，此时物体开始滑动(图 1-5)。物体在外力作用下将要滑动时，受到的静摩擦力达到最大，叫做最大静摩擦力。

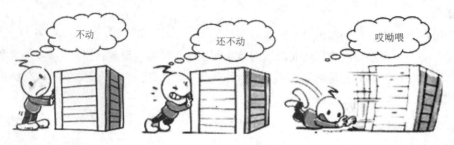

图 1-5　静摩擦力

　　在实际生活中，有时需要增大摩擦力，有时需要减小摩擦力。例如，在体操比赛时，运动员会在双手上涂搽一种白粉即碳酸镁粉，其目的是增加手掌与器械之间的摩擦力，防止器械脱手。生活中经常使用的自行车，需要在其齿轮或轴承部分涂机油，目的是减小摩擦力，使设备正常运转，并降低磨损。

三、机体的力学性质

　　人体的骨骼、肌肉以及心血管等系统都有着独特的解剖生理结构，包含着力学性质和原理。

(一)骨骼的力学性质

　　人体骨骼系统具有保护内脏器官、支持人体平衡、完成机械运动等功能。根据功能的不同，不同骨骼的形态结构也有所不同，并具有独特的力学性质。

　　骨骼是人体组织中比较坚硬的部分，但在外力作用下仍会发生一定的形变。骨骼的形变与受到的外力有关，分为拉伸、压缩、弯曲、剪切、扭转等，如图 1-6 所示。

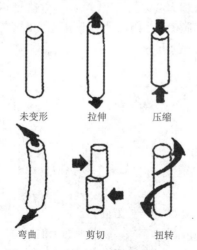

图 1-6　不同外力下骨骼的形变示意图

　　拉伸是指骨骼受到自骨表面向外施加的拉力作用而产生的形变。手提重物时,上肢骨骼因承受重物的拉力作用而被拉伸,可出现伸长并变细的形变。随着外力的增加,骨骼的形变也会增大,当外力增加到一定程度时,可发生骨断裂。

　　压缩是指骨骼受到加于骨表面向内的压力作用而产生的形变。人体骨骼承受压力的能力最强,下肢骨骼在行走和跳跃时,受到的压力甚至可以达到体重的 2.5 倍。适度的压缩能够刺激骨骼的生长,但是较大的、长时间的压力可使骨骼缩短并变粗。

　　弯曲是指骨骼受到垂直于骨骼轴线的横向外力作用而引起骨骼轴线发生弯曲的形变。发生弯曲形变时,骨骼由直线变为曲线,在其凹侧表现出压缩形变,在其凸侧表现出拉伸形变。手提重物并水平上举时,上肢骨骼就会发生弯曲。

　　剪切是指骨骼受到一对大小相等、方向相反、作用线垂直于骨骼的某相近部位的外力作用而产生的相对错动的形变。剪切形变是比较常见的造成骨折的形变,在意外事故中出现较多。

　　扭转是指骨骼受到一对外力作用而使其沿轴线产生扭曲的形变。在摔跤或武术比赛中,选手的上肢被扭转到背后时就会出现这种形变。扭转形变类似于双手拧干毛巾时毛巾发生的形变,表现为骨骼的任意两个横截面间发生绕轴的相对转动。扭转是最容易造成骨折的一种形变。

　　图 1-7 是各种骨折的示意图。

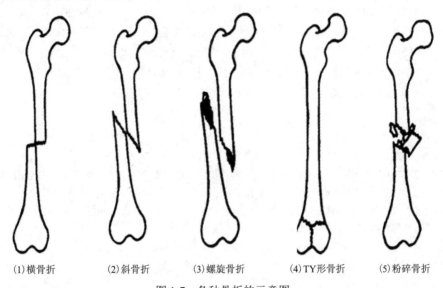

(1)横骨折　　　　(2)斜骨折　　　　(3)螺旋骨折　　　(4)TY形骨折　　(5)粉碎骨折

图 1-7　各种骨折的示意图

(二)肌肉的力学性质

　　肌肉一般由中间的肌性部分和两端的腱性部分组成。肌性部分主要由肌纤维聚集成的肌束构成,具有收缩能力。腱性部分多呈圆索状,由致密的结缔组织构成,没有收缩能力,但非常坚韧。肌性部分借助于腱性部分附着于骨骼上。图 1-8 是小腿后面的肌肉示意图。

　　肌肉与骨骼相比更容易发生形变,具有比较好的伸展性和弹性。**肌肉的伸展性**是指肌肉在外力作用下能伸长的性质。**肌肉的弹性**是指在外力作用下伸长的肌肉,在除去外力后又能恢复原来长度的性质。

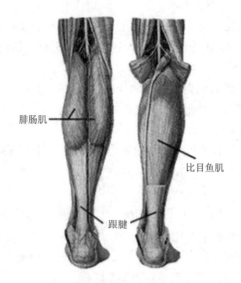

腓肠肌

比目鱼肌

跟腱

图 1-8　小腿后面的肌肉示意图

　　肌肉伸长时，其伸长的程度并不与外力成正比，当外力逐渐增大时，肌肉长度增加的程度会逐渐减小，而且肌肉伸长的程度有一定的极限，超过这个限度，就会造成肌肉拉伤。

　　肌肉伸长或收缩时，其内部分子之间会产生一定的摩擦力，阻碍肌肉的快速拉长或缩短，而且这种摩擦力的大小会随着温度的升高而降低。因此，运动员在比赛前需要做充分的准备活动，使体温升高，以便减小肌肉的摩擦力，一方面可以减少比赛过程中肌肉拉伤的情况，另一方面可以加快肌肉收缩和放松的速度，增强肌肉的运动能力，提高比赛成绩。

知识链接

护理工作中的省力办法

　　护理工作中的省力办法：①移动医疗物品时，能拉不推，能推不提，尽量使用小车代替手臂直接搬运物品；②合理设置护理操作，尽量减少举臂的操作动作；③取放低处物品时，应尽量采取下蹲而减少弯腰的动作；④铺床时，身体应靠近床边，两腿前后分开稍屈膝，这有助于扩大支持面，既可以增加身体稳定性，又可以达到省力的目的。

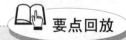 要点回放

　　1. 力的作用效果　使受力物体的运动状态发生变化或使受力物体的形状和体积发生变化。

　　2. 万有引力定律　一切物体之间都存在着相互的吸引力，这个吸引力就是万有引力。两个物体之间引力的大小与它们质量的乘积成正比，与它们之间距离的平方成反比，这就是万有引力定律。表达式为
$$F = G\frac{m_1 m_2}{r^2}。$$

　　3. 重力　物体由于地球的吸引而受到的力叫做重力。重力的方向总是<u>竖直向下</u>。在地球的同一地点，物体所受重力 G 的大小跟它的质量 m 成正比，即 $G = mg$。

4. 弹力 发生弹性形变的物体存在恢复原状的趋势，会对与它接触的物体产生力的作用，这种力叫做弹力。弹簧产生的弹力，其大小与弹簧伸长(或压缩)的长度 x 成正比，弹力的方向与弹簧形变的方向相反，这就是胡克定律。表达式为 $f = -kx$。

5. 摩擦力 相互接触的物体有相对运动或有相对运动的趋势时，在其接触面产生的阻碍这种运动或运动趋势的力，叫做摩擦力。滑动摩擦力 $f = \mu N$；静摩擦力 $f = -F$。

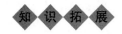 知 识 拓 展

改锥、扳手的使用

改锥和扳手是两种常用的工具，掌握这两种工具的正确使用方法很有必要。

一、改锥的使用

(一)改锥的构造

改锥，俗名起子、螺丝刀、旋锉；由杆和柄组成，柄杆同轴，柄半径比杆大得多。按其杆端(或螺丝顶槽)形状分为"一"字(平口)和"十"字(梅花)两类(图1-9)。

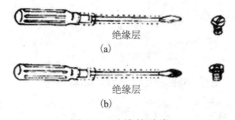

图1-9 改锥的种类

(二)改锥的功能

改锥是一种力矩变换器，主要功能是松卸、紧固螺丝。

(三)改锥的使用方法

大、小号改锥的使用方法见图1-10。使用要领：锥槽相配、顺杆压旋、右进左退、先退后进。

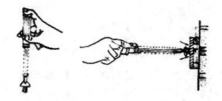

图1-10 改锥的使用方法

1. 锥槽相配 螺丝有大小，因此改锥也有大小。使用时应做到两者相配。改锥型号选用不当，难以松卸、紧固，螺丝槽也易受损。

2. 顺杆压旋　将改锥顶端插入螺丝顶槽，锥杆与螺丝轴线应共线，再力压锥杆而旋。

3. 右进左退　螺纹多为右螺旋线，它是右旋前进，左旋后退的。极少数为左螺旋线，使用与上述相反。

4. 先退后进　欲旋动螺丝进入螺母，须先退（左旋），待听到轻微一响（或手感一跌），再进（右旋）。否则易造成咬丝，损坏螺丝、螺母，无法紧固。

二、扳手的使用

(一) 扳手的构造

扳手分扳头和手柄两部分，它们由高强度材料一体制成（通常为铸钢）。啮合口在扳头上，有封闭式和开口式两种，开口式又有固定式和可调式之分，分别称为固定扳手和活动扳手。活动扳手的结构如图 1-11 所示。封闭式啮合口常为正六边形或四边形。

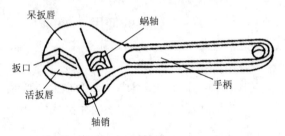

图 1-11　活动扳手结构图

(二) 扳手的功能

扳手是一种力矩变换器，主要功能是装卸螺母、螺钉。

(三) 扳手的使用方法

活动扳手的握法如图 1-12 所示。使用要领：口螺适配、扳螺互垂、力点在柄、力向垂螺、右进左退、先退后进。

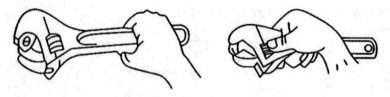

图 1-12　扳手的使用方法

1. 口螺适配　扳头啮合口形与螺母、螺钉头外形完全密合。

2. 扳螺互垂　扳头所在平面须与螺母、螺钉轴线互相垂直。

3. 力点在柄　紧固（进）松卸（退）螺母、螺钉的力要作用在柄上。

4. 力向垂螺　作用力的方向应垂直于螺母、螺钉轴线。

5. 右进左退　与前同。

6. 先退后进　与前同。

第 2 节　共点力的合成与分解

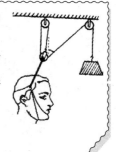

案例1-1　颈椎病又称颈椎综合征，是由颈椎的退行性病变刺激和压迫周围的血管、神经等，引起的肩臂痛、眩晕、瘫痪等一系列症状。

颈椎病是常见病、多发病之一，目前多采用非手术方法治疗，牵引治疗法是有效方法之一。颈椎牵引是运用力学原理，通过外力牵引颈段脊柱及其相关结构的操作技术。

问题： 1. 图中牵引的装置是根据什么原理设计的呢？
　　　　 2. 重物的重量和滑轮的位置与牵引力的大小和方向有什么关系？

学习目标

1. 了解共点力、合力、分力的概念。
2. 熟悉力的合成与分解，掌握力的平行四边形法则的运用。
3. 了解力的合成和分解在医学临床上的应用。

实际中，一个物体往往不只受到一个力的作用，而是要同时受到几个力的作用，几个力的作用效果可以与一个力的作用效果相同；而物体受一个力的作用，也可能产生几个作用效果。因此，我们需要探讨力的合成与分解的问题。

一、共点力、合力和分力及力的合成和分解

(一)共点力

如果几个力作用于物体的同一点或它们的作用线相交于同一点，那么我们把这几个力叫做**共点力**，又叫互成角度的力。

(二)合力和分力

如果一个力作用在物体上产生的效果与几个力共同作用的效果相同，那么这一个力就叫做那几个力的**合力**，而那几个力就叫做这一个力的**分力**。

(三)力的合成和分解

求已知几个力的合力叫做**力的合成**；已知合力，求它的几个分力叫做**力的分解**，如图 1-13 所示是力的合成研究实验示意图。

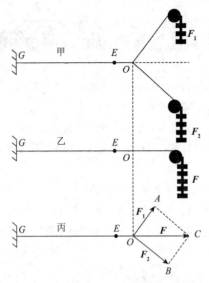

图 1-13　力的合成研究实验示意图

二、力的平行四边形法则

(一)力的合成遵循力的平行四边形法则

用如图 1-13 所示的实验可以研究力的合成规律。GE 为橡皮条，在 F_1、F_2 的共同作用下，伸长了 OE，撤去 F_1 和 F_2，用力 F 作用在橡皮条上，使橡皮伸长相同的长度。力 F 是 F_1 和 F_2 的合力。在力 F_1、F_2 和 F 的方向上各作有向线段 OA、OB 和 OC，根据选定的标度，使 OA、OB 和 OC 的长度分别表示 F_1、F_2 和 F 的大小，将 AC 和 BC 连接起来，可以看到，$OACB$ 是一个平行四边形，OC 是它的对角线。如果改变 F_1、F_2 和 F 的大小和方向，仍得到相同的结论。由实验可得到力的合成规律——力的平行四边形法则。

作用于一点而互成角度的两个力，它们合力的大小和方向，可以用表示这两个力的有向线段为邻边作平行四边形，其对角线的长度和方向就是所求合力的大小和方向。这个法则叫做**力的平行四边形法则**。

由共点力合成作图法可知，合力的大小除与分力大小有关外，还与它们的夹角有关，如图 1-14 所示。

(1) $\alpha = 0°$，$F = F_1 + F_2$，F 的方向与 F_1，F_2 相同；

(2) $\alpha = 90°$，$F = \sqrt{F_1^2 + F_2^2}$，F 的方向为平行四边形对角线指向；

(3) $\alpha = 180°$，$F = F_1 - F_2$，（当 $F_1 > F_2$ 时）F 的方向与 F_1 相同。

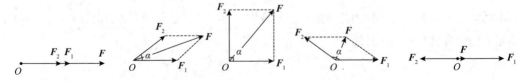

图 1-14　共点力合成作图示意图

如果有两个以上的力作用在物体上，可依次把第一、二分力合成求合力，把这个合力再与第三个分力合成求合力，依次类推，直到求出为止。

大量实验证明，其他矢量合成时同样遵循平行四边形法则，所以平行四边形法则是一切矢量的合成法则。

一个物体如果受几个共点力的作用，若合力等于零，则这几个力的作用效果是使物体处于平衡状态——静止或匀速直线运动状态，这种情况叫做力的平衡。若只有两个力互相平衡，这两个力一定大小相等、方向相反，并且作用在同一直线上。

(二) 力的分解同样遵循力的平行四边形法则

力的分解是求一个已知力的两个(或两个以上)分力。因此，**力的分解是力的合成的逆运算，同样遵循力的平行四边形法则。**

力的分解必须具备下列两个条件之一，才能有确定的分解结果：

(1) 已知二分力的方向；

(2) 已知分力中一个分力的大小和方向。

应掌握具体两种情形：

(1) 水平面上物体受斜向上拉力的分解(图 1-15)，拉力产生了两个效果，即水平向前拉物体和竖直向上提物体，因此拉力 F 可分解为沿水平方向向右的分力 F_2 和沿竖直方向向上的分力 F_1。

$$F_1 = F \cdot \sin \alpha, \quad F_2 = F \cdot \cos \alpha$$

(2) 斜面上物体受到的重力的分解(图 1-16)，重力产生两个作用：物体要沿着斜面下滑，同时使斜面受到压挤，因此重力 G 可分解为沿斜面方向的下滑力 F_1 和垂直斜面方向的压力 F_2：

$$F_1 = G \cdot \sin \theta, \quad F_2 = G \cdot \cos \theta$$

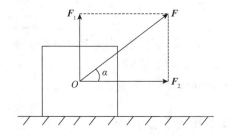
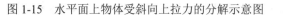
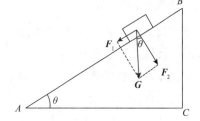

图 1-15　水平面上物体受斜向上拉力的分解示意图　　图 1-16　斜面上物体受重力的分解示意图

三、力的合成和分解在医学临床上的应用

在医护工作中，常应用力的合成和分解的知识帮助治疗。如图 1-17 所示，对于颈部椎骨骨质增生的疾病，施用颈部牵引治疗效果较好；对于骨折患者，外科常用一定大小和方向的力牵引患部来平衡伤部肌肉的回缩力，有利骨折的定位康复。

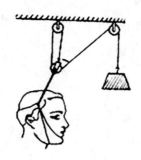
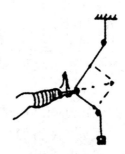

图 1-17　颈部、腿部牵引图

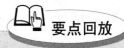

要点回放

1. 力的合成与分解　求已知几个力的合力叫力的合成，已知合力，求它的几个分力叫力的分解。

2. 力的平行四边形法则　作用于一点而互成角度的两个力，它们的合力的大小和方向，可以用表示这两个力的有向线段为邻边作平行四边形，其对角线的长度和方向就是所求合力的大小和方向。

3. 力的分解是力的合成的逆运算，同样遵循力的平行四边形法则。

第 3 节　牛顿运动定律

学习目标

1. 掌握质点、位移、速度、加速度的概念。
2. 掌握牛顿三大定律的内容。
3. 了解牛顿三大定律在医学临床上的应用。
4. 了解自由落体运动、重力加速度的概念。

一个物体相对于其他物体的位置变化叫做机械运动，简称运动。它是宇宙中最普遍、最基本的现象，自然界的一切物体都在做机械运动。直线运动是机械运动的一种，它的运动轨迹是一条直线。下面我们以初中已学过的匀速直线运动为基础来研究变速直线运动的规律。

一、质点、位移、即时速度和加速度

(一) 质点

忽略物体的大小和形状，把它当成一个具有物体全部质量的点。这样的点，叫做**质点**。

1. 当可以不考虑物体各部分运动的差别时（即当物体的大小和形状在所研究的问题中影响很小，大小和形状可忽略时），就可以把物体看成**质点**。例如，在研究地球绕太阳公转时，可不考虑地球各部分运动的差别，而把地球看成质点。若研究地球的自转，其大小、形状就不能忽略，这时就不能再把地球当成质点了。

2. 当物体各部分的运动情况相同时，就可以把物体作为质点。例如，研究汽车在平直公路上行驶，由于车身各部分的运动情况相同，当我们把汽车作为一个整体来研究它的运动时，就可把汽车当作质点；若研究汽车轮胎的运动，由于轮胎各部分运动情况不相同，那就不能把它看成质点了。

质点是一个理想模型，是科学研究的一种方法。 在物理学中，常常用理想模型来代替实际研究的对象，以突出事物的主要方面，从而使问题简化，便于研究。

(二) 位移和路程

表示质点位置变化的物理量，叫做位移。 如图 1-18 所示，设质点原来在位置 A，经过一段时间，沿路径 ACB 运动到位置 B。在这段时间内，质点的位置改变是由 A 到 B，位置改变的大小等于线段 AB 的长度，方向是由起点 A 指向终点 B。**质点的位移就是从初位置 A 指向末位置 B 的有向线段。位移的大小等于由初位置指向末位置的有向线段的长度。路程是质点运动所经过路径的轨迹长度。** 质点的路程就是图 1-18 中所示的曲线 ACB 的长度。在一般情况下，位移的大小和路程是完全不同的，只有当质点做方向不变的直线运动时，位移的大小才等于路程。

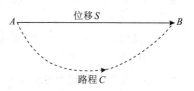

图 1-18　路程与位移示意图

不仅要知道它的大小，而且还要知道它的方向，才能完全确定的物理量，叫做矢量。 如力、速度、位移等都是矢量，它可由一根带箭头的线段来表示。**仅由大小可以完全确定的物理量，叫做标量。** 如路程、时间、温度等。矢量和标量是完全不同的两类物理量，它们遵循不同的运算法则。两个同类的标量，只要单位相同，它们的数值就可以用代数方法来运算，但矢量不能这样运算，其运算法则只能按我们前面学习的矢量合成的法则——平行四边形法则运算。

(三) 平均速度和即时速度

在变速直线运动中，运动物体的位移和所用时间的比值，叫做这段时间内的平均速度。 定义式：

$$\overline{V}=\frac{S}{t} \tag{1-5}$$

平均速度的大小粗略地表示物体在这段时间内运动的平均快慢程度。**它不是指速度的平均值。** 在国际单位制中，它的单位是米/秒(符号是 m/s)。

运动物体通过某一位置(或在某一时刻)所具有的速度叫做物体在这一位置(或在这一时刻)的即时速度，简称速度。 例如，飞机起飞时的速度、子弹出膛时的速度、运动员冲线时的速度等都是即时速度。即时速度是矢量，它既有大小，也有方向，它的方向就是物体经过这一位置(或这一时刻)的运动方向。汽车行驶或飞机飞行的即时速度的大小可由速度表直接读出。运动的初时刻和末时刻的速度，分别叫做**初速度**(符号 V_0)和**末速度**(符号 V_t)。

(四) 加速度

在变速直线运动中，为了**描述速度改变的快慢程度**，物理学中又引入了一个新的物理量——加速度。**在变速直线运动中，速度的变化与所用时间的比值叫做变速直线运动的加速度**。定义式：

$$a = \frac{V_t - V_0}{t} \tag{1-6}$$

在国际单位制中，加速度的单位是米/秒^2（符号是 m/s^2）。

加速度 **a** 是矢量。它的方向是物体速度变化量的方向。式(1-6)中，若 $V_t > V_0$，a 为正值，加速度的方向与初速度的方向相同，物体做加速直线运动；若 $V_t < V_0$，a 为负值，加速度的方向与初速度的方向相反，物体做减速直线运动。

如果加速度为不等于零的**恒量**时，速度是均匀改变的。如果取初速度方向为正方向，当 $a > 0$ 时，物体做匀加速直线运动；当 $a < 0$ 时，物体做匀减速直线运动。**匀加速直线运动**和**匀减速直线运动**统称为**匀变速直线运动**。

例 1-4　做匀变速直线运动的救护车刹车，在 3s 内速度由 12m/s 减小到零，加速度是多大？

解：$t = 3s$，$V_t = 0$，$V_0 = 12m/s$

救护车的加速度是

$$a = \frac{V_t - V_0}{t}$$
$$= \frac{(0 - 12)m/s}{3s}$$
$$= -4m/s^2$$

答：救护车的加速度大小是 4m/s^2，方向与初速度的方向相反。

二、自由落体运动

物体只在重力作用下从静止开始下落的运动，称为自由落体运动。这种运动只是在没有空气的空间里发生。如果空气阻力比较小，可以忽略不计，物体由静止下落的运动也可以看作自由落体运动。

在同一地点，一切物体在自由落体运动中的加速度都是相同的，这个加速度称为**自由落体运动加速度**。它是由重力产生的，所以这个加速度又称为**重力加速度**，通常用 g 表示。重力加速度的方向总是竖直向下的。在地球的不同地方，g 值略有不同，主要与纬度和高度有关，理论和实验证明，g 值随纬度升高而增大，随高度增加而减小。一般情况下，取 $g = 9.8m/s^2$，有时为了计算方便，取 $g = 10m/s^2$。

知识链接

牛顿

牛顿（1643—1727），英国物理学家、天文学家和数学家。牛顿对人类的贡献是巨大的，如恩格斯所说："牛顿由于发现了万有引力定律而创立了科学的天文学；由于进行了光的分解而创立了科学的光学；由于创立了二项式定理和无限理论而创立了科学的数学；由于认识了力的本质而创立了科学的力学。"

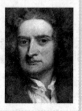

三、牛顿运动定律及应用

力与运动存在什么关系？17 世纪末，英国著名科学家牛顿在总结前人科学研究成果的基础上精心归纳出三个运动定律，叫做牛顿运动定律。牛顿运动定律是力学的基本规律，是经典力学理论的基础。

(一)牛顿第一定律(惯性定律)

一切物体总保持匀速直线运动状态或静止状态，直到有外力迫使它改变这种状态为止。 物体保持"匀速直线运动状态或静止状态"的性质叫做**惯性**。所以，**牛顿第一定律又叫惯性定律。**

由此可见：物体的运动并不需要力来维持。

对牛顿第一定律的理解要明确以下 3 点：

(1)惯性是物体的固有性质，不论物体处于什么状态，都具有惯性。

(2)力是使物体运动状态改变的原因。

(3)质量是物体惯性大小的量度。

惯性定律可以帮助医护工作人员认识患者的生理现象。老年人和体弱者由蹲位突然站起来，体内血流由于惯性相对下流，而致使头脑血压有所降低；由站立突然蹲下去，体内血流由于惯性相对上流，致使头脑血压略有升高，这两种体位的突然变化常伴有眩晕感甚至两眼发黑现象的发生。尤其是对于患有脑、心血管疾病者，可能引起大脑出血等严重病症，值得预防和警惕。

(二)牛顿第二定律

物体受到外力作用时，获得的加速度大小 a 跟所受的外力 F 成正比，跟物体的质量 m 成反比，加速度的方向跟外力的方向相同，这就是牛顿第二定律。 表达式是

$$a = \frac{F}{m} \tag{1-7}$$

在国际单位制中，力的单位是牛顿(N)；质量的单位是千克(kg)；加速度的单位是米/秒^2(m/s^2)。

对牛顿第二定律的理解要明确以下 5 点：

(1)F 为合外力，物体在哪一方向上运动，F 就是哪一方向上的合外力。

(2)a 的方向与产生 a 的合外力 F 相同。

(3)$F = 0$，$a = 0$，物体保持匀速直线运动状态或静止状态。

(4)$F =$ 恒定，$a =$ 恒定，物体做匀变速直线运动。

(5)物体只受重力作用时：$G = mg$ 是 $F = ma$ 的特殊形式。

例 1-5　质量是 25kg 的护理车在水平面上用 30N 的水平力推动它，受到的阻力是 5N，产生的加速度是多大？加速度的方向如何？

解：$F_{推} = 30\text{N}$，$F_{阻} = 5\text{N}$，$m = 25\text{kg}$

护理车所受合外力 $F = 30\text{N} - 5\text{N} = 25\text{N}$

护理车的加速度

$$a = \frac{F}{m}$$
$$= \frac{25\text{N}}{25\text{kg}}$$
$$= 1\text{m/s}^2$$

答：护理车的加速度是 1 m/s²，方向与推力方向相同。

牛顿第二定律在医护工作中的应用。

牛顿第二定律可以使我们认识心力衰竭患者产生血液循环障碍的原因是：心力衰竭，心肌收缩力减弱，使血液从心脏射出的加速度变小，所以容易发生血液循环运动障碍。心肌收缩力(F)、血液加速度(a)、血量(m)三者满足牛顿第二定律。

(三)牛顿第三定律

两个物体间的作用力和反作用力，总是大小相等，方向相反，作用在一条直线上。这就是牛顿第三定律。表达式：

$$\boldsymbol{F} = -\boldsymbol{F} \tag{1-8}$$

我们可以用如图 1-19 所示的实验来验证作用力与反作用力的关系。

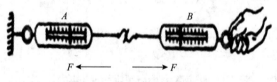

图 1-19　作用力和反作用力

对牛顿第三定律的理解应明确"三同""二异"。

"三同"：

(1)作用力和反作用力大小总是相同的。

(2)作用力和反作用力总是成对出现，同时存在，同时消失。

(3)作用力和反作用力属于同种性质的力。

"二异"：

(1)作用力和反作用力作用在不同物体上，不存在相互平衡问题。

(2)作用力和反作用力的方向总是相反的。

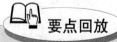
要点回放

1. 质点　忽略物体的大小和形状，把它当成一个具有物体全部质量的点，叫做质点。

2. 位移　表示质点位置变化的物理量，叫做位移。位移的大小等于由初位置指向末位置的有向线段的长度。

3. 加速度 在变速直线运动中，速度的变化与所用时间的比值叫做变速直线运动的加速度。定义式为 $a = \dfrac{V_t - V_0}{t}$。在国际单位制中，加速度的单位是米/秒^2(符号是 m/s^2)。

4. 牛顿第一定律 一切物体总保持匀速直线运动状态或静止状态，直到有外力迫使它改变这种状态为止。牛顿第一定律又叫惯性定律。

5. 牛顿第二定律 物体受到外力作用时，获得的加速度大小 a 跟所受的外力 F 成正比，跟物体的质量 m 成反比，加速度的方向跟外力的方向相同，这就是牛顿第二定律。表达式为 $F = ma$ 或 $a = \dfrac{F}{m}$。

6. 牛顿第三定律 两个物体间的作用力和反作用力，总是大小相等，方向相反，作用在一条直线上。表达式为 $F = -F$。

第4节 功 和 能

📖 **学习目标**

1. 熟悉功和功率的概念，掌握功和功率的计算方法。
2. 熟悉动能、重力势能、机械能的概念，掌握机械能守恒定律的简单应用。
3. 了解分子动理论、热力学第一定律、能量守恒定律。

功和能的概念是力学中的又一个重要内容，与力的概念一样，是人们在长期生活生产实践中逐渐形成的，所得出的定律是自然科学中的重要规律之一。

一、功 和 功 率

(一) 功

在物理学中，**力和在力的方向上发生的位移**，是做功的两个不可缺少的因素。常见的情况是作用力的方向跟物体运动的方向成某一角度 α(图 1-20)，则**力对物体所做的功，等于力的大小、位移的大小、力和位移夹角的余弦三者的乘积**。公式为

$$W = FS \cos \alpha \qquad (1\text{-}9)$$

功是标量。在国际单位制中，功的单位是焦耳(符号是 J)，简称"焦"。

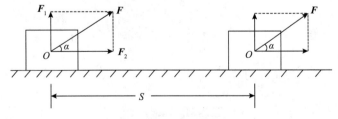

图 1-20 力对物体做功

下面是几种情况的讨论。

(1) 当 $0°\leq\alpha<90°$ 时，$W>0$，力 F 对物体做正功。若 $\alpha=0°$，则 $W=FS$，为最大正功。

(2) 当 $\alpha=90°$ 时，$W=0$，力 F 对物体不做功。

(3) 当 $90°<\alpha\leq180°$ 时，$W<0$，力 F 对物体做负功(或者说物体克服该力 F 做功)。若 $\alpha=180°$，则 $W=-FS$，为最大负功。

例 1-6   护理车在大小为 200N，方向与车前进方向夹角为 60° 的拉力作用下，前进了 50m，拉力做功多少？

解：$F=200$N，$S=50$m，$\alpha=60°$

拉力所做的功

$W=FS\cos\alpha$

$\quad=200\text{N}\times50\text{m}\times\cos60°$

$\quad=200\text{N}\times50\text{m}\times0.5$

$\quad=5000\text{J}$

答：拉力做功为 5000J。

(二)功率

做功的快慢用功率来表示。**功与完成这些功所用时间的比值，叫做功率**。公式：

$$P=\frac{W}{t} \tag{1-10}$$

在国际单位制中，功率的单位是**瓦特**(符号 W)，简称"瓦"。瓦特单位较小，常用 1000 瓦特为单位，叫做**千瓦**(符号 kW)。

当力与位移的夹角为零时

$$P=\frac{W}{t}=\frac{FS}{t}=FV \tag{1-11}$$

对发动机来说，如果它的输出功率保持不变，则牵引力跟速度成反比。例如，汽车上坡时需要较大的牵引力，汽车司机必须用换挡的办法减小速度来得到较大的牵引力。

例 1-7   心脏的功率约为 9W，心脏 1 小时约做多少功？

解：$P=9$ W，$t=1\text{h}=3600\text{s}$

由 $P=\dfrac{W}{t}$ 得

$W=Pt$

$\quad=9\text{W}\times3600\text{s}$

$\quad=32400\text{J}$

答：心脏 1 小时约做 32400J 的功。

二、机 械 能

一个物体能够对外做功，即具有做功的本领，我们就认为该物体具有**能量**。

(一) 动能

物体由于运动而具有的能叫做动能，用 E_k 表示。动能的大小等于物体的质量和速度平方乘积的二分之一。公式为

$$E_k = \frac{1}{2}mv^2 \tag{1-12}$$

动能是标量，只有正值。它的单位和功的单位相同，在国际单位制中都是焦耳。

例 1-8 质量为 10g 的子弹，以 600m/s 的速度飞行，它的动能是多大？

解：$m = 10g = 0.01kg$，$v = 600m/s$

子弹的动能为

$$E_k = \frac{1}{2}mv^2$$

$$= \frac{1}{2} \times 0.01 \text{ kg} \times (600 \text{ m/s})^2$$

$$= 1800J$$

答：子弹具有 1800 J 的动能。

(二) 重力势能

由物体与地球相对位置所决定的能量叫做重力势能，用 E_p 表示。物体重力势能的大小等于物体的质量、重力加速度和物体的相对高度三者的乘积。公式为

$$E_p = mgh \tag{1-13}$$

因为式 (1-13) 中 h 随参考平面选取的不同而不同，故**重力势能 mgh 具有相对性**。它的值是相对于参考平面来说的。参考平面的高度取作零，重力势能也为零。在研究问题中可视情况的不同选择不同的参考平面，通常选择地面作为重力势能的参考平面。

重力势能是标量，但有正、负值之分。重力势能为正值，表示重力势能比参考平面的零重力势能高；重力势能为负值，表示重力势能比参考平面的零重力势能低。它的单位也和功的单位相同，在国际单位制中都是焦耳。

平时我们讲物体的重力势能，只是叙述上的简便。必须指出：因为重力是地球和物体之间的相互作用力，所以重力势能也是物体和地球组成的这一系统所具有的，而不是物体单方所有的。

机械运动中除重力势能外，还有**弹性势能**。物体由于发生弹性形变，各部分之间存在弹力的相互作用而具有的能量叫做弹性势能。在力学中，**重力势能和弹性势能统称势能**。

例 1-9 质量为 50kg 的物体，在离地面 10m 高处具有的重力势能是多少？

解：以地面为重力势能参考平面

$m = 50kg$，$h = 10m$，$g = 9.8m/s^2$

$$E_p = mgh$$

$$= 50kg \times 9.8m/s^2 \times 10m$$

$$= 4900J$$

答：物体的重力势能是 4900J。

(三)机械能

物体做机械运动时所具有的动能和势能统称**机械能**,机械能是动能和势能的总和,用 E 表示。

三、机械能的转化和守恒定律

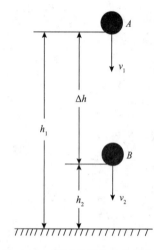

图 1-21 机械能转化和守恒定律

在机械运动中,动能和势能是可以互相转化的。如图 1-21 所示,质量为 m 的小球只受重力作用,由 A 点自由下落时,随着小球高度 h 的降低,重力势能不断减小,小球下落速度不断增大,它的动能也不断增大。这说明在小球下落过程中,重力势能不断转化为动能。相反,一个原来有一定速度的小球竖直上升,动能不断地转化为重力势能。而小球在任何时刻或位置,机械能总是保持不变的。从实验和理论推导得出:**在物体的动能和势能相互转化的过程中,如果没有其他能量与机械能相互转化,机械能的总量保持不变。这个规律就是机械能守恒定律。**

机械能转化和守恒定律可写成以下公式:

$$E_2 = E_1 = 恒量$$

对于图 1-21 所示的例子,只有重力势能和动能的相互转化,机械能守恒定律可表达为 $E_2 = E_1$,即 $E_{k2} + E_{p2} = E_{k1} + E_{p1}$。

例 1-10 一竖直上抛的物体,抛出的初速度为 5m/s,不考虑空气阻力,能上升多高($g = 10\text{m/s}^2$)?

解:该物体在上抛过程中遵循机械能转化和守恒定律。取物体抛出处所在的平面为重力势能参考平面,则有

$E_2 = E_1$, $E_{k2} + E_{p2} = E_{k1} + E_{p1}$, $0 + mgh = \dfrac{1}{2}mv^2 + 0$,即

$$mgh = \frac{1}{2}mv^2$$

$$h = \frac{V^2}{2g}$$

$$= \frac{(5\text{m/s})^2}{2 \times 10\text{m/s}^2}$$

$$= 1.25\text{m}$$

答:物体上升的最大高度是 1.25m。

四、能量守恒定律

(一)分子动理论

分子物理学是根据物质分子结构和运动的观点,研究物质宏观性质和过程规律的科学。分子物理学在气体、液体和固体的研究中有着广泛的应用。物体的力学性质、电磁性质和其他性质都

是与分子运动分不开的。分子物理学的理论与研究方法，对生命科学的研究具有重要意义。

1. 分子热运动　我们已经知道，组成物体的分子均在不停地做无规则的运动。布朗运动是分子运动的一个直接证明。1827 年，英国植物学家布朗在高倍显微镜下，观察到悬浮在水中的花粉颗粒总是在做不规则的运动，如图 1-22 所示(每隔一定时间记录下花粉的位置，然后用直线连起来)。

这种运动是由布朗首先发现的，因此称为**布朗运动**。后来观察到悬浮在气体和液体中的各种微小颗粒都做布朗运动，颗粒越小，运动就越剧烈。产生布朗运动的原因，只有从分子运动的观点才能得到解释。由于液体分子总是在不停地无规则地运动着，所以悬浮的小颗粒从各方面受到液体分子的碰撞。当颗粒很小时，它在各方向所受到液体分子的冲力不可能完全平衡，因此，颗粒在这一瞬间被推向某方向，下一瞬间又被推向另一方向。颗粒越小，在某一瞬间跟它相碰撞的分子数越少，撞击作用的不平衡现象越显著，颗粒的运动就越剧烈。由此可见，布朗运动实际上就是液体分子无规则运动的反映。

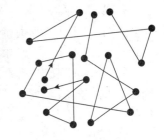

图 1-22　布朗运动

布朗运动随着温度的升高而越来越剧烈，这说明液体分子运动的**速度**与**温度**有关。我们把**分子的无规则运动叫做热运动**。

2. 分子力　组成物体的分子间存在着相互作用力。如果要把物体拉长或压缩都要用力，说明物体分子间既存在着引力，又存在着斥力。分子间的相互作用力，叫做**分子力**。

物体分子间的相互作用力跟分子间的距离有关。当分子间相隔的距离等于某一数值时，它们之间的引力和斥力恰好相等，分子就处于平衡状态。当分子间的距离改变时，引力和斥力的平衡就遭到破坏，斥力受到距离变化的影响要比引力所受的影响大些。当物体受到拉伸时，分子间的距离变大，斥力的减小大大超过引力的减小，分子间的作用表现为引力，因而阻碍物体被拉伸；当物体被压缩时，分子间的距离变小，斥力较引力增加较快，分子间的作用表现为斥力，因而阻碍物体被压缩。

(二)内能

1. 分子的动能　既然组成物质的分子总是在不停地做无规则的热运动，那么，像一切运动着的物体一样，运动着的分子也具有动能。分子做无规则运动所具有的动能叫做**"分子的动能"**。

由于各分子的运动速率一般来说是不同的，因而分子的动能亦不相等，而它们动能的平均值叫做"分子平均动能"。物体的温度是大量分子热运动剧烈程度的表征，分子热运动越剧烈，物体的温度就越高。也可以说分子的平均动能大，物体的温度就高；分子的平均动能小，温度就低。从分子的运动论观点来看，温度是分子平均动能的标志。温度的升高或降低，标志着分子平均动能的增大或减小。

2. 分子的势能　由于分子间存在相互作用，因而具有由分子间的相对位置决定的势能，这就是**分子的势能**。

分子势能与分子间相互作用力的大小和相对位置有关。当分子间的相互作用是引力时，则分子的势能跟重力势能相似，即分子的势能随分子间距离的增大而增大，随分子间距离的减少而减小。当分子间的相互作用是斥力时，则情况恰好相反，即分子的势能随它们距离的增大而减少，随它们距离的减小而增大。

由于气体分子间的距离较大，它们的相互作用力很微弱，基本忽略不计，所以气体一般只研究分子动能。

3. 内能 物体所含分子**动能**和**势能**的总和，叫做物体的**内能**。一切物体都是由大量的不停地做无规则热运动并且相互作用着的分子组成的，因此，任何物体都具有内能。

4. 物体内能的改变 物体内能是可以改变(增加或减少)的。做功可以改变物体的内能。例如，蒸汽在气缸里膨胀时推动活塞而做功，同时蒸汽温度降低了，它的内能也减小了；又如，外力使轮叶在水中转动，结果水的温度升高，说明水的内能增加了。由此可见，外力对物体做功可以使物体的内能增加。实验指出：使物体增加一定数量的内能需要一定数量的功，所做的功越大，内能的增加越多。因此，如果物体内能的增加仅是由外力做功而引起的，那么所增加的值就可以用外力所做的功来量度。

其实，做功并不是改变物体内能的唯一方式。灼热的火炉使它上面和周围的物体温度升高，这些物体的内能增加了；火炉熄灭后，这些物体的温度又会降低，内能又减小。在这样的过程中，物体的内能改变了，但是并没有做功。这种没有做功而使物体内能改变的物理过程，叫做热传递。

由此可见，能够改变物体内能的物理过程有两种：**做功**和**热传递**。那么，物体内能的改变如何量度呢?如果物体内能的改变是由于做功的结果，显然，内能改变的数量就是所做功的数量。如果物体内能的改变是由于热传递的结果，则需用另一种物理量来量度。用来量度在热传递过程中物体内能改变的物理量，叫做热量。比如说，物体吸收或放出若干热量，就是指由于热传递使物体增加或减少了若干数量的内能。这时，热量是物体内能变化的量度。因此，**热量和功一样都是物体内能变化的量度**。

应该指出，做功和热传递虽然是等效的，但它们之间有着本质的区别。做功使物体的内能改变，是其他形式的能和内能之间的转化。例如，摩擦生热时做机械功，是机械能转化成内能。热传递则不同，它是物体间内能的转移。例如，用火炉烧水，就是火炉的内能转移到水里，水的温度上升。

(三)热力学第一定律

前面的讨论，说明了做功和热传递都能改变物体的内能。但在实际问题中，物体内能的改变通常是由做功和热传递两种方式共同引起的。例如，在暖室里摩擦冰块使它融化，既有外力做功，又有热量不断从周围传入。

一个热力学系统的内能增加量等于外界向它传递的热量与外界对它所做的功的和，这一关系叫做热力学第一定律。表达式为

$$\Delta E = W + Q \tag{1-14}$$

式中，W 为外界对物体做的功；Q 为物体从外界吸收的热量；ΔE 为物体内能的改变。

式(1-14)中，热量、功和内能都采用相同的单位焦耳。式中各个量的符号规定：物体吸热时，Q 取正值，放热时，Q 取负值；外界对物体做功时，W 取正值，物体对外界做功时，W 取负值。

热力学第一定律是人们对热现象经过长期生产实践和大量科学实验而总结出来的普遍规律。

历史上曾有人幻想制造一种机器，它不需消耗任何能量，却能不断地对外做功。这种机器称为**第一类永动机**。但所有设计永动机的企图都失败了，因为它在原则上违反了热力学第一定律。

例 1-11　向一定质量的气体传递 1000J 的热量，它受热膨胀时对外做功 500J，求气体内能的变化。

解：气体吸收的热量 Q =1000J，气体膨胀对外做功 $W = -500J$

根据热力学第一定律 $\Delta E = W + Q$，得

$$\Delta E = 1000J - 500J = 500J$$

答：ΔE 为正值，说明气体的内能增加了 500J。

(四) 能量守恒定律

自然界中存在着许多运动形式，不同运动形式具有不同的能量，如果运动形式相互转换，它们的能量形式也随之相应转换。例如，物体克服摩擦力做功，物体的机械能转化为热能；利用流水推动水轮机转动带动发电机发电，机械能转化为电能；电使电动机转动带动机器，电能转化为机械能；汽油燃烧过程中，化学能转化为热能；核电站能使原子能转化为电能等，表明一切能量间都可相互转换。人们在长期的生产实践和科学实验中总结出一条重要的规律：**能量既不能消灭，也不能创造，它只能从一种形式转化为另一种形式，或由一个物体传递给另一个物体，但能量的总数始终保持不变**。这就是**能量守恒定律**。这个定律是俄国伟大的学者罗蒙诺索夫在 1744 年首先提出的，它同细胞的发现、达尔文的进化论被称为当时的三大科学发现。因此，能量转换和守恒定律是自然界最普遍、最重要的定律之一，自然界一切变化过程都遵循这一科学规律。机械能转换和守恒定律仅是它的特例。

要点回放

1. 功　力对物体所做的功，等于力的大小、位移的大小、力和位移夹角的余弦三者的乘积。公式：$W = FS\cos\theta$。

2. 功率　功与完成这些功所用的时间的比值，叫做功率。公式：$P = \dfrac{W}{t}$；$P = Fv$（F 与 v 方向相同）。

3. 机械能转化和守恒定律　在物体的动能和势能相互转化的过程中，如果没有其他能量与机械能相互转化，机械能的总量保持不变。$E_2 = E_1 =$ 恒量。

4. 热运动　分子的无规则运动叫做热运动。

5. 热力学第一定律　一个热力学系统的内能增加量等于外界向它传递的热量与外界对它所做的功的和，这个关系叫做热力学第一定律。表达式为 $\Delta E = W + Q$。

6. 能量守恒定律　能量既不能消灭，也不能创造，它只能从一种形式转化为另一种形式，或由一个物体传递给另一个物体，但能量的总数始终保持不变。这就是能量守恒定律。

第2章

振动和波及应用

振动和波是自然界中很普遍的运动形式。琴弦的振动，心脏的跳动和一切发声的物体都是振动的例子。与振动密不可分的是波动现象，波动是振动的传播过程，也是一种重要的能量传播方式。声波就是发声体的振动在介质中的传播过程。超声波也属声波，但它的频率较高，被广泛用于医药技术中。本章主要学习振动和波的特性与规律，学习声波和超声波的知识及其在医学上的应用。

第 1 节　振　　动

学习目标

1. 掌握简谐振动、振幅、周期、频率、共振的概念。
2. 了解阻尼振动、等幅振动和受迫振动。
3. 掌握共振产生的条件及共振的应用和防止。

一、简 谐 振 动

日常生活中，大家看到的树梢颤动，池塘中漂浮物体的上下浮动，都有一个共同点，就是**物体(或物体的一部分)在某一位置(平衡位置)附近做往复运动**，这种运动叫做机械振动，简称**振动**。振动的形式多种多样，也比较复杂。最基本、最重要的振动就是**简谐振动**(图 2-1)，一切复杂的振动都可以看成是由许多不同的简谐振动组成的。

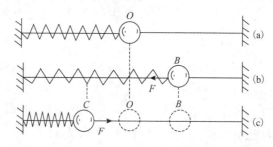

图 2-1　弹簧振子

把一个轻质弹簧(不计大小、形状、质量)左端固定，右端连接一个小球，小球和弹簧都套在一根光滑的平杆上，这样就构成了一个弹簧振子。这时小球就成为振动的质点，称为振子。当弹簧处于自然状态时，作用在小球(振子)上的合力为零，小球处在振动时的中心位置 O 点，O 点就是小球的平衡位置[图 2-1(a)]。

如果把小球从平衡位置 O 点向右拉到 B 点，弹簧被拉长，产生一个使小球回到平衡位置、方向向左的弹力[图 2-1(b)]。放开小球后，小球在这一弹力作用下，向左做加速运动。当小球回到平衡位置 O 点的瞬时，弹簧的形变消失，但这时小球具有最大的速度。由于惯性，小球将继续向左运动，弹簧被压缩，被压缩的弹簧产生一个方向向右、阻碍小球运动的弹力，小球做减速运动到达位置 C 点后不再向左运动。这时弹簧的压缩形变最大，小球受到指向平衡位置的弹力也最大[图 2-1(c)]。接着小球在这个弹力的作用下，向右做加速运动，跟前面所讲的情况相类似，小球并不停止在平衡位置上，而是越过这一平衡位置，再次回到 B 点，并恢复到原来的运动状态。这样小球做了一次全振动。如果没有任何阻力，小球在 B、C 之间的往复运动将不停止。

上述分析过程中，须明确振动位移的概念。**振动位移**是一个**矢量**，它以平衡位置为始点，大小等于振子(小球)在某一时刻的位置跟平衡位置的距离，方向是从平衡位置指向振子(小球)所在的位置。而弹簧振子在振动过程中，当小球偏离平衡位置时，总是受到一个跟振动位移方向相反，能使小球返回平衡位置的力，这个力叫做**回复力**。弹簧振子的回复力就是弹簧的弹力。

物体在大小跟振动位移成正比而方向相反的回复力作用下的振动，叫做简谐振动。如图 2-1 所示的弹簧振子的振动是简谐振动。

弹簧振子的简谐振动满足下面公式：

$$F = -kX \qquad (2-1)$$

式中，k 是弹簧的劲度系数，简称劲度，它是弹簧的固有属性。负号表示弹力 F 的方向与振动位移 X 的方向相反。由牛顿第二定律公式 $F = ma$ 可得振动物体的加速度为

$$a = -k\frac{X}{m} \qquad (2-2)$$

式(2-2)表明：简谐振动中，物体加速度的大小总是与振动位移的大小成正比，而方向相反。可见，**简谐振动是一种变加速运动，加速度的大小和方向在振动过程中都要发生变化。**

二、振动的振幅、周期和频率

在描述物体的振动时，常用振幅、周期和频率等物理量。

1. 振幅 振动物体离开平衡位置的最大位移，叫做振动的振幅，用 A 表示，单位为米(符号 m)。振幅反映了振动的强弱和振动能量的大小。

2. 周期 振动物体完成一次全振动所需的时间，叫做振动的周期，用 T 表示，单位为秒(符号 s)。周期反映了振动的快慢程度。

3. 频率 单位时间内完成的全振动的次数，叫做振动的频率，用 f 表示，单位为赫兹(符号 Hz)。频率同样反映了振动的快慢程度。在振动较慢时，习惯上常用周期表示快慢；在振动较快时，习惯上常用频率表示快慢。

周期 T 和频率 f 互成倒数的关系。即

$$T = \frac{1}{f} \quad \text{或} \quad f = \frac{1}{T} \qquad (2-3)$$

振动系统的振动频率与其振幅的大小无关，完全由振动系统本身的性质决定。由系统本身性质所决定的周期或频率叫做**固有周期**或**固有频率**。

弹簧振子的固有周期是

$$T = 2\pi\sqrt{\frac{m}{k}} \tag{2-4}$$

例 2-1　一弹簧振子在 10cm 范围内振动，5s 内完成 10 次全振动，问其振幅、周期、频率各是多少？

解：依题意得

振幅 $A = 10cm/2 = 5cm$

周期 $T = 5s/10 = 0.5s$

频率 $f = 1/T = 1/0.5s = 2Hz$

答：该振子振动的振幅是 5cm，周期是 0.5s，频率是 2Hz。

例 2-2　一弹簧振子在 20cm 范围内振动， 1 次全振动用了 2s，问其振幅、周期、频率各是多少？

解：依题意得

振幅 $A = 20cm/2 = 10cm$

周期 $T = 2s$

频率 $f = 1/T = 1/2s = 0.5Hz$

答：该振子振动的振幅是 10cm，周期是 2s，频率是 0.5Hz。

三、共　振

(一) 阻尼振动、等幅振动和受迫振动

在振动过程中，由于摩擦和介质阻力做功，系统的机械能转化为内能等其他形式的能，机械能总量逐渐减少，如果没有能量补充，振幅就会逐渐减小，最终停下来。像这种振幅随时间逐渐减小的振动，叫做**阻尼振动**(图 2-2)。

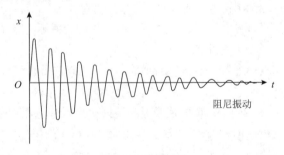

图 2-2　阻尼振动

如果在振动过程中用一个周期性的外力作用于物体，补充因克服阻力损失的能量，物体的振幅就可以不随时间变化逐渐减小，这种振动叫做**等幅振动**(图 2-3)。

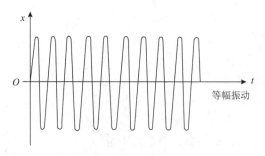

图 2-3 等幅振动

为使振动持续下去，必须对系统施加周期性的外力，这种力叫做策动力。物体在周期性的外力(策动力)作用下的振动叫**受迫振动**。

物体做受迫振动时的频率等于策动力的频率，与物体的固有频率无关。

(二)共振现象

在受迫振动中，策动力的频率跟物体的固有频率相等时，物体振动的振幅最大，这种现象叫做共振。

知识链接

约 1700 年前的东汉末期，有一户人家有个铜盘，不知什么原因每天早晚两次自己就响起来。当时的科学家张华告诉这户人家说，铜盘的声调和宫里的钟的声调相同，宫里早晚两次敲钟，铜盘也就随着响起来(即发生共振)，只要把铜盘磨薄一些(即改变其固有频率)，它就不会自己再响了。这户人家照办后，铜盘果然不再自鸣了。

1. 共振的应用 共振现象在物理学、工程技术中有着广泛应用，在近代医疗技术方面起了重大作用，如激光技术、磁共振等。声音的共振叫做共鸣。人发音时，是口、喉、鼻腔等空腔共鸣发出的，许多乐器也是靠共振发出悦耳动听的声音。人耳的外耳道一端敞开，另一端封闭，其空腔的共振作用使人耳最容易听到频率为 1000~3000Hz 的声音。共振对叩诊、听诊也有一定的价值。

2. 共振的防止 在某种情况下，共振也可能造成损害。例如，人体全身的共振频率为 3~14Hz，当外界与人体产生共振时，可刺激前庭器官和内脏，出现恶心、呕吐、头晕及血压降低等现象，严重者可损坏脏器以致死亡。次声武器的杀伤力就是利用了这种现象。

1968 年 4 月的一个傍晚，法国马赛附近的一户 12 人的家庭正在吃晚饭，突然间一个个莫名其妙地失去知觉，短短几十秒钟后 12 人全部死亡；与此同时，还在田间干活的另一家农民，10 个人也当场毙命，这是什么原因引起的呢？后来经调查才知道，坐落在 16km 外的国防部次声试验所正在进行次声武器试验，由于技术上的疏漏，次声波泄漏了出来，造成了这一杀人不见血的惨案。

1906 年，俄国彼得堡封塔河上的爱纪毕特桥有一连俄国的骑兵通过。连长为了显示军威，命令骑兵指挥训练有素的战马以雄赳赳、气昂昂的姿态，步调一致地挺进，很快大桥就上下颠簸了几下，突然发出惊天动地的巨响，大桥坍塌了。事后科学家检查发现，坍塌的原因不是桥的强度不够，而是骑兵和战马的步调与桥振动的固有频率一致，于是发生了共振，越振越强的桥梁很快就被振塌了。

　　18世纪中叶，法国昂热市一座102m长的大桥，也因一队士兵通过时步伐过于整齐而断裂，有226人丧生。

　　当军队或火车通过桥梁时，整齐步伐的作用力或火车车轮在铁轨衔接处的撞击力都是周期性的，如果这种作用力变化的频率正好与大桥的固有频率一致，则桥的振动加强，当它的振幅达到最大限度直至超过桥梁的抗压力时，桥就断裂了。为了防止这种情况的发生，后来许多国家的军队都有这么一条规定：大队人马过桥时，要改齐步走为便步走。

　　总之，在需要利用共振时，应使策动力的频率接近或等于振动物体的固有频率；在需要防止共振危害时，要想办法使策动力的频率和固有频率不相等，而且相差越大越好。

知识链接

次声波

　　次声波是一种振动频率低于 **20Hz** 的机械波，传播距离远，穿透能力强，人的耳朵听不见。当使用次声波武器对有生力量杀伤时，在毫无知觉的情况下次声波已悄悄进入人体，人体各器官就会不由自主地随之共振不止。轻者头痛、恶心、眩晕，次重者肌肉痉挛、全身颤抖、呼吸困难、神经错乱，严重者脱水休克、失去知觉、血管破裂、内脏损伤而迅速死亡，并且从外观上看无任何痕迹。所以有人称它是"杀人不见血的新式武器"。

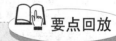

要点回放

1. **机械振动**　物体(或物体的一部分)在某一位置(平衡位置)附近做往复运动。
2. **简谐振动**　物体在受到大小跟振动位移成正比而方向相反的回复力作用下的振动。
3. **振幅(A)**　振动物体离开平衡位置的最大位移。
4. **周期(T)**　振动物体完成一次全振动所需要的时间。
5. **频率(f)**　振动物体单位时间内完成的全振动的次数。
6. **受迫振动**　物体在周期性的外力(策动力)作用下的振动。
7. **共振**　在受迫振动中，策动力的频率跟物体的固有频率相等时，物体振动的振幅最大，这种现象叫做共振。

第2节　波　动

学习目标

1. 了解机械波、横波和纵波的形成及特点。
2. 掌握波长、频率和波速的关系，并能运用。

一、机械波、横波和纵波

　　在我们的周围存在着各种各样的波：水的波动形成水波，人说话时有声波，广播电台通过无线电波把声音信号传送到收音机，超声诊断仪通过发射到人体组织的超声波回波信号可以显示人体的内部信息。虽然它们之间存在着差异，但它们在传播时有相同的性质。波是物质运动的一种形式，它能够传递能量。

(一) 机械波

机械振动在弹性介质中的传播叫做机械波，简称波。波的产生首先要有做机械振动的物体，即波源；其次要有能够传播这种机械振动的弹性介质，两者缺一不可。波在波动过程中传播的只是振动这一运动的形式和振动的能量，而介质中的质点本身并没有随波迁移。波是传递能量的一种方式。

> **知识链接**
>
> 弹性介质实际上就是弹性体。弹性体有一个特点，就是当它的形状或体积有了变化，它的部分和部分之间总存在着一种叫做弹力的相互作用。当物体的形状或体积正在变化的时候，弹力对变化起阻碍作用，当变化已达到一定程度不再发展之后，弹力对物体的形状或体积起恢复作用，等到物体的形状或体积恢复到原来的情况，弹力也就不再存在了。

(二) 横波和纵波

振动方向跟波的传播方向垂直的波叫做**横波**。横波的波形特征是凹凸(起伏)相间，凸起部分的最大位移处叫做波峰，凹下部分的最大位移处叫做波谷。振动方向跟波的传播方向在同一直线上的波叫做**纵波**。纵波的波形特征是疏密相间，密集的部分称为波的密部，稀疏的部分称为波的疏部(图 2-4)。

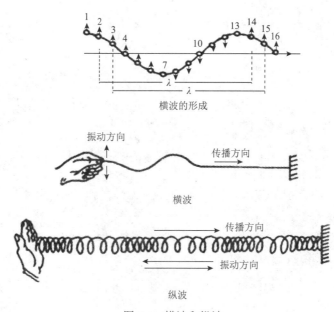

横波的形成

横波

纵波

图 2-4 横波和纵波

二、波长、周期和波速的关系

(一) 波长

波在一个周期内所传播的距离(或两个相邻的振动状态完全相同的两个质点间的距离)叫做波长,用 λ 表示,单位为米(符号 m)。

(二) 周期

在波的传播过程中,各个质点振动的周期相等,都等于波源的振动周期,用 T 表示,单位为秒(符号 s)。

(三) 波速

单位时间内波形(一定的振动状态)传播的距离叫波速,用 v 表示,单位是米/秒(符号 m/s)。

波长、周期和波速的关系是

$$v = \frac{\lambda}{T} \quad 或 \quad v = \lambda f \tag{2-5}$$

波的周期(或频率)由波源决定,某一频率的波在不同介质中传播时,频率不变,而波速、波长都要发生变化。波速是由介质的性质决定的。

例 2-3　频率是 256Hz 的波,求它在空气中的波长。

解: $f = 256\text{Hz}$, $v_空 = 340\text{m/s}$

根据 $v = \lambda f$ 得

$$\lambda_空 = \frac{v_空}{f}$$

$$= \frac{340\text{m/s}}{256\text{Hz}}$$

$$= 1.33\text{m}$$

答:该波在空气中的波长是 1.33m。

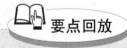
要点回放

1. **机械波**　机械振动在弹性介质中的传播。

2. **横波**　振动方向跟波的传播方向垂直的波叫做横波。波形特征是凹凸(起伏)相间,凸起部分的最大位移处叫做波峰,凹下部分的最大位移处叫做波谷。

3. **纵波**　振动方向跟波的传播方向在同一直线上的波叫做纵波。波形特征是疏密相间,密集的部分称为波的密部,稀疏的部分称为波的疏部。

4. **波长**　波在一个周期内所传播的距离(或两个相邻的振动状态完全相同的两个质点间的距离)。

5. **波长、周期(或频率)和波速的关系**　$v = \lambda/T$　或　$v = \lambda f$。

第 3 节 声 波

一、声波的传播

机械振动在弹性介质中传播，形成机械波。**能够在听觉器官引起声音感觉的机械波称为声波**，通常也叫**声音**。人类能够感觉到的声波频率范围为 20～20000Hz。频率低于 20Hz 的波叫做**次声波**，地震、火山爆发、暴风、雷鸣及人体胸膜内的脏器都伴有次声波。频率高于 20000Hz 的波叫做**超声波**，蝙蝠、海豚和一些昆虫能发出超声波。次声波和超声波都不能引起人耳的听觉，但是从物理学的观点来看，它们和普通的声音并没有本质上的不同。

声音能在气体、液体、固体中传播，但不能在真空中传播。在不同的介质中，声音具有不同的传播速度。声音的传播速度与介质的性质和温度有关。表 2-1 是 20℃时一些介质中的声速。

表 2-1　一些介质中的声速（温度：20℃）

介质	声速/(m/s)
空气	343
人脑	1350
脂肪	1400
水	1484
肌肉	1568
骨密质	3600
钢	5050

声音在固体中的传播速度最快，液体中次之，气体中最慢。气体中声音的传播速度受温度的影响较明显，通常空气的温度每升高 1℃，声速增大约 0.6m/s。固体和液体的声速受温度影响较小，一般可以忽略不计。

声波在传播过程中，在两种介质的界面上会发生反射和折射现象。部分声波返回原介质传播，叫做声波的**反射**，反射波也叫做回声。另一部分声波进入第二种介质，改变行进方向继续传播，叫做**折射**，折射波也称透射波。声波的反射与折射同光波一样遵守反射与折射定律。

声波在介质的传播过程中，它的强度在传播方向上逐渐减弱，这种现象叫做声波的**衰减**。声音强度的减弱主要是由于声波能量不断耗散，被介质吸收，转化为内能。声波衰减的快慢，即介质吸收能量的多少，与介质的性质及声波的传播距离有关。

知识链接

我国四大回音建筑

天坛音壁：即北京天坛的回音壁。由于内侧墙面平整而光洁，声音可沿内弧传递。例如，站在壁前轻轻哼唱，和声随之而起。

大佛寺石琴：石琴位于重庆市潼南县大佛寺大佛阁右侧的一条上山石道中，从下半部的主洞口自下而上的第四级石阶，直到第十九级石阶，凡步履所触，会发出悠扬婉转、音色颇似古琴的声音。其中以两侧岩壁最高处的七级石阶发声最响。古人称为"七步弹琴"，并题"石蹬琴声"四个大字。

莺莺宝塔：即山西省永济市的普救寺塔。相传《西厢记》中崔莺莺曾居住于此，故得此名。塔身方形，十三层，登塔者在塔身中部用石击之，回声即起。

蛤蟆音塔：在河南省郏县城内，塔虽不高，却能以"奇声夺人"闻名于世。游人若以掌击塔，塔内会发出"咯咯"的鸣声，如有千万只蛤蟆在鼓膜低唱。

二、声强、声强级和听觉区域

(一) 声强

声强是指声的大小或强弱。声的传播过程就是能量的传播过程。**单位时间内通过垂直于声波传播方向上单位面积的能量，叫做声强**，用 I 表示，则

$$I = \frac{E}{St} \tag{2-6}$$

式中，S 表示面积；t 表示时间；E 表示 t 时间内垂直通过 S 面的总能量。声强的单位是焦/(米^2·秒)或瓦/米^2(符号 J/(m^2·s) 或 W/m^2)。**声强的大小取决于声速、声波的振幅和频率。**

(二) 声强级

能够引起人耳听觉的声波，不仅在频率上有一定的范围，在声强上也有一定的范围。当频率为 1000Hz 时，声强范围为 $10^{-12} \sim 1\text{W/m}^2$，两者相差 1 万亿倍。因此，用声强进行量度很不方便。生理学的研究证实：人耳对两个不同声强的感觉近似地与两个声强之比的对数成正比。因此，在声觉中比较声音的强弱不是使用声强，而是采用声强级。

用声强 I 和基准声强 I_0(10^{-12} W/m^2)之比的常用对数来表示声音的强弱，称为 I 的声强级。用符号 L 表示，即

$$L = \lg \frac{I}{I_0} \tag{2-7}$$

式中，L 的单位为贝尔(符号 B)，这个单位太大，通常采用分贝尔(符号 dB)为单位，1B = 10dB，则式(2-7)可改写为

$$L = 10\lg \frac{I}{I_0} \tag{2-8}$$

例 2-4 某教师在教室中讲话的声强为 10^{-6} W/m^2，试求其声强级。

解：$I = 10^{-6}\text{W/m}^2$，$I_0 = 10^{-12}$ W/m^2

根据 $L = 10\lg \dfrac{I}{I_0}$ 得

$$L = 10\lg\frac{I}{I_0}$$

$$= 10\lg\frac{10^{-6}}{10^{-12}}$$

$$= 60(\text{dB})$$

答：其声强级是 60 dB。

例 2-5 一台机器产生的噪声声强级为 60dB，再增加一台同样的机器，噪声的声强级增加到多大？

解：$L_1 = 60\text{dB}$，$L_2 = 60\text{dB}$

根据 $L = 10\lg\frac{I}{I_0}$ 得

$$60 = 10\lg\frac{I}{I_0}$$

$$6 = \lg\frac{I}{I_0}$$

$$\frac{I}{I_0} = 10^6$$

$$I_1 = 10^6 \times I_0$$

同理 $I_2 = 10^6 \times I_0$

$$I_总 = I_1 + I_2 = 2 \times 10^6 \times I_0$$

故总的声强级

$$L_总 = 10\lg\frac{I_总}{I_0}$$

$$= 10\lg\frac{2 \times 10^6 \times I_0}{I_0}$$

$$= 10(\lg 2 + \lg 10^6)$$

$$= 10 \cdot (0.3010 + 6)$$

$$\approx 63(\text{dB})$$

答：增加一台同样的机器，噪声的声强级约增加到 63dB。

常见声音的声强和声强级，见表 2-2。

表 2-2 常见声音的声强和声强级

声源	声强/(W/m²)	声强级/dB	声源	声强/(W/m²)	声强级/dB
正常呼吸	10^{-11}	10	交通要道	10^{-4}	80
小溪流水	10^{-10}	20	高音喇叭	10^{-3}	90
医院	10^{-9}	30	地铁列车	10^{-2}	100
阅览室	10^{-8}	40	纺织车间	10^{-1}	110
办公室	10^{-7}	50	柴油机车	10^{0}	120
日常交谈	10^{-6}	60	喷气飞机	10^{2}	140

(三)听觉区域

能引起人耳听觉的声波,不仅有频率范围,而且有声强范围,声强必须达到一定强度才能使人的听觉器官产生感觉。例如,离教师较远的学生听不见老师讲课的声音,是由于离声源越远,声强越小,所以不能引起听觉。在十分安静的情况下,人在某个频率刚能听到的最小声强的声音叫做听觉阈,简称听阈。对于不同频率的声波听阈不同,例如,正常人对 100Hz 声波的听阈是 $10^{-9}\,W/m^2$,对 1000Hz 声波的听阈是 $10^{-12}\,W/m^2$,这是由于人耳对不同频率声波的敏感程度不同。图 2-5 中最下面的一条曲线是声波各个频率所对应的听阈连成的曲线,叫做听阈曲线。它表示正常人的听阈随声波频率变化的规律。

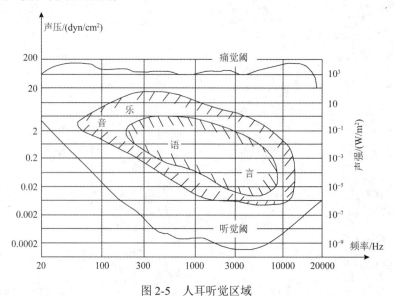

图 2-5　人耳听觉区域

人耳对声强的承受能力是有一定限度的,当声强高于某一值时,不能引起听觉,只能引起疼痛。我们把人耳在某个频率下所能承受的最大声强值称为痛阈。对不同频率的声波,痛阈值不同,图 2-5 最上面的一条曲线表示正常人的痛阈随声波频率变化的规律。

知识链接

声音在耳中的传导路径

声音在耳中的传导有两条途径,分别为骨传导和空气传导,当空气传导消失而骨传导作为主要传声的途径时,为传音性耳聋,即外周性听力减退。当两种传导都降低甚至消失时,为感音性耳聋,即中枢性听力减退。

能引起人耳听觉的声音,既要在一定频率范围内,又要在一定声强范围内,将声波频率在 20~20000Hz、声强在听阈和痛阈之间的区域称为听觉区域。

三、乐音、噪声和健康

案例 2-1　1981 年，在美国举行的一次现代派露天音乐会上，当震耳欲聋的音乐声响起后，有 300 多名听众突然失去知觉，昏迷不醒，100 辆救护车到达现场抢救。这就是骇人听闻的噪声污染事件。

问题：1. "音乐声"怎么会是"噪声污染"？

2. 什么是乐音？什么是噪音（噪声）？

3. 乐音和噪声分别对人体健康有什么影响？

4. 防止噪声有哪些方法？

(一)乐音

1. 乐音　我们周围的声音各种各样，对人体的影响也有很大差别。**悦耳动听，给人以舒适感觉的声音，叫做乐音。**客观上乐音是由有规律、周期性振动的声源发出来的，如钢琴、胡琴、笛子等发出的声音。

2. 乐音三要素　乐音具有音调、响度和音色三个主要特性，叫做乐音的三要素。

(1)音调：**声音的高低叫做音调。音调的高低由振动频率决定。**物体振动越快，频率越大，音调越高；物体振动越慢，频率越小，音调越低。一般说，儿童的音调比成人高，女性的音调比男性高。

(2)响度：**人耳感觉到的声音强弱的程度叫做响度。**它与客观的物理量——声强有关。声强越大，感觉到的声音越强；声强越小，感觉到的声音越弱。响度同时也和频率有关，在声波频率范围(20～20000Hz)内，频率不同的声音，即使声强相同，对人耳产生的响度也有显著的差别。正常**人耳最敏感的频率为 1000～5000Hz**。

(3)音色：**音色是指声音的品质。**在管弦乐合奏中，虽然各种乐器演奏同一曲子，人耳总能分辨出是什么乐器；同一首歌，不同的歌手演唱，听众得到的感受会大不相同，这是声音的又一种特性——音色(又叫做音品)。各种乐器发出的声音并不是单一频率的纯音，而是由若干频率和振幅各不相同的纯音组成的复音。其中频率最低、振幅最大的纯音叫做基音；频率等于基音频率整数倍的叫做泛音。**音色是由泛音的多少以及各泛音的频率和振幅所决定的。**

3. 乐音对人体健康的作用　乐音能促进人的身心健康。有的乐音给人们以活泼、愉快的感觉；有的乐音给人们以有力深沉的感觉。优美的乐音对从事体力和脑力劳动的人而言，有消除疲劳、增进健康的作用。有些患者通过音乐的治疗，能增进食欲、增强免疫系统功能和调节自主神经系统功能，这是因为优美的音乐能促使人的体内分泌有益健康的激素、酶和乙酰胆碱等，起到调节血液流量与神经细胞兴奋的作用。

(二)噪音(噪声)

1. 噪音(噪声)　从物理学的角度分析，噪声是由声源做不规则振动而产生的声音，即音高和音强变化混乱、听起来不谐和的声音，如碰门声、刮风声、划玻璃声等都是噪声。从环境科学或公共卫生学的角度来分析，在一定环境中不应有而有的声音，泛指嘈杂、刺耳的声音，称为**噪声。通常把一切影响人们正常生活、工作、休息的声音(包括乐音)都列在噪声的范畴。**

2. 噪声源　噪声来源于交通运输(汽车、飞机等)，工业生产(车床、电锯等)，建筑工地(打桩机、搅拌机等)，以及社会生活(放鞭炮、高音喇叭等)。随着环境保护法规的建立，噪声污染已被列为现代社会的一大公害。

3. 噪声标准   我国城市区域环境噪声上限标准值如表 2-3 所列。

表 2-3   我国城市区域环境噪声上限标准值   (单位：dB)

区域	白天	夜间	区域	白天	夜间
特别安静区(医院疗养院)	35	30	市中心商业区	60	45
居民文教区	50	40	工业集中区	67	55
居民商业混合区	55	45	交通干线两侧	70	55

4. 噪声对人体健康的影响   噪声会对人体健康产生巨大危害。现在国际上公认的噪声有四大影响：神经系统——失眠、精神恍惚；心血管系统——血压升高，导致心脏病患者的病情急性发作；免疫力——免疫力下降，增加多种疾病的发病概率；听力——长期的高噪声导致听力下降。

噪声在 70dB 以上时，可导致心烦意乱、精神不集中。长期接触 85dB 以上的噪声，会使听力减退；大于 100dB 的噪声就会使耳朵发胀、疼痛；超过 140dB 的噪声，会引起鼓膜破裂出血，即所谓噪声性耳聋。噪声除了影响听力，还会使人的神经、肠胃、心血管、内分泌及生殖系统受到损伤，进而导致一些久治不愈的疾病，如睡眠不安、多梦、头昏、头痛、神经衰弱、脉搏加快、血压升高、呼吸急促、胃酸降低、胃分泌减少、血液胆固醇含量增高等。实验表明，超过 115dB，大脑皮层的功能便严重衰退；达到 165dB，动物死亡；超过 175dB，人也会丧命。

5. 防止噪声的方法   防止噪声的方法有三种：一是**控制和消除噪声源**，如市区严禁燃放鞭炮，在学校、医院、剧院和居民住宅区周围不准交通车鸣号等；二是**控制噪声的传播**，用吸声、隔音、隔振、种植花草树木的方法控制噪声的传播；三是**个人防护**，如使用耳塞、耳罩等。当然每一个公民都要有社会公德，降低噪声以保持环境安静，也是十分重要的。

知识链接

最残忍的噪声危害实验

1959 年，美国有 10 个人"自愿"做噪声实验。当实验用的飞机从 10 名实验者头上 10~12m 的高度飞过后，有 6 人当场死亡，4 人数小时后死亡。验尸证明 10 人都死于噪声引起的脑出血。可见噪声也是危及生命的杀手，太可怕了。

四、叩诊和听诊

(一)叩诊

叩诊是借助叩击身体某一部位，使之与该部位下的脏器发出不同的共鸣音，并根据声音的特性来判断这一部位是否正常的一种检查方法(图 2-6)。

在临床诊断中，将叩击后由脏器发出的声音，按照它们的性质、强弱、音调的高低以及声音的长短等，习惯地分为鼓音、清音、浊音和实音。鼓音接近物理的纯音，很少泛音。鼓音的音调较高，音响振动时间较长，是叩击含气较多的空腔胃、肠时出现的一种和谐音；清音音调低，振幅大，不仅有基音，而且包含有泛音，叩击肺脏时，肺腔中大量肺泡振动的合成音形成了清音；

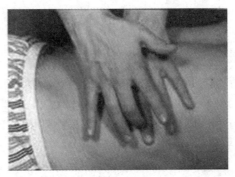

图 2-6 叩诊

浊音是音调高、声音弱、响度时间也短的声音，它都是由心、肝、脾、肾等实质性器官发出的叩诊音；叩击不含气的脏器、肌肉组织和骨骼等，出现音调较浊音更高、响度更弱、振动时间持续更短的音，为实音。根据叩诊的声音，可以判断器官的边界，病变的情况等。例如，叩击肺脏，正常情况下发出的是清音，但是肺脏有病变时，病变部位发出的就不再是清音。肺炎、肺癌等发出浊音；肺空洞发出鼓音。

(二)听诊

听诊是以体内直接发出的声音振动来进行诊断的一种检查方法。如心音、呼吸音、颞颌关节弹响音等。发自体内的声音，常因传输途径的不同而有很大的衰减，甚至不能传到体外。比如，心音是由心脏瓣膜（声源）的振动产生的，它以心脏中的血液、心肌和胸壁为介质，传播到体表再向四周扩散，当传到人耳时，声强已减弱到不能引起听觉的程度，因此需要借助听诊器。

最常用的双耳听诊器由胸件（有膜式和钟式两种），传声胶皮管和耳塞三部分组成（图 2-7）。

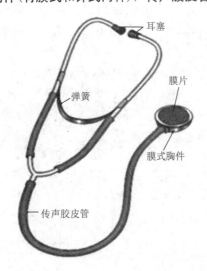

图 2-7 听诊器

将胸件压在患者体表的听诊部位，体内音便经胸件的集音作用，通过传声胶皮管内的气体传导到医生的外耳道。有经验的医生，通过对听诊器中各种声音的辨别，能够从多种声音中鉴别出各种声音。

五、声波的多普勒效应的医学应用

(一)多普勒效应

多普勒效应指出，波在波源移向观察者时接收频率变高，而在波源远离观察者时接收频率变低，当观察者移动时也能得到同样的结论。例如，当火车接近观察者时，其汽笛声会比平常更刺耳，你可以在火车经过时听出刺耳声的变化。同样，警车的警报声和赛车的发动机声也有这样的情况。

如果把声波视为有规律间隔发射的脉冲，可以想象，若你每走一步便发射一个脉冲，那么在你之前的每一个脉冲都比你站立不动时更接近你自己。而在你后面的声源则比原来不动时远了一步。或者说，在你之前的脉冲频率比平常变高，而在你之后的脉冲频率比平常变低了。

多普勒效应不仅适用于声波，也适用于所有类型的波，包括电磁波。

(二)多普勒效应的医学应用

声波的多普勒效应也可以用于医学的诊断，也就是我们平常说的彩超。彩超简单而言就是高清晰度的黑白 B 超再加上彩色多普勒。为了检查心脏、血管的运动状态，了解血液流动速度，可以通过多普勒效应来实现。由于血管内的血液是流动的物体，所以超声波振源与相对运动的血液间就产生了多普勒效应。血液向着超声源运动时，反射波的波长被压缩，因而频率增加。血液离开声源运动时，反射波的波长变长，因而频率减少。反射波频率增加或减少的量与血液流动速度成正比，从而就可根据超声波的频移量，测定血液的流速。

超声多普勒法诊断心脏的过程如下：超声振荡器产生一种高频的等幅超声信号，激励发射换能器探头，产生连续不断的超声波，向人体心血管器官发射，当超声波束遇到运动的脏器和血管中的血液时便产生多普勒效应，反射信号为换能器所接收，就可以根据反射波与发射的频率差异求出血流速度，根据反射波的频率是增大还是减小判定血流方向。为了使探头容易对准被测血管，通常采用一种板形双叠片探头。

我们知道血管内血流速度和血液流量，它对心血管的疾病诊断具有一定的价值，特别是对循环过程中的供氧情况、闭锁能力、有无紊流、血管粥样硬化等，均能提供有价值的诊断信息。利用多普勒效应测量血流速度的方法很灵敏，无创伤，不需要切开皮肤，也不损伤血管。血流速度的测量，对医学研究和临床诊断都有重要意义。

要点回放

1. **声波(声音)** 能够在听觉器官引起声音感觉的机械波称为声波。
2. **声波的传播** 声音能在气体、液体、固体中传播，但不能在真空中传播。
3. **声强** 单位时间内通过垂直于声波传播方向上单位面积的能量(I)。
4. **声强级** 用声强 I 和基准声强 $I_0(10^{-12}\,\text{W/m}^2)$ 之比的常用对数来表示声音的强弱，称为 I 的声强级。
5. **乐音的三要素** 音调、响度和音色。
6. **叩诊** 叩诊是借助叩击身体某一部位，使之与该部位下的脏器发出不同的共鸣音，并根据声音的特性来判断这一部位是否正常的一种检查方法。

7. **听诊**　听诊是以体内直接发出的声音振动来进行诊断的一种检查方法。

8. **双耳听诊器的组成**　由胸件(有膜式和钟式两种)，传声胶皮管和耳塞三部分组成。

9. **多普勒效应**　波在波源移向观察者时接收频率变高，而在波源远离观察者时接收频率变低。

第 4 节　超　声　波

学习目标

1. 掌握超声波的主要特性及对介质的主要作用。
2. 了解超声波的产生，超声波在医学诊断和治疗中的应用。

超声波与声波的本质相同，遵从共同的机械波运动规律。传播速度的大小、声强的计算、反射、折射及衰减规律等都是相同的。超声波的频率在 20000Hz 以上，目前能够获得频率高达 10^{12}Hz 的超声波。

一、超声波的产生和接收

产生超声波的方法有多种，目前医用超声仪器中常利用结构上非对称晶体(如石英、酒石酸钾钠、锆钛酸钡等)的压电效应来获得。压电效应包括正压电效应和逆压电效应。

正压电效应是指这类晶体在受到外界压力或拉力时，晶体的两个对称平面上出现异种电荷的现象(图 2-8)。

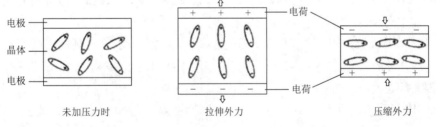

图 2-8　正压电效应——外力使晶体产生电荷

逆压电效应是指如果在压电晶体的两面给予异种电荷，它就会沿一定方向发生压缩和拉伸形变(图 2-9)。具有压电效应的晶体叫做压电晶体。

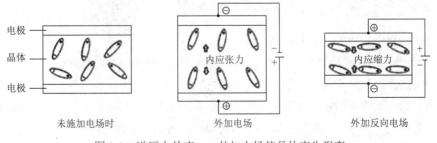

图 2-9　逆压电效应——外加电场使晶体产生形变

压电式超声波发生器(图2-10)主要由高频电发生器和晶体换能器(由压电晶体构成)两部分组成。高频电发生器产生周期性变化(超声频)的电场,受这个电场的作用,由于逆压电效应,压电晶体就在介质中产生超声波,这个过程完成了电能向机械能的转化;超声波进入人体后,遇到不同的介质分界面被反射回来(简称回波),又作用到压电晶体上,进行机械能向电能的转化;由正压电效应将回波转换成交变电压而被接收电路接收,经放大后由仪器显示出来。因此可将超声波的产生和接收用下面的简式表示:

逆压电效应→电能向机械能的转化→产生超声波

正压电效应→机械能向电能的转化→接收超声波

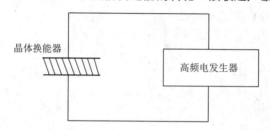

图 2-10   压电式超声波发生器示意图

二、超声波的特性和作用

(一)超声波的特性

由于超声波的频率比声波的频率高、波长短,故它具有以下特性。

1. 方向性好   由于超声波频率高、波长短,衍射现象不显著,因此具有与光波类似的直线传播性质,即方向性好,便于做定向集中发射。

2. 声强大   从理论推知,声强与频率的平方成正比。频率越高,声强越大,故在同样振幅的条件下,超声波的强度比声波大得多,同样振幅的 500kHz 的超声波与 1kHz 的声波相比,前者的强度要比后者大 25 万倍。

3. 对固体和液体的穿透性强   实验指出,超声波在空气中传播衰弱很快,如频率为 lMHz(10^6Hz)的超声波,在空气中只经过 0.5m 长的距离时,其强度就减弱到原来的 50%。超声波在液体中能够传播很远,如使强度减弱 50%,所经距离约为空气中的 1000 倍。超声波也能穿透几十米长的金属,故超声技术主要用于液体和固体。

(二)超声波的作用

超声波在介质中传播时,对介质的作用主要有三种。

1. 机械作用   超声波在介质中传播时,介质质点高频振动。虽然振幅很小,但由于频率很大,加速度可达重力加速度的几万倍。强度可达几万瓦/米^2,在介质中可造成巨大的压强变化。超声波的这种力学效应叫做机械作用。利用这种作用,可以对材料进行钻孔、切割、研磨、粉碎、搅拌等超声处理,对于牙齿、陶瓷等硬而脆的材料,超声加工是理想的方法。

2. 热作用　超声波作用于介质时，使介质分子产生剧烈振动，通过分子间的相互作用，引起介质温度升高。超声波的强度越大，产生的热作用越强。

3. 空化作用　超声波在液体中以高频纵波形式传播时，引起液体极为剧烈的疏密变化，密区受压，疏区被拉。液体忍受拉力的能力较差，疏区会承受不了拉力而被撕裂（特别是含有杂质或气泡的地方），从而产生一些近乎真空的微小空腔，经极短时间，空腔又被压缩而突然闭合，产生局部的瞬间高压、高温和放电现象，这种作用叫做空化作用。空化作用会使组织受到损害，但也可用来杀灭细菌，制造乳剂和促进化学反应。

三、超声波在医学中的应用

超声技术应用于医学技术只有几十年的时间，由于它具有独特的优越性，以及无损伤、无放射性、无痛苦、低成本、灵敏度高等特点，已在诊断、治疗及研究方面广泛应用。尤其是超声诊断技术发展很快，成为医学图像诊断的一个重要部分。

(一)超声诊断仪

超声诊断仪有 4 个基本组成部分：电源、高频信号发生器、探头（即换能器）和显示器（图 2-11）。高频信号发生器产生高频电振动输送到探头，压电晶体产生超声波。探头向人体发射的超声波不是连续的，而是以脉冲的形式断续发射的。在发射的间歇可接收人体反射回来的超声波。超声诊断的基本原理就是利用超声回波获取人体内部的信息。探头接收回波，又产生脉冲式交变电压，经放大后输送至显示器，在荧光屏上显示出波形或图像。

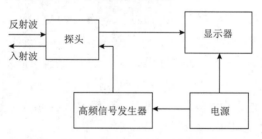

图 2-11　超声诊断仪方框图

超声诊断仪分为 A 型、B 型、M 型、C 型、D 型等多种类型，它们的基本原理相同，工作方式有差别，本节简单介绍 B 超的工作过程。

B 超探查的示意图如图 2-12 所示。高频信号发生器 U 给探头 T 输送脉冲式高频电压，探头 T 被激发，发射脉冲式超声束，探头垂直接触体表，探头与体表之间涂有导声耦合剂，以减少超声波的能量损失。当探头在被检体表沿某一方向移动、对被检部位进行扫描时，探头边移动边发射超声波并接收回波，在荧屏上就以光点的形式显示出超声波行进方向线与探头移动方向线所决定平面的相应脏器的截面声像图。改变探头位置与移动方向，就可得到不同位置、不同方向的纵断面影像。这相当于将体内的器官或组织一层层纵向切开进行观察，这种显像方式又叫做超声断面显像技术。B 超既可显示静态被检部位，如肝、脾、肾、子宫等；也能显示出被检部位的活动情况，如观察心脏、大血管、胎儿和膈的动态等。

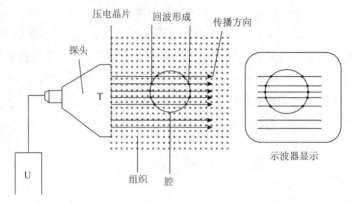

图 2-12　B 超工作原理图

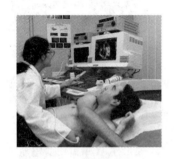

图 2-13　彩色 B 超工作图

近年来，在 B 超的基础上又研制出了彩色多普勒血流成像的彩色 B 超(图 2-13)，简称彩超。彩超能以血流的不同色彩(红、蓝)、不同颜色的辉度(亮、淡、深红或深蓝)及多彩血流等来表示血流的方向、流速、范围及类型等。彩超显示的色调并非人体组织的原色，而是以其反射波强度不同控制的人工彩色，又称假彩色。由于其具有高分辨率，鉴别疾病方便，这种超声断层显像技术发展极为迅速，现已应用于腹部及周围血管、全身脏器的检查。

(二)超声治疗

超声波用于治疗已成为常规理疗方法。用于诊断的超声强度很低，一般是 $10^{-6}W/m^2$，用于热疗的超声强度要高得多，但一般不超过 $10^4W/m^2$，以防止温度过高及发生空化作用对人体产生伤害。常用的透热疗法是应用超声波的热作用，使人体局部温度升高，引起血管扩张，血流加速和组织的新陈代谢加强，达到治疗效果。透热疗法对疾病(如关节炎、关节扭伤、腰肌痛等)有消炎镇痛作用，疗效较好。近几年，在透热疗法的基础上又发展成超声药物透入疗法(将药物加入耦合剂中，使药物经皮肤或黏膜透入体内)，对恶性肿瘤、硬皮病、脓疱性细菌疮、口周皮炎等有较好的疗效。利用超声波可得到一般喷雾器得不到的频率高于 2MHz、直径在 5μm 以下的微细均匀雾状药滴，它容易被吸入咽、喉、肺泡之中，药物直接作用于患者病变处，对老年慢性支气管炎，婴儿肺炎等疾病疗效快而显著。图 2-14 为超声雾化器示意图。

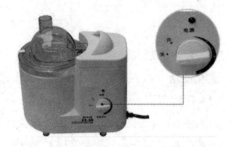

图 2-14　超声雾化器示意图

利用超声波的机械作用，可击碎人体内各种结石(肾、膀胱、输尿管及胆囊等部位产生的结石)。碎石分为接触碎石和体外碎石两种。接触碎石适用于直径 1cm 以上的情况，要配合内镜进行临床操作。这种碎石效果较为肯定，但操作难度大，对人体有一定程度的损伤及痛苦。体外碎石则是利用聚焦的超声束进行治疗，焦点处直径约数毫米，声强可达 $5×10^4W/m^2$，超声的脉冲为短脉冲式。高强度的超声脉冲使置于焦点处的结石逐层剥脱成粉末状态的微小颗粒，随尿液自行排出体外，患者没有痛苦，也不会损伤结石周围的软组织。超声碎石不但需要超声波有足够的强度，还要有适当的频率，频率过高反而效果不好，甚至无效。通常使用的频率在百万赫兹以下。图 2-15 为超声碎石机示意图。

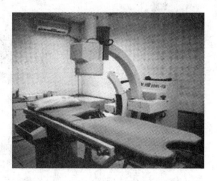

图 2-15　超声碎石机示意图

超声波在骨、脑神经、眼科等领域也有很好的应用前景。近几年，超声节育及超声抗早孕的研究也取得了一定的进展。

知识链接

漫话超声

自 19 世纪末到 20 世纪初，在物理学上发现了压电效应与逆压电效应之后，人们解决了利用电子学技术产生超声波的办法。

1922 年，德国出现了首例超声波治疗的发明专利。1939 年，发表了有关超声波治疗取得临床效果的文献报道。1956 年，第二届国际超声医学学术会议上已有许多论文发表，超声治疗进入了实用成熟阶段。

国内在超声治疗领域起步稍晚，于 20 世纪 50 年代初只有少数医院开展超声治疗工作，从 1950 年首先在北京开始用 800kHz 频率的超声治疗机治疗多种疾病，至 50 年代开始逐步推广，并有了国产仪器。20 世纪 80 年代初出现的超声体外机械波碎石术和超声外科，是结石症治疗史上的重大突破。高强度聚焦超声无创外科，已使超声治疗在当代医疗技术中占据重要位置，而高强度超声聚焦外科（HIFU）已被誉为是 21 世纪治疗肿瘤的最新技术。

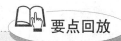 **要点回放**

1. **产生超声波的方法**　利用结构上非对称晶体（如石英、酒石酸钾钠、锆钛酸钡等）的压电效应来获得。

2. **超声波的特性**　方向性好、声强大，对固体、液体穿透性强。

3. **超声波的作用**　机械作用、热作用、空化作用。

4. **超声波在医学中的应用**　超声诊断和超声治疗。

第 3 章

液体、气体的性质及应用

液体、气体都具有流动性，各部分之间很容易发生相对运动，统称流体。流体除了具有流动性，还在不同程度上具有可压缩性和黏滞性。本章以液体、气体为研究对象，主要学习流体的压强、液体的表面现象、流体运动的一些基本概念和规律，并介绍人体的血液流动。

第 1 节　液体、气体的压强

📖 **学习目标**

1. 掌握液体压强的特点及计算，了解液体压强的常用测量办法。
2. 熟悉气体压强、大气压强的概念。掌握正压、负压的概念及正压、负压在临床医疗中的应用。
3. 了解道尔顿分压定律及其临床意义。

一、液体的压强

液体受重力作用且具有流动性，相邻部分之间存在互相挤压，所以液体内部存在压强。液体内部的压强公式为

$$P = \rho g h \tag{3-1}$$

式中，P 是液体内部的压强；ρ 是液体的密度；h 是液体的深度；g 是重力加速度。国际单位制中，压强的单位是**帕斯卡**，简称**帕**，符号 Pa，$1\text{Pa} = 1\text{N/m}^2$；压强的单位还有**毫米汞柱**，符号为 mmHg[①]。

如果液体盛放在开口容器中，液面下液体的压强不仅来自液体内部，还受到外界大气压强的作用。设液面处的大气压强为 P_0，则液面下 h 处的压强为

$$P = P_0 + \rho g h \tag{3-2}$$

测量液体内部的压强在医药、工业生产中十分重要，常用 U 形管压强计进行测量，如图 3-1 所示。将 U 形管压强计的探头放入液体中，液体压强的大小是通过压强计 U 形管两边液面的高度差来表示的，利用液体压强公式 $P = \rho g h$（h 为两液面的高度差）计算的液面差产生的压强，就等于流体内部该处压强的大小。

---

① $1\text{mmHg} = 1.33322 \times 10^2 \text{Pa}$。

液体的压强具有以下规律：

(1)液体内部向各个方向都有压强。

(2)同一液体，同一深度，向各个方向的压强相等。

(3)同一液体，压强随深度增大而增大。

(4)不同液体、同一深度，压强随密度增大而增大。

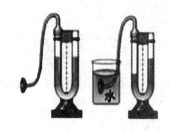

图 3-1　用 U 形管压强计测量液体内部的压强

二、气体的压强

(一)气体的压强

大量的气体分子做无规则运动，会不断地与容器器壁碰撞，使之受到持续的压力。就像撑着伞在大雨中，大量的雨滴连续不断地打在伞面上，撑伞的手会感到压力作用一样。气体作用在器壁单位面积上的压力叫做**气体的压强**。

(二)混合气体的压强

在实际中，经常见到由多种气体构成的混合气体。如果混合气体的各种气体之间不发生化学作用，通常把其中的每一种气体称为**组分气体**。每一种组分气体各自充满整个容器，并对器壁产生作用力。

1801 年，道尔顿指出：**混合气体的总压强 P 等于各组分气体的分压强 P_i 之和**。这就是**道尔顿分压定律**。用公式表示：

$$P = P_1 + P_2 + P_3 + \cdots + P_n \tag{3-3}$$

式中，P 表示混合气体的总压强；P_1，P_2，P_3，$\cdots$，P_n 分别表示各组分气体的分压强。

某种气体的分压强值大小与它在混合气体中所占的百分比成正比关系。

在混合气体中，任何一种气体总是从其高分压处向低分压处扩散，即其扩散流动的方向只决定于该气体的分压，而与其他气体的分压和气体的总压强无关。总压强和其他气体的分压只是影响扩散的速度，不影响某一组分气体扩散的方向。

人体呼吸过程是气体交换的过程。气体交换包括肺换气和组织换气，都是以单纯扩散式实现的，气体的扩散方向总是从分压高处向分压低处移动，直到动态平衡。例如，当动脉血流经组织时，动脉血中的氧分压高于组织内的氧分压，而组织中的二氧化碳分压高于动脉血中的二氧化碳的分压，于是氧气由动脉血向组织扩散，二氧化碳从组织向动脉血扩散，这就是组织内的气体交换，经过气体交换后动脉血就变成了静脉血。

因此，存在于生物膜两侧的各气体分压差是气体交换的动力，并决定气体扩散的方向。

三、大气压、正压和负压及其在临床医护工作中的应用

1. 大气压　地球表面上空大约一千公里内所覆盖的气体称为大气，大气是一种混合气体。大气对处于其中的物体所产生的压强叫**大气压强**，用 P_0 表示。通常把 0℃时，北纬 45°的海平面上的大气压强叫做**标准大气压**，符号是 atm。一个标准大气压相当于 760mmHg 所产

生的压强，即

$$P_0 = \rho g h = 13.6 \times 10^3 \text{kg/m}^3 \times 9.8 \text{m/s}^2 \times 0.76\text{m} \approx 101300\text{Pa} = 101.3\text{kPa}$$

2. 正压与负压　医学上常用的计示压强，是实际压强与当时当地的大气压强的相对压强。当实际压强高于当时当地大气压强时，其相对压强为正值，因此，把高于当时当地大气压强的压强叫**正压**；当实际压强低于当时当地大气压强时，其相对压强为负值，则把低于当时当地大气压强的压强叫**负压**。

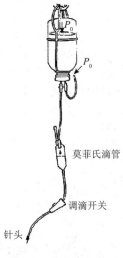

图 3-2　静脉输液装置

人体内当血液从心脏进入主动脉时，平均血压是+13.33kPa，表示主动脉中血液的压强比当时当地的大气压强高出 13.33kPa。胸膜腔的压强是负压，平静吸气约为–1.33～–0.665kPa，表示胸膜腔的压强比当时当地的大气压强低 0.665～1.33kPa 。

正、负压强的知识在临床上应用很广，如静脉输液和高压氧舱、输氧等是利用正压将药液和氧气输入人体的；吸痰器、引流器、电动洗胃器和中医拔火罐等是负压原理应用的器械。下面介绍输液装置的原理。如图 3-2 所示，要使药液进入人体血管，必须使针头处药液的压强大于输液部位的静脉血压。因此，输液时要将药液瓶高高挂起，输液皮条充满药液，同时在输液装置的瓶塞处插有一根通向大气的导气管。如果没有这根通气管，进行滴注时由于瓶内药液的减少，液面上方就会出现负压而阻碍药液流动(滴注)；有了这根通气管，能使瓶内液面上总是受大气压强作用，再加上皮条液柱的压强，才能保证针头处药液的压强是大于输液部位静脉血压的正压，才能将药液输入人体。

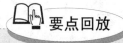

要点回放

　1. **液体内部压强的计算**　$P = \rho g h$。式中，P 是液体内部的压强；ρ 是液体的密度；h 是液体的深度；g 是重力加速度。

　2. **气体压强的概念**　气体作用在器壁单位面积上的压力叫做气体的压强。

　3. **道尔顿分压定律**　混合气体的总压强 P 等于各组分气体的分压强 P_i 之和。$P = P_1 + P_2 + P_3 + \cdots + P_n$

　4. **正压与负压**　以当时当地的大气压强为标准，凡是高于当时当地大气压的压强叫**正压**；凡是低于当时当地大气压的压强叫**负压**。

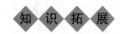
知 识 拓 展

洗胃器、吸痰器和呼吸机原理

一、洗　胃　器

胃具有容纳和消化食物的功能。食物进入胃内，胃就会蠕动，由上而下呈波浪式收缩，使胃内容物向小肠输送。

洗胃可以清除胃内毒物，避免毒物被吸收，还可以减轻胃黏膜水肿和为某些手术或检查做准备，临床上常使用的洗胃器有漏斗式洗胃器、电动洗胃器等。

1. 漏斗式洗胃器

(1)仪器构造：主要由漏斗、洗胃器、量杯和提桶组成，见图 3-3。漏斗式洗胃器结构简单，使用方便。

(2)工作原理：漏斗式洗胃器是利用虹吸原理制成的。在洗胃管转换点 A 处取一竖直的液片来进行讨论：这个液片既受到左边液体对它向右的压强，又受到右边液体对它向左的压强，液片受到向左的压强等于大气压强加上液柱 h_1 产生的压强，即 $P = P_0 + \rho g h_1$，只要控制 h_1 的大小使 $P_0 + \rho g h_1$ 大于 A 液片所受到向右的压强，液片就向左移动，液体流进胃。控制 h_1 使 $P = P_0 + \rho g h_1$ 小于液片 A 受到的向左的压强，液片就向右移动，液体从胃中流出。反复进行就可以达到洗胃的目的。

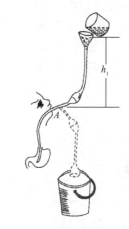

(3)注意事项：①先抽尽胃内容物；②插入洗胃管，向胃内注液时，漏斗高于头部 30～50cm，引出胃内液体时，漏斗低于胃的位置，液体自动流出；③在整个洗胃过程中，橡皮管内不能进入空气，所以应在漏斗尚余少量液体时就迅速变换位置。

图 3-3　漏斗式洗胃器构造图

2. 电动洗胃器

用电动洗胃器进行洗胃，能迅速、有效地消除毒物，疗效显著。

(1)仪器构造：电动洗胃器主要由电动吸引器、洗胃管、输液瓶、贮液瓶、三通管、夹子等组成，见图 3-4。

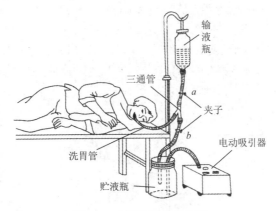

图 3-4　电动洗胃器构造图

(2)工作原理：夹子 a 松开，夹子 b 夹住输液管，液体由输液瓶流入胃中。夹子 a 夹住输液管，夹子 b 松开，接通电动吸引器的电源，电动吸引器从吸气孔吸出贮液瓶中的空气，使瓶内气体压强降低，液体由胃中流出。反复进行达到洗胃的目的。

(3)注意事项：①正确安装好电动洗胃器，连接处要密封、不漏液、不漏气；②检查电源电压与电动吸引器额定电压是否相符，相符方可通电；③贮液瓶内液体不能过满，否则液体会吸入电动吸引器内而损坏机器。

二、吸痰器

痰液系肺泡、气管或支气管内的分泌物。正常情况下，呼吸道内分泌物很少，不引起咳嗽和咳痰。当上述器官发生病变时，呼吸道黏膜受刺激，分泌物增多，患者若不能自主咳出，就必须由医护人员使用吸痰器吸出，否则患者机体就会受到损伤，甚至发生生命危险。临床上常用的吸痰器有手动吸痰器和电动吸痰器。

1. 手动吸痰器

（1）仪器构造：主要由大型注射器、积痰瓶、吸痰管组成，见图3-5。手动吸痰器构造简单，安装、操作简便。

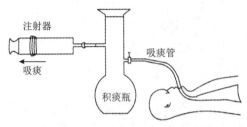

图 3-5 手动吸痰器构造图

（2）工作原理：通过大型注射器抽吸，积痰瓶内气体压强减小，吸痰管内气体压强减小，产生负压将痰吸出。由于手动吸痰器可随时调节吸力，故不易损伤患者呼吸道，广泛为人们使用，特别适合儿童使用。

（3）注意事项：①管间衔接处和积痰瓶要密封；②用等渗盐水试吸，检查吸痰器性能；③因为注射器体积变化有限，有时要多次重复抽吸才能把痰完全吸出；④若痰液黏稠，堵塞导管不易吸出，可采用蒸汽吸入、雾化吸入等方法减小痰液的黏滞系数，然后再吸出。

2. 电动吸痰器

（1）仪器构造：电动吸痰器主要由电动机、偏心轮、气体过滤器、压力表、安全瓶和贮液瓶组成。其中，安全瓶和贮液瓶是两个容器，容量为500～1000ml，瓶上塞有两根玻璃管，并用橡皮管相互连接，脚踏式电源开关便于操作，见图3-6。

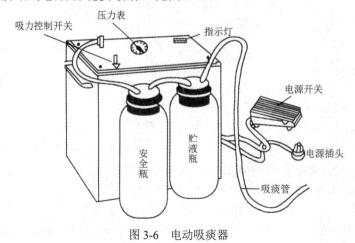

图 3-6 电动吸痰器

(2)工作原理：电动吸痰器接通电源后，电动机带动偏心轮，从吸气孔吸出瓶内空气，并由排气孔排出，这样偏心轮不断地转动，使瓶内和吸痰管内产生负压将痰吸出。它省时，省力、高效。

(3)注意事项：①使用前须检查吸痰器性能是否良好，电源电压与电动吸痰器的额定电压必须相符，正确连接好吸气管和排气管；②用等渗盐水试吸，检查导管是否畅通；③贮液瓶内吸出液不宜过满，贮液瓶内液体不能超过瓶的 2/3，否则应及时倒去，以免损坏机器；④电动吸痰器工作时间不宜过长。

三、呼　吸　机

人体的健康离不开呼吸。当患者的自由呼吸受到抑制时，如果中断呼吸就可能导致无法挽回的损伤或死亡，临床上常使用控制或协助患者呼吸的装置——呼吸机来拯救患者的生命。

呼吸机型号多种，下面介绍其工作原理。

1. 仪器构造　一般呼吸机由呼吸管、过滤器、增压器、湿润器、温控器及附件等组成。

2. 工作原理　在患者的自主呼吸受到抑制时，用人工的方法使气体有节律地输入和排出肺，以维持、控制或改变患者的呼吸活动，呼吸机正是为达到此目的而设计的。

呼吸机产生的压强大于大气压(正压)的气流，从患者呼吸道开口处输入人体，完成吸气；正压消失时，利用肺和胸壁的弹性、吸气肌松弛，就被动地将肺内气体推出，完成呼气，这样就完成一次呼吸。这种通气方式叫做正压通气。目前使用的呼吸机大多数是采用正压通气，这种通气方法容易为患者所使用。呼吸期间施加正压，随后对抗大气压进行被动呼气，这种方式叫做**间歇性正压通气**(图 3-7)。

在吸气期间，一定比例的气体由吸气源吸入，通过过滤器得到清洁的气体，经过增压器输入较大压强的气流，再通过润湿器和温控器获得适当成分、压强、湿度、温度的气流。此气流压强大于外界气体压强(正压)，也大于肺内气体压强，气流冲击使活性瓣移到 a 处或由呼吸机电子控制活性瓣移到 a 处，适当的气流就通过气道进入肺部。增压器停止工作，没有气流冲击活性瓣，由于呼吸机电子控制活性瓣移到 b 处，呼气开始，又由于吸气肌松弛，肺内气体压强大于外界气体压强，肺内气体被动地排出体外。经过一定间歇，再转入吸气期，如此周而复始。

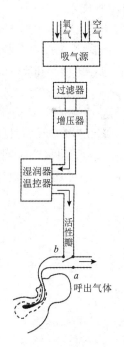

图 3-7　正压通气呼吸机工作示意图

3. 注意事项

(1)使用呼吸机前应将呼吸机的主机、零件及管道安装好。

(2)检查电源电压与呼吸机额定电压是否相符，相符方可接通电源。

(3)打开氧气阀门，检查有无漏气，再查机器的启动、运转和雾化情况。

(4)根据患者状况选择最合适患者的通气模式和参数。

(5)吸净患者呼吸道内的痰液，封闭连接输气管道，并将呼吸机与患者连通。

(6)为了患者的生命安全，监测器、报警器必须独立于呼吸机的控制装置，出现异常自动报警。

第 2 节　液体的表面性质

学习目标

1. 了解液体的表面层、附着层、表面张力、表面张力系数的概念。
2. 熟悉球形液面的附加压强的概念和计算；熟悉浸润和不浸润现象、毛细现象、气体栓塞现象。
3. 掌握毛细现象在医药、临床方面的应用。掌握气体栓塞的预防措施。

一、液体的表面张力

(一) 液体的表面张力现象

分子动理论告诉我们，分子间同时存在相互作用的引力和斥力。当分子间的距离大于 10^{-10}m 时，合力表现为引力；当分子间的距离小于 10^{-10}m 时，合力表现为斥力。在液体内部的分子，一方面受到邻近分子的推斥，另一方面受到较远分子的吸引。通常情况下，液体分子受到的来自各个方向的引力和斥力可以说是均匀对称的，合力几乎为零。但是，在液体跟气体或固体接触的液体薄层里，情形就不同了。

跟气体接触的液体薄层称为**表面层**，跟固体接触的液体薄层叫做**附着层**。在表面层的液体分子，一方面受到液体内部分子对它的作用，另一方面受到气体分子对它的作用。在附着层的液体分子，一方面受到液体内部分子的作用，另一方面受到固体分子对它的作用。所以，在表面层或附着层的分子，跟液体内部分子比较起来，是处在特殊的情况下，因此就会产生一些特殊的现象。

液体的表面有收缩到最小面积的趋势。图 3-8 是液体跟气体接触面附近的分子分布的大概情况，表面层里分子间的距离要比在液体内部的大些。因此，表面层里分子引力和分子斥力都减弱，但引力的减弱程度比斥力的要小。所以表面层里分子间的分子力合力主要表现为分子引力。

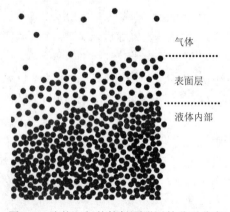

气体

表面层

液体内部

图 3-8　液体跟气体接触面附近的分子分布

由几何知识可知，在相同体积的各种形状的物体中，球形物体的表面积最小。在自然界中我们看到：荷叶上的小水滴、草叶上的露珠、熔化的小焊锡、小肥皂泡、水平玻璃板上的小水银滴等都是近于球形的。这表明表面层的分子引力使液体的表面具有收缩到最小面积的趋势。下面我们通过一个小实验来验证这一点。

将一根柔软细线的两端都拴在金属圆框上，再把金属圆框放到肥皂液中，蘸满肥皂液后取出，这时液膜上的细线是松弛的，如图 3-9(a) 所示。然后用手指轻轻触碰一侧薄膜，使其破裂，这时细线将被另一侧液膜拉成弧形，如图 3-9(b) 和图 3-9(c) 所示。这说明了液体表面存在着张力，具有收缩的趋势。

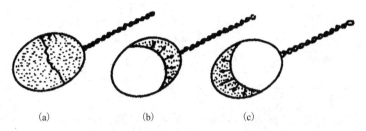

图 3-9 液膜表面的收缩使棉线成弧形

液体表面层相邻部分间的引力称为液体的表面张力。表面张力促使液面收缩，使液体表面就像一张绷紧的橡皮膜。

经实验和理论证明：**一定温度下的同种液体，液体表面张力的大小与液面分界线的长度成正比**。用公式表示为

$$F = \alpha L \tag{3-4}$$

式中，F 为液体表面张力；L 为分界线长度；α 为液体表面张力系数。

液体表面张力的方向总是与液面相切，且垂直于分界线，如图 3-10 所示。

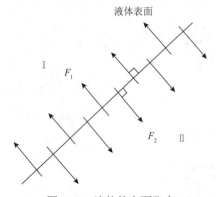

图 3-10 液体的表面张力

对于有两个表面的液膜，如图 3-9 所示的肥皂膜等，表面张力应为

$$F = 2\alpha L \tag{3-5}$$

(二)液体的表面张力系数

液体的表面张力系数在数值上等于作用在液体表面单位长度的分界线上的力。在国际单位制中，其单位是牛顿/米(符号 N/m)。

同一温度下，不同液体，α 值不同；同一液体，α 值随温度的升高而减小。如表 3-1 所示。

表 3-1   几种液体的表面张力系数

液体	温度/℃	$\alpha \times 10^{-3}$/(N/m)	液体	温度/℃	$\alpha \times 10^{-3}$/(N/m)
水	0	75.64	水银	20	470
水	20	72.75	胆汁	20	48
水	40	69.56	血液	37	40~50
水	60	66.13	血浆	20	60
水	80	62.61	正常尿	20	66
水	100	58.85	黄疸患者尿	20	55
肥皂溶液	20	40	液态氢	−253	2.1
乙醇	20	22	液态氦	−269	0.12

此外，杂质也能改变液体的表面张力系数。使液体表面张力系数减小的杂质称为**表面活性物质**。水的表面活性物质有卵磷脂、肥皂、磷脂、樟脑、胆盐及某些有机物质。使液体表面张力系数增大的杂质称**非表面活性物质**。水的非表面活性物质有糖、淀粉、氯化钠、氢氧化钾以及某些无机盐等。

在医学上，测定人体尿液、血液的表面张力系数，通过比较其与正常值的差异，可以用来诊断疾病。表面张力还能说明液体许多特有的现象，如液体不能通过小网眼，使得雨伞、帐篷能遮雨；毛笔从墨汁中轻轻提出，笔头被束成了锥形等。

例 3-1   如图 3-11 所示，在一长方形金属框上有一可自由滑动的金属丝 ab 长 6cm。当框蒙上肥皂膜时，需在 ab 上加 4.8×10^{-3}N 的力才能使肥皂膜处于平衡。求肥皂液的表面张力系数。

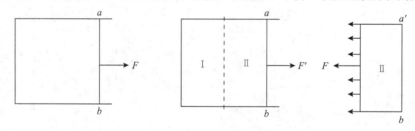

图 3-11   求表面张力系数示意图

解：$L = 6\text{cm} = 6 \times 10^{-2}\text{m}$，$F' = 4.8 \times 10^{-3}$N，因肥皂膜处于平衡且肥皂膜有两个表面，故有

$$F' = 2\alpha L$$

$$\alpha = \frac{F'}{2L} = \frac{4.8 \times 10^{-3}\,\text{N}}{2 \times 6 \times 10^{-2}\,\text{m}}$$

$$= 4 \times 10^{-2}\,\text{N/m}$$

答：肥皂液的表面张力系数是 4×10^{-2}N/m。

二、浸润和不浸润

(一)浸润现象与不浸润现象

附着层里的液体分子，受到液体内部液体分子对它的作用力称为**内聚力**，同时受到来自固体分子对它的作用力称为**附着力**。

1. 浸润现象 液体与固体接触时，如果附着层受到固体的附着力大于液体内部对它的内聚力，则附着层面积趋于扩大，且液体与固体相互附着，这样的现象叫做**浸润现象**，如图 3-12(a) 所示。

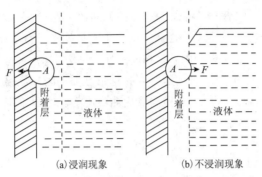

图 3-12 浸润现象和不浸润现象的成因

如水滴在干净的玻璃板上会漫成一片，这就是说，水能浸润玻璃。

2. 不浸润现象 液体与固体接触时，如果附着层受到固体的附着力小于液体内部对它的内聚力，则附着层面积趋于缩小，且液体与固体相互不附着，这样的现象叫做**不浸润现象**，如图 3-12(b) 所示。

如在一块洁净的玻璃板上滴一滴水银，就看到水银滴总是近似球形，而且不附在玻璃上。这就是说，水银不能浸润玻璃。

液体盛放在容器中，如果液体是浸润器壁的，靠近器壁处的液面向上弯曲，在内径很小的管中，液面就呈凹形，如图 3-13(a) 所示。如果液体是不浸润器壁的，靠近器壁处的液面向下弯曲，在内径很小的管中，液面就呈凸形，如图 3-13(b) 所示。

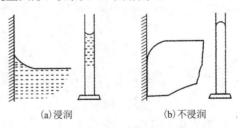

图 3-13 浸润现象和不浸润现象

同一种液体，对一些固体是浸润的，而对另一些固体是不浸润的。如水能浸润玻璃，但不能浸润石蜡；水银不能浸润玻璃，但能浸润锌。所以说，**浸润和不浸润是由附着层的性质，即固体、液体两者的性质决定的**。

(二)浸润与不浸润在制药技术上的应用

在药学上，固体药物能否被浸润直接影响混悬型液体药剂制作的难易、质量好坏和稳定性。如樟脑、薄荷脑、硫黄不易被水浸润，则要添加助悬剂才能制成较稳定的混悬液药物。要制备药材的浸出液时，首先要求药材能被溶媒浸润。

三、球形液面的附加压强

(一)球形液面的附加压强的大小和方向

液体内部的压强与其表面形状有关。在液面上取一小块液体,由于表面张力的存在,其表面周界上都有表面张力作用。当液面为平面时,这些力的合力为零;但如肥皂泡、小液滴以及在内径很小的容器内的液面都是弯曲的,表面张力的合力不再为零。当液面为凸球面时,合力向下,指向液内;当液面为凹球面时,合力向上,指向液外。因此,球形液面下的液体要比水平液面的液体多受一个力的作用,这个力产生的压强叫做球形液面的**附加压强**,用 P_s 表示。如图 3-14 所示,**球形液面的附加压强的方向总是指向液面曲率中心**。经数学推导:球形液面附加压强的大小为

$$P_s = \frac{2\alpha}{R} \tag{3-6}$$

式(3-6)表明,**球形液面的附加压强的大小与液体的表面张力系数** α **成正比,与球形液面的半径** R **成反比。**

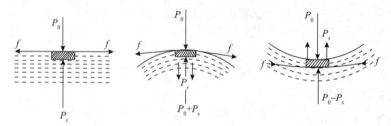

图 3-14　球形液面附加压强形成示意图

若为液泡,因其有两个表面,则其附加压强为

$$P_s = \frac{4\alpha}{R} \tag{3-7}$$

例 3-2　试计算一半径为 10cm 的肥皂泡和一半径为 1cm 的水银滴的附加压强。

解:(1) $R = 10\text{cm} = 10 \times 10^{-2}\text{m}$,　$\alpha = 40 \times 10^{-3}\text{N/m}$

根据 $P_s = \frac{4\alpha}{R}$ 得肥皂泡的附加压强为

$$P_s = \frac{4\alpha}{R} = \frac{4 \times 40 \times 10^{-3}\text{N/m}}{10 \times 10^{-2}\text{m}} = 1.6\text{Pa}$$

(2) $R = 1\text{cm} = 1 \times 10^{-2}\text{m}$,　$\alpha = 470 \times 10^{-3}\text{N/m}$

根据 $P_s = \frac{2\alpha}{R}$ 得水银滴的附加压强为

$$P_s = \frac{2\alpha}{R} = \frac{2 \times 470 \times 10^{-3}\text{N/m}}{1 \times 10^{-2}\text{m}} = 94\text{Pa}$$

答:半径为 10cm 的肥皂泡的附加压强是 1.6Pa,半径为 1cm 的水银滴的附加压强是 94Pa。

(二)肺的生理功能

肺是人体与外界进行气体交换的器官，内含 3～7.5 亿互相连通的肺泡，肺泡是由单层上皮细胞构成的半球状囊泡。肺泡是呼吸过程气体的交换场所。肺泡大小形状不一，平均直径 0.2mm，总面积近 100m^2。大小形状不一的肺泡，却能处于压强平衡，小肺泡不萎缩，大肺泡不过度扩张。这是因为肺泡表面细胞能分泌一种磷脂类物质的表面活性剂，当肺泡大小发生变化时，其表面活性剂的浓度也相应变化。肺泡 R 变小时，表面积减小，表面活性剂在表面分布的浓度变大，表面张力系数 α 变小；肺泡 R 变大时，表面积变大，表面活性剂在表面分布的浓度变小，表面张力系数 α 变大，根据 $P_s = \dfrac{2\alpha}{R}$ 可知，大小肺泡内气体附加压强仍能处于平衡。这种肺泡液表面张力系数的自动调节作用，能维持肺泡大小的相对稳定，使小肺泡不会萎缩，大肺泡不会过度扩张而破裂，如图 3-15 所示。

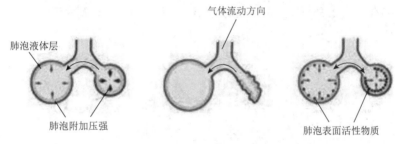

气体流动方向

肺泡液体层

肺泡附加压强

肺泡表面活性物质

图 3-15　大小肺泡相对稳定

四、毛 细 现 象

(一)毛细现象的概念

把几根内径不同的细玻璃管插入水中，可以看到，管内的水面比容器里的水面高，管子的内径越小，里面的水面越高。把这些细玻璃管插入水银中，发生的现象正好相反，管子里的水银面比容器里的水银面低，管子的内径越小，里面的水银面越低。**浸润液体在细管里升高的现象或不浸润液体在细管里降低的现象**，叫做**毛细现象**。能够产生明显毛细现象的管叫做**毛细管**(图 3-16)。

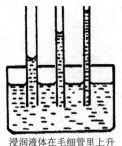 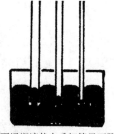

浸润液体在毛细管里上升　　不浸润液体在毛细管里下降

图 3-16　毛细现象

毛细现象是液体表面张力的一种表现形式。浸润液体与毛细管的内壁接触时，引起液面弯曲，使液面变大，而表面张力的收缩作用要使液面减小，于是管内表面中心部分的液体在表面张力作用下上升，以减小液面，直到表面张力向上的拉引作用力和管内升高的液柱的重量达到平衡时，管内液体停止上升，稳定在一定高度(图 3-17)。同理可以解释不浸润液体在毛细管中下降的现象。

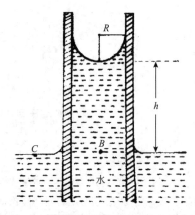

图 3-17　浸润液体在毛细管中上升的高度

浸润液体在毛细管内上升的高度，如图 3-17 所示，满足公式：

$$h = \frac{2\alpha}{\rho g R} \tag{3-8}$$

式(3-8)说明：**毛细管中浸润液体上升的高度 h 与表面张力系数 α 成正比，与毛细管内半径 R 和液体的密度 ρ 成反比**。不浸润液体在毛细管下降的高度也满足此式。

(二)毛细现象在临床医学上的应用

毛细现象在临床上有很多应用。例如，外科用脱脂棉来擦拭创面污液，就是利用棉花纤维间的毛细作用；普通手术缝合线都先经过蜡处理，因为线中间有无数缝隙，缝合伤口时，一部分线露在体表，缝隙将会成为体内外的通道，蜡处理就是封闭缝隙，破坏毛细作用，杜绝细菌感染。

毛细现象在日常生活中经常遇到，酒精灯用灯芯吸酒精、砖块吸水、毛巾吸汗、植物对水分的吸收和运输等都与毛细现象有关。

例 3-3　将一直径为 0.8mm 的清洁玻璃管插入密度为 $1.062×10^3 kg/m^3$ 的人的血液中(37℃)，血液在细管中上升的高度为 $2.5×10^{-2}m$，试求人的血液的表面张力系数。

解：$R = \dfrac{1}{2}×0.8mm = 4×10^{-4}m$，$h = 2.5×10^{-2}m$

$\rho = 1.062×10^3 kg/m^3$

根据 $h = \dfrac{2\alpha}{\rho g R}$，可得

$\alpha = \dfrac{1}{2}×\rho g R h$

$= 0.5×1.062×10^3 kg/m^3×9.8m/s^2×4×10^{-4}m×2.5×10^{-2}m$

$\approx 52×10^{-3} N/m$

答：人的血液的表面张力系数是 $52×10^{-3} N/m$。

五、气 体 栓 塞

(一)气体栓塞现象

浸润液体在细管中流动时，如果管内液体中出现一定数量的气泡，这时液体的流动将会受到阻碍甚至无法流动，这种现象叫做**气体栓塞现象**。

(二)气体栓塞的成因

下面以人体血管中出现气泡而发生气体栓塞来说明气体栓塞的成因。

假设血管中血液从 A 流向 B，A 点压强为 P_A，B 点压强为 P_B，如图 3-18(a)所示。只有 $\Delta P = P_A - P_B > 0$ 时，才能使血液从 A 流向 B。

如果血管中进了 1 个气泡，刚开始时由于受到向右的推动作用，$R_A > R_B$，那么 $\dfrac{2\alpha}{R_A} < \dfrac{2\alpha}{R_B}$，则 $\dfrac{2\alpha}{R_A} - \dfrac{2\alpha}{R_B} = \Delta P_S < 0$，方向从 B 指向 A，如图 3-18(b)所示。如果 $\Delta P > \Delta P_S$，气泡随血液继续从 A 向 B 流动，只是对血液流动起一定的阻碍作用。当血管中有 n 个类似相同气泡 nP_S 就可能足够大而出现 $n\Delta P_S$ 大于或等于血管两端的压强差，即 $n\Delta P_S \geq \Delta P$，血液停止流动，形成气体栓塞现象。

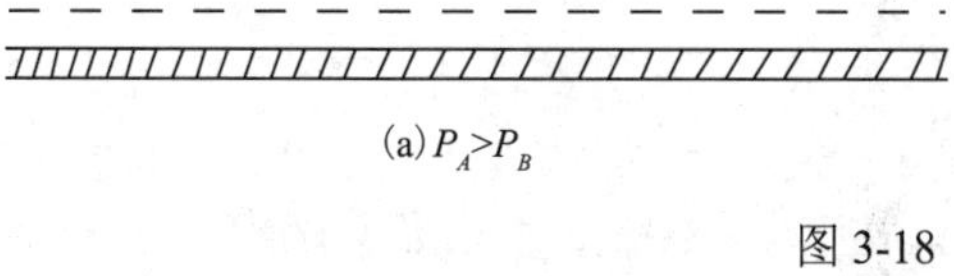

(a) $P_A > P_B$ 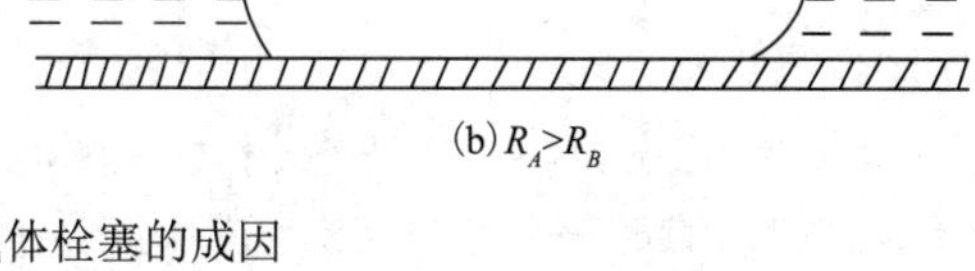　　　　(b) $R_A > R_B$

图 3-18　气体栓塞的成因

空气栓塞实验

实验目的: 通过空气栓塞实验,了解栓子运行的途径、空气栓塞的部位及后果。

实验动物: 成年兔子1只

实验用品: 5ml 注射器、5 号针头、手术剪、7 号缝合丝线、四方盘、手术刀、止血钳、大烧杯

实验步骤: 1. 由兔耳缘静脉注入 5ml 空气。

　　　　　　 2. 注完空气,放开兔子,观察兔子症状。

　　　　　　 3. 兔子死亡后,对兔子实施解剖观察。

实验结果: 注射完空气后,兔子开始兴奋、烦躁、挣扎、抽搐、呼吸急促;过了 31s 后,兔子开始张口呼吸,呼吸逐渐变慢;58s 后,兔子死亡;在打开兔子胸腔后,观察到兔子心脏还在继续跳动,右心房内有泡沫状血液;在水中将右心房切开,观察到右心房有气泡逸出。

讨　　论: 注射的空气进入耳缘静脉以后,沿上腔静脉,迅速到达右心房,心脏的收缩和舒张,从而将空气和血液搅拌成大量的泡沫血,当心肌收缩时可阻塞肺动脉出口导致猝死。血液不能到达肺部进行气体交换,从而使机体缺氧,导致家兔活动增多、烦躁、呼吸急促,由于是泡沫血,缺氧继续存在,所以家兔活动减弱,最终致死。

(三)预防气体栓塞的措施

医学上十分忌讳气体栓塞现象。它发生在血管中,或造成部分组织、细胞坏死,或危及生命;它发生在输液管道中,则将使输液无法进行,故须高度重视。

人体血管中出现气泡的几种可能及预防措施。

(1)静脉注射和输液时,空气可能随药液一起进入血管。所以,注射、输液前一定要将注射器中的少量空气和输液管中的气泡排除干净。

(2)颈静脉、腔静脉的静脉压低于大气压,若此处受伤,空气可能自行进入血液中。因此,我们在颈部及胸外科手术时,不要损伤大静脉;静脉插管置留时或血透时循环管路连接要牢固,尤其是血泵,要防止空气进入。

(3)潜水员从深水(尤其是下潜 30m 以下)处上来或患者从高压氧舱出来,原来由于气压大而溶于血液中的氧气或氮气将会以气泡形式从血管中析出,所以,必须有一个逐渐减压的缓冲时间,不要屏气,避免造成微血管气体栓塞。

(4)分娩或人流时气体可经损伤的内膜或破裂的子宫颈静脉窦进入血管;使用腔镜时用气体扩腔,气体亦可经破裂的静脉进入血管,所以必须严格遵守操作规程,认真细心,防止造成气体栓塞,引发严重后果。

在血液中,氧和血红蛋白结合,氮以气态溶于血液中,氮原子的溶解度与气压成正比。如迅速减压,就像打开啤酒瓶时一样,氮会因溶解度减小而从血液中析出,引起气体栓塞。氦的溶解度是氮的 10 倍,潜水员吸入的是高压氦氧混合气体,因此潜水员从深水处上来,必须有一个逐渐减压的过程,以免发生栓塞。

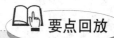

1. 液体的表面张力 液体表面层相邻部分间的引力称为液体的表面张力。$F = \alpha L$，式中，F 表示表面张力，L 为分界线长度，α 为液体表面张力系数。

2. 液体表面张力系数 液体表面张力系数在数值上等于作用在液体表面单位长度的分界线上的力。在国际单位制中，其单位是牛顿/米，符号 N/m。液体表面张力系数与液体的种类、温度和纯度等有关。使液体表面张力系数减小的杂质称为表面活性物质(如肥皂液、胆盐等)；使液体表面张力系数增大的杂质称为非表面活性物质(如糖、氯化钠等)。

3. 浸润现象 液体与固体接触时，如果附着层受到固体的附着力大于液体内部对它的内聚力，则附着层面积趋于扩大，且液体与固体相互附着，这样的现象叫做**浸润现象**。

4. 不浸润现象 液体与固体接触时，如果附着层受到固体的附着力小于液体内部对它的内聚力，则附着层面积趋于缩小，且液体与固体相互不附着，这样的现象叫做**不浸润现象**。

5. 球形液面的附加压强 球形液面的附加压强的大小与液面的表面张力系数 α 成正比，与球形液面的半径 R 成反比。$P_s = \dfrac{2\alpha}{R}$，式中，P_s 为附加压强，R 为球形液面的半径，α 为液体表面张力系数。

6. 毛细现象 浸润液体在细管里升高的现象或不浸润液体在细管里降低的现象，叫做**毛细现象**。

7. 气体栓塞现象 浸润液体在细管中有流动时，如果管中出现一定数量的气泡，这时液体的流动将会受到阻碍甚至无法流动，这种现象叫做**气体栓塞现象**。

第 3 节　液体的流动及应用

学习目标

1. 熟悉理想液体、稳定流动、流量、层流、湍流、液体的黏滞性、收缩压和舒张压的概念。
2. 熟悉连续性原理、伯努利方程、泊肃叶公式。掌握用连续性原理分析人体血液循环规律。
3. 了解血压计的构造和测血压的原理，掌握用汞柱式血压计测量血压的方法。

一、理想液体的流动

(一)理想液体

绝对不可压缩和完全没有黏滞性的液体，叫做**理想液体**。理想液体是为了使液体流动研究简化而提出来的一个**理想模型**，现实中并不存在理想液体。实际液体是可以压缩的，但压缩性很小。例如，每增加一个大气压，水体积的减少量不到其原体积的两万分之一；水银体积的减少量不到其原体积的百万分之四，可以忽略不计。液体的黏滞性是指液体内部互相牵制的现象，有些液体(如甘油)的黏滞性很大，但许多常见液体(如水、乙醇)的黏滞性却很小，因而黏滞性也可以作为一个次要的因素而忽略不计，故常将水、乙醇等液体近似看成是理想液体。

(二)稳定流动

液体流动时,如果液体微粒流过空间中的任何一个固定点时,**速度不随时间而改变**,这样的流动,就叫做**稳定流动**,简称**稳流**。如图 3-19 所示,若水经过 a、b、c 各点时,其速度的大小和方向不随时间而改变,即水微粒流过 a 点的流速都是 v_a,流过 b 点的流速都是 v_b,流过 c 点的流速都是 v_c 等,则此流动为稳流。自来水管里的水流,从大蓄水池中流出来的水流,输液时吊瓶中药液的向下流动等可以近似地看作稳流。

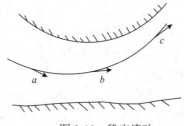

图 3-19　稳定流动

(三)流量

单位时间内流过某一横截面的液体的体积,叫做液体在该截面处的**流量**,用 Q 表示。如图 3-20 所示,水平管的横截面积是 s,管内做稳定流动的液体的流速是 v,由流量的定义可得

$$Q = sv \tag{3-9}$$

在国际单位制中,流量的单位是米³/秒,符号是 m^3/s。

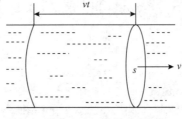

图 3-20　流量示意图

关于流量的测量很重要,广泛应用于工农业生产、医药化工、科学研究以及居民生活等各领域中。水表是常用的测流量的仪器,如图 3-21 所示。

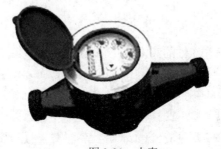

图 3-21　水表

(四)连续性原理

对于理想液体来说，在水平刚性管中做稳定流动时，流经任意横截面积处的流量相等，这一结论叫做液体的**连续性原理**。

如图 3-22 所示，若截面积为 s_1 处的流量为 Q_1，截面积为 s_2 处的流量为 Q_2，由连续性原理可得

$$Q_1 = Q_2 \tag{3-10}$$

式 (3-10) 称为**连续性方程**，连续性方程还可以表示为

$$s_1 v_1 = s_2 v_2 \tag{3-11}$$

或

$$\frac{v_1}{v_2} = \frac{s_2}{s_1} \tag{3-12}$$

式 (3-12) 表明，理想液体在粗细不同的管子里做稳定流动时，流速和管子的截面积成反比。例如，在一条河流中，河面窄、河底浅的地方(截面积小)水流得较快(流速大)，在河面宽、河底深的地方(截面积大)水流得较慢(流速小)。输液时，针尖处药液的流速比吊瓶中药液的流速大得多，就是因为针尖处横截面积比吊瓶的横截面积小得多的缘故。

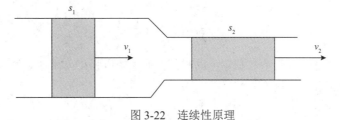

图 3-22　连续性原理

血液循环时也基本符合此规律。血液在主动脉中平均流速约为 22cm/s，流至毛细管时，由于毛细血管的总截面积约为主动脉面积的 750 倍，血流速度减慢，为 0.05～0.1cm/s，为主动脉流速的 0.2%～0.47%。当血液流入静脉时，总面积逐渐减小，流速逐渐增大，流到上、下腔静脉时，血流速度已接近 11cm/s。

例 3-4　静脉注射所用针筒内径为 2cm，而针尖内径仅 0.5mm，护士手推速度是 1×10^{-3}m/s，则葡萄糖注射液进入静脉时的速度是多大？

解：$D_1 = 2\text{cm} = 2\times10^{-2}\,\text{m}$　　　$D_2 = 0.5\text{mm} = 5\times10^{-4}\,\text{m}$

$v_1 = 1\times10^{-3}\,\text{m/s}$

根据连续性方程 $\dfrac{v_1}{v_2} = \dfrac{s_2}{s_1} = \dfrac{D_2^2}{D_1^2}$，得

$$v_2 = \frac{v_1 \times D_1^2}{D_2^2} = \frac{1\times10^{-3}\,\text{m/s} \times (2\times10^{-2}\,\text{m})^2}{(5\times10^{-4}\,\text{m})^2} = 1.6\,\text{m/s}$$

答：葡萄糖注射液进入静脉时的速度是 1.6m/s。

(五)伯努利方程

伯努利方程是流体动力学的基本规律之一，是瑞士物理学家伯努利于 1738 年研究得出的，可以描述为：**理想液体做稳定流动时，其任意处的单位体积液体的动能、势能、压强之和都是相等的。** 即

$$P + \frac{1}{2}\rho v^2 + \rho g h = C \tag{3-13}$$

式(3-13)被称为伯努利方程。式中，P 为液体中某点的压强；v 为液体该点的流速；ρ 为液体密度；g 为重力加速度；h 为该点所在高度；C 是一个常量。

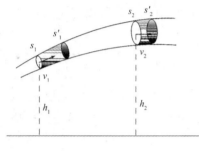

图 3-23 伯努利方程

图 3-23 为理想液体在管中做稳定流动，s_1 和 s_2 分别表示在流管中所截的两个横截面的面积，h_1 和 h_2 为相对于同一水平面的横截面高度。液体经过截面 s_1 的流速为 v_1，经过截面 s_2 的流速为 v_2。截面 s_1 和 s_2 的液体静压强分别为 P_1 和 P_2。由伯努利方程可得

$$P_1 + \frac{1}{2}\rho v_1^2 + \rho g h_1 = P_2 + \frac{1}{2}\rho v_2^2 + \rho g h_2 \tag{3-14}$$

如果管子是水平的，$h_1 = h_2$，上式简化为

$$P_1 + \frac{1}{2}\rho v_1^2 = P_2 + \frac{1}{2}\rho v_2^2$$

这表明理想流体在水平管中做稳定流动时，流速大处压强小；流速小处压强大。如图 3-24 所示的实验现象验证了这一结论。

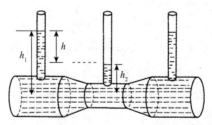

图 3-24 水平管中流速与压强的关系

根据连续性方程和伯努利方程可知：**理想液体在水平管中做稳定流动时，在管子截面积大的地方，流速小，压强大；截面积小的地方，流速大，压强小。**

这个结论同样适用于气体。例如，对着自然放置在桌面上的两个乒乓球中间快速吹气，两球不是远离而是靠拢。

研究流动液体(气体)的压强与流速的关系有很大的实际应用意义，在航空、航海、水利、医学等领域有着广泛应用。喷雾器、水流抽气机、雾化吸入器等就是利用这一原理制成的，如图 3-25 和图 3-26 所示。

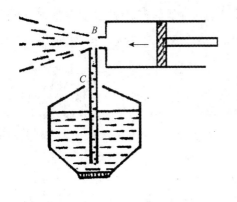

图 3-25　喷雾器原理图

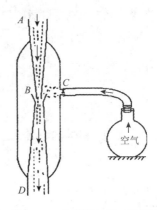

图 3-26　水流抽气机工作原理图

如图 3-27 所示，利用管道狭窄处液体流速大、压强小的特点，可将下面容器中的液体吸上来，并随上面的液体一起流走，液体的这种作用，叫做**空吸作用**。当然，空吸作用还与大气压强有关。

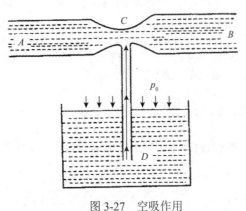

图 3-27　空吸作用

二、实际液体的流动

(一) 层流与湍流

流体流动时，若流速不大，则做分层流动，相邻液层之间只发生相对滑动，互不掺混，这种流动叫做**层流**，又称为片流。流体在圆管中做层流时，越靠近管中央轴线的流层，流速越大；越靠近管壁的流层，流速越小，如图 3-28 所示。当流速超过某一数值时，层流被破坏，发生紊乱的流动状态，相邻流层间不但有滑动，还有掺混，同时发出声音，并有可能出现旋涡，这种流动叫做**湍流**，又称为紊流。

例如，人体内心脏瓣膜附近，瓣膜的启闭将造成局部血流突然高速流动而引起湍流。正常情况下，心血管系统及其他部位是不会有湍流产生的。当人剧烈运动时，因血流加快，主动脉中也可

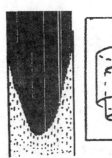
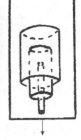

图 3-28　液体的分层流动

出现湍流；瓣膜狭窄、动静脉短路等疾病也可能造成血流加快而产生湍流。**湍流区别于层流的特性之一是它能发出声音。**

(二)液体的黏滞性

液体做层流时，相邻两液层做相对滑动，速度大的一层给速度小的一层以拉力，速度小的一层给速度大的一层以阻力，这一对力叫做**内摩擦力**。液体由于内摩擦力的存在而具有相互牵制的性质，这种特性叫做**液体的黏滞性**。液体的黏滞性可以用液体的黏滞系数 η 来反映。液体的黏滞系数 η 取决于液体的性质，并和液体的温度有关，一般随温度的升高而减小。

知识链接

影响血液黏度的主要因素

血液是混合液体，影响血液黏度的因素有很多，影响最大的是红细胞的数量。目前研究较多的主要有以下几种。

一、**血细胞比容** 血细胞与全血体积之比叫做血细胞比容。由于红细胞约占血细胞的 95%，故血细胞比容通常是指红细胞与全血体积之比。把血液静置或用离心机把血样离心可以测得血细胞比容。血液黏度随血细胞比容的增大而增大。例如，贫血患者血液中的血细胞减少而使血细胞比容减小，导致血液黏度减小；而烧伤患者因为血液中的水分流失，血细胞比容增大，血液黏度增大。

二、**红细胞的聚集性** 血液流得很慢时，红细胞形成细胞串，这种现象叫做红细胞聚集。红细胞处于聚集状态比处于分散状态时的血液黏度要高。

三、**红细胞的变形性** 正常红细胞静态时呈双凹圆盘状，平均直径约 8 μm，柔软似液滴，具有很好的变形性。正是红细胞的变形性才使它能够通过比本身直径还小的毛细血管。如果红细胞变形性下降，则血液的黏度要增大。

四、**血浆黏度** 血浆中纤维蛋白原、球蛋白以及血脂增高均可使血液黏度增高。

(三)泊肃叶方程

法国著名医生泊肃叶于 1846 年在实验的基础上得出：**黏滞性液体在粗细均匀的水平管中做层流时，流量与管两端的压强差、管半径的 4 次方成正比，与流管长度、液体黏滞系数成反比，**这个规律叫做**泊肃叶定律**。设管的长度为 L，半径为 r，管两端的压强差为 ΔP，流量为 Q，则

$$Q = \frac{\Delta P \cdot \pi r^4}{8\eta L} \tag{3-15}$$

式(3-15)称为**泊肃叶公式**。

对式(3-15)中，令 $R = \dfrac{8\eta L}{\pi r^4}$，则泊肃叶公式可简化为如下形式：

$$Q = \frac{\Delta P}{R} \tag{3-16}$$

式中，R 叫**流阻**，表示对液体流动的阻碍作用，R 在生理学上又叫**外周阻力**。式(3-15)表达了流量、流阻和压强差的关系。用此式来认识血液循环，**Q 代表心脏的输血量；ΔP 代表血压差；R**

为血液受到的流阻。如失血过多者血流量 Q 减少会引起血压下降，心力衰竭者将因血压差减小导致血流缓慢，小动脉收缩会增加心脏负荷。

三、血液的流动

(一)血液的流动

血液的流动情况非常复杂，一是因为血液是由血浆、血细胞和无机化合物组成的一种复杂的非均匀的黏滞性液体；二是因为血管是具有弹性的管道系统；三是因为心脏间断性地向主动脉血管射血。

血液循环分为体循环和肺循环。这里我们将利用已学过的流体流动的一般规律来研究血液流动的体循环过程。图 3-29 是简化的血液体循环示意图。血液的体循环有以下三个特点。

(1)血液流动具有单向性。心脏是血液循环的动力器官，它能有节律地收缩与舒张，而且心脏瓣膜又能有规律地单向开启与关闭，这使得血液在血管中只能沿心脏的左心室→主动脉→大动脉→小动脉→毛细血管→小静脉→大静脉→上、下腔静脉→心脏的右心房。

(2)血管中血液的流动是连续的。虽然心脏射血是断续的，但因为血管具有弹性，以及血流本身惯性和黏滞性等原因，血液在血管中形成连续流动。

(3)血液的循环过程可以近似地看成是不可压缩液体在血管中做稳定流动。单位时间内流回心脏的血量等于从心脏流出的血量。因此，血液在血管中的流速跟总截面积成反比，如图 3-30 所示。

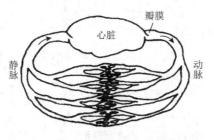

图 3-29　人体血液循环模型

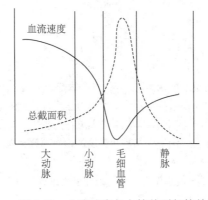

图 3-30　血液速度与血管总面积的关系

用伯努利方程来分析血液在较大动脉中的流动。由伯努利原理可知，当血液流过正常血管时，血管横截面积大，流速慢，压强大。当动脉的内膜沉积了斑块状的脂类物质时，血管横截面积减小，血液流经该处时，流速快，压强小。这样两处产生一个压强差，它是导致斑块脱落的原因之一。当粥样硬化斑块破裂脱落，可形成血栓，使动脉发生阻塞。如果阻塞发生在冠状动脉，就是心肌梗死，如图 3-31 所示；若阻塞发生在脑动脉，会造成脑梗死。

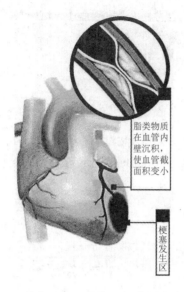

脂类物质在血管内壁沉积，使血管截面积变小

梗塞发生区

图 3-31　心肌梗死示意图

(二)血液的压强

血压是指血液流动时对血管壁的侧压强，它随着心脏的收缩舒张而变化。在一个心动周期内动脉血压的平均值叫做**平均血压**。在医学上，血压常使用相对压强来表示，也叫计示压强。

1. 收缩压　当心脏收缩时，左心室收缩将血液泵入主动脉，主动脉血压达到最高值，称为**收缩压**。

我国健康青年人的收缩压为 13.3～16.0kPa（100～120mmHg）。收缩压除与心脏有关外，还与主动脉的弹性以及所容的血量有关。正常的主动脉富有弹性，当一定量血液射入时，血管被动扩张，既能缓冲压力，又能把压力转换为弹性势能。收缩压反映了动脉的弹性。动脉硬化患者，心排血量虽然正常，但收缩压会明显升高。

2. 舒张压　当心脏舒张时，主动脉回缩，血压跟着下降，血压下降到下一次收缩来到之前达到最低值，这时血压叫做**舒张压**。

我国健康青年人的舒张压为 8.0～10.6kPa（60～80mmHg）。舒张压与血管的弹性及其外周阻力有关。例如，外周阻力变大可以使舒张压升高。

3. 脉压　随着心脏有节律地收缩和舒张，动脉内的血容量和血压也做相同周期的变化。动脉内压的变化以脉搏波的形式沿着血管壁传播。在体表较浅处可触摸到的动脉搏动就是**脉搏**。脉搏与心跳次数相一致。收缩压与舒张压之差称为**脉搏压**，又叫**脉压**。脉压随着血管远离心脏而减小，到小动脉处几乎为零。

知识链接

血压

　　血压是推动血液在血管内流动的动力，是人的生命体征之一，正常值在 **120mmHg/80mmHg** 左右。但是，血压升高，也会使心脏和血管的负担增大。高血压是最常见的心血管疾病，是全球范围内的重大公共卫生问题。据报道：2015 年全球共有 11 亿人患有高血压，与此相关的死亡人数也大幅上升。高血压对人体健康的损害是缓慢、渐进而又较为隐匿的，而部分高血压患者并无明显的临床症状，所以高血压又被称为人类健康的"沉默杀手"。

　　血压以 kPa 为单位，由于人们长期用水银压强计来测血压，习惯上也用水银柱的高度即毫米汞柱（mmHg）来表示，1 mmHg 等于 0.133kPa。

4. 血压曲线　在血液体循环过程中，血压变化曲线如图 3-32 所示。可以看出：①由于血液的黏滞性较大，内摩擦力做功使血液消耗能量，所以，血液从左心室射出后，血压一直按血流方向不断降低，到腔静脉时出现了负压；②大动脉至小动脉前段，血管内血压在一个区间内变化，即存在脉压；③血压的下降并不均匀，血压在小动脉中下降最快，这是由于小动脉数量多，血液流动摩擦表面大，能量损耗多的缘故。

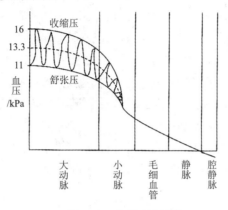

图 3-32　血压变化曲线

(三)血压计

测量血压就是要测量主动脉的侧压强，主动脉位于体内，不便于测量。由于血液在主动脉中的侧压强和靠近主动脉的肱动脉的侧压强相差不大，且肱动脉较粗大，位置较表浅，搏动又明显，所以临床上常用肱动脉的侧压强来代替主动脉的侧压强。

人体血压可用血压计测量。血压计有水银血压计、电子血压计。我们以盒式汞柱式血压计为例，介绍其原理以及使用方法。

1. 构造　主要由水银压强计、打气球、充气袋等三部分组成，如图 3-33 所示。

2. 测压原理及使用方法

测血压时，按揿血压计盒前端锁钮，血压计上盖便自动弹开，用手揭起，使之垂直竖于底盘后端。将底盘内的充气袋和打气球取出，把充气袋缠绕在患者左或右臂肱动脉处，并与心脏保持同一高度。把听诊器的探头感受面紧贴在肱动脉处，再戴上听诊器。将水银压强计 U 形管底中部的连通阀门杆拨到连通侧(右侧)。

锁住打气球泄气阀门，即可用打气球向充气袋充气。当挤压打气球时，气体通过两根管子同时进入充气袋和水银槽，随着气体的增多，水银柱上升，

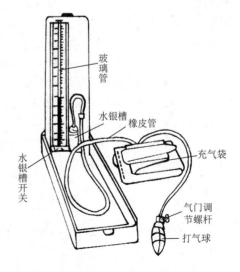

图 3-33　盒式汞柱式血压计

同时充气袋膨胀，当袋内气体压强大于收缩压后，肱动脉被压闭，血管中没有血液通过，从听诊器中听不到声音；缓慢地拧松打气球上的压力阀门，随着气体慢慢泄出，充气袋内的压强减小，同时水银柱下降，当充气袋内的压强等于或者稍低于收缩压时，血液的一部分可冲过已放松还未张开的肱动脉，此时血液的流速很大，形成湍流。因此，**当在听诊器听到第一声响声时，水银柱高度所反映的压强值就是收缩压值。**

继续均匀、稳定地放气减压，当充气袋内压力低于收缩压但高于舒张压时，血流随着血压周期性的波动而断续地流过压闭的血管，即当血压高于外加压强时有血流通过，而血压低于外加压强时血管又被压闭，因而通过听诊器可以听到有节律的"咚、咚、咚、……"声。继续放气，当充气袋压强等于或者稍低于舒张压时，充气袋作用于血管的压强无法再封住血管，血流由断续流动恢复为连续流动，由湍流变为层流，**当从听诊器中听到的搏动声突然变弱或者消失时，对应的水银柱高度所反映的压强值就是舒张压值。**

3. 血压记录和口述方法　记录血压采用分数式，即收缩压/舒张压。当口述血压数值时，应先读收缩压，后读舒张压。如测得收缩压为 15.3 kPa，舒张压为 9.5 kPa，则血压记录为：**15.3 kPa/9.5kPa**。

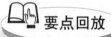
要点回放

1. 理想液体　绝对不可压缩和完全没有黏滞性的液体。

2. 稳定流动　液体流动时，如果液体微粒流过空间中的任何一个固定点时，速度不随时间而改变，则称为稳定流动。

3. 流量　单位时间内流过某一横截面的液体的体积。$Q = sv$。

4. 连续性原理　对于理想液体来说，在水平刚性管中做稳定流动时，流经任意横截面积处的流量相等，这一结论叫做液体的**连续性原理**。$Q_1 = Q_2$ 即 $s_1 v_1 = s_2 v_2$ 或 $\dfrac{v_1}{v_2} = \dfrac{s_2}{s_1}$。

5. 伯努利方程　$P + \dfrac{1}{2}\rho v^2 + \rho g h = C$。式中，$P$ 为流体中某点的压强；v 为流体该点的流速；ρ 为流体密度；g 为重力加速度；h 为该点所在高度；C 是一个常量。

6. 层流与湍流　流体流动时，若流速不大，则做分层流动，相邻液层之间只发生相对滑动，互不掺混，这种流动叫做**层流**；液体的流速超过一定数值后，其流动不再是层流，外层的液体将不断进入内层而形成涡流，流动是杂乱的并发出声音，这种流动称为**湍流**。

7. 液体的黏滞性　由于内摩擦力的存在而具有相互牵制的性质。

8. 泊肃叶公式　黏滞液体在管中做层流时，流量与管两端的压强差、管半径的 4 次方成正比，与流管长度、液体黏滞系数成反比，即 $Q = \dfrac{\Delta P \pi r^4}{8\eta L}$ 或 $Q = \dfrac{\Delta P}{R}\left(\text{其中，} R = \dfrac{8\eta L}{\pi r^4}\right)$。

9. 血液的压强　血液流动时对血管壁的侧压强。

第 4 节　空气的湿度

案例 3-1　小芳同学今天轮转到外科烧伤病房实习，带教林老师给小芳布置了一道思考题：怎样使烧伤病房空气湿度适宜？

问题：1. 小芳需具备哪些知识才能回答这个问题？

　　　2. 小芳需如何做才能达到要求？

学习目标

1. 掌握饱和气、饱和气压、空气的绝对湿度和相对湿度的概念。
2. 熟悉影响饱和气压的因素；熟悉调节湿度的方法。
3. 了解干湿泡湿度计测空气相对湿度的原理，掌握测量空气相对湿度的方法。

一、饱和气与饱和气压

(一)饱和气、饱和气压

　　液体能在任何温度下进行蒸发，当液体装在敞口的容器里时，由于蒸发出来的气态分子能够扩散到周围空间去，所以经过一段时间后，液体会减少直至全部蒸发完。当液体装在密封容器中(图 3-34)时，由于蒸发总伴随着一个相反的过程，即在液体分子不断从液面逸出变为气体分子的同时，液面上有的气体分子又被撞回液面，变成液体分子。随着蒸发的进行，液面上方空间的气体分子密度不断增大，飞出液面的分子由多变少，而返回液面的分子由少变多，当单位时间内返回液面的分子数等于从液面飞出的分子数时，液面上方的气体分子密度不再变化，容器中的液体不再减少，这种状态叫做**动态平衡**。跟液体处于动态平衡的气叫做饱和气。某种液体的饱和气具有的压强，叫做这种液体的饱和气压。

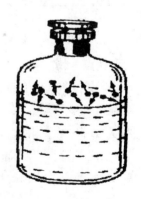

图 3-34　饱和气

(二)影响饱和气压的因素

　　实验证明，**液体的饱和气压只与液体的种类和温度有关，而与体积无关。**

　　1. 液体的饱和气压与液体的种类有关　在相同温度下，不同液体的饱和气压不同，一般越容易挥发的液体，其饱和气压越大。这是因为温度相同时，各种液体的分子平均动能虽然相同，但易挥发液体分子间的引力较小，克服分子间引力从液体变为气体较容易，因而饱和气压大。比如，在 20℃ 时酒精的饱和气压值为 5.93 kPa，要远大于水的饱和气压值 2.34 kPa。

2. 液体的饱和气压与液体的温度有关　同种液体的饱和气压随温度的升高而增大。这是因为当温度升高时，分子运动加快，分子平均动能增大，单位时间内飞出液面的分子数增多，气体分子的密度增大；同时分子平均动能增大，对容器壁的撞击力度也增大，因而饱和气压大。不同温度下水的饱和气压见表 3-2。

表 3-2　不同温度下水的饱和气压

温度/℃	压强/kPa	温度/℃	压强/kPa	温度/℃	压强/kPa	温度/℃	压强/kPa
−20	0.10	7	1.00	21	2.48	35	5.61
−10	0.26	8	1.07	22	2.64	36	5.93
−5	0.40	9	1.15	23	2.80	38	6.61
−4	0.44	10	1.23	24	2.98	40	7.36
−3	0.48	11	1.31	25	3.16	50	12.30
−2	0.52	12	1.40	26	3.36	60	19.87
−1	0.56	13	1.50	27	3.56	70	31.03
0	0.61	14	1.59	28	3.77	80	47.23
1	0.66	15	1.70	29	4.00	90	69.93
2	0.70	16	1.82	30	4.23	100	101.3
3	0.76	17	1.94	31	4.48	101	104.86
4	0.81	18	2.06	32	4.74	102	108.7
5	0.87	19	2.20	33	5.02	103	112.6
6	0.93	20	2.34	34	5.31	104	116.6

3. 饱和气压与体积无关　对于某种液体的饱和气，当其体积增大时，密度减小，气体是不饱和状态。于是蒸发的速度就会大于液化的速度，使密度逐渐增大直至饱和状态。同样，当体积减小时，饱和气处于过饱和状态，液化的速度就会大于蒸发的速度，使增大的密度逐渐减小，直至饱和状态。因此，饱和气压与体积无关。只要温度不变，气态分子的密度就不变，热运动的平均速度也不变，因而饱和气压保持不变。

在临床工作中，常需要根据水的饱和气压和温度的关系，用调节蒸气压强来控制高压锅内的温度，从而达到灭菌的目的。

二、空气的湿度

(一) 空气的绝对湿度

空气是混合气体，除了氧气、氮气等气体，空气中还含有水蒸气。一定温度时，一定体积的空气中含有的水蒸气越多，空气就越潮湿；含有的水蒸气越少，空气就越干燥。所以把**空气中所含水蒸气的密度叫做空气的湿度**。由于空气中水蒸气的密度不易测量，而水蒸气的压强却较易测量，且水蒸气的密度与水蒸气压强在温度一定时有着一一对应的关系，所以常用空气中水蒸气的压强来表示空气的湿度。

某一温度时，空气中所含水蒸气的压强叫做这一温度下的绝对湿度。由于水分的蒸发随温度的升高而加快，所以空气的绝对湿度随温度的升高而增大。

人对空气湿润程度的感受与绝对湿度的大小并不一致，而是与空气中的水蒸气离饱和状态的远近程度密切相关。空气中的水蒸气离饱和状态越远，人体皮肤水分蒸发越快，人感觉越干燥；反之感觉潮湿。为了表达空气中的水蒸气离饱和状态的远近程度，定出与人感觉相一致的指标，引入了相对湿度这个物理量。

某一温度时，空气中水蒸气的压强(绝对湿度)跟同温度下水的饱和气压的百分比叫做当时空气的相对湿度。

设空气中某温度的绝对湿度为 P，饱和气压为 $P_饱$，用 B 表示此时空气的相对湿度，则上述定义用数学公式表示为

$$B = \frac{P}{P_饱} \times 100\% \qquad\qquad (3\text{-}17)$$

例 3-5　室温为 20℃时，空气的绝对湿度为 0.88kPa，求此时的相对湿度是多少？若当时的室温是 7℃，则相对湿度又是多少？

解：$T = 20℃$ 时，$P = 0.88\text{kPa}$，从表 3-2 中查出温度为 20℃时水的饱和气压 $P_饱 = 2.34\text{kPa}$，得

$$B = \frac{P}{P_饱} \times 100\% = \frac{0.88\text{kPa}}{2.34\text{kPa}} \times 100\% = 37.6\%$$

同理：
若当时室温是 7℃，从表 3-2 中查出温度为 7℃时水的饱和气压 $P'_饱 = 1.00\text{kPa}$

$$B = \frac{P}{P_饱} \times 100\% = \frac{0.88\text{kPa}}{1.00\text{kPa}} \times 100\% = 88\%$$

答：当室温为 20℃时，空气的相对湿度为 37.6%；当室温为 7℃时，空气的相对湿度为 88%。

从上面的例子可以看出，绝对湿度不变，但温度不同，相对湿度相差很大。当相对湿度为 37.6%时，人会感觉到比较干燥；当相对湿度为 88%时，人却会感觉到比较潮湿。

空气太潮湿，人体皮肤水分蒸发慢，热交换的调节作用受到阻碍，人会感到胸闷、窒息；同时尿液输出量增大，肾脏负担加重。长时间在湿度较大的地方工作、生活，会导致人体的免疫力下降，还容易患风湿性、类风湿性关节炎等湿痹症。此外，湿度大，物品容易受潮霉变，设备易生锈等。空气太干燥，人体皮肤蒸发加快，失去水分太多，会造成口、鼻腔黏膜干燥，引起口渴、声哑、嘴唇干裂，喉痛和鼻腔出血等症状，诱发和加重呼吸系统疾病；还会使流感病毒和致病力较强的革兰氏阳性菌的繁殖滋生速度加快，而且随粉尘扩散，引起其他疾病。**人最适宜的相对湿度约为 60%。**

为了得到适当的空气湿度，可以采用人为调节的办法。室内湿度过小，可在地面洒水、放水

盆、用加湿器等，利用水蒸发增加空气中的水汽。对于呼吸道疾病、手术患者和外伤、烧伤患者，则可在其嘴唇和其他相应部位敷以浸湿的纱布来缓解干燥。湿度过大时，最简单的办法是打开门窗，加强通风。如果使用空气调节器，效果则更为理想。

(四)湿度计及湿度的测定

测定空气湿度的仪器叫做**湿度计**，常用的湿度计有：露点湿度计、毛发湿度计、干湿泡湿度计。

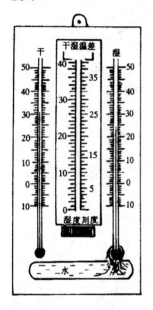

图 3-35　干湿泡湿度计

我们以干湿泡湿度计为例，学习湿度的测量方法。如图 3-35 所示，干湿泡湿度计由两支相同的温度计组成。其中一支温度计整个裸露在空气中，叫**干泡温度计**；另一支温度计的玻璃泡包着一层纱带，纱带的下端浸在水槽中，水沿纱带上升，使玻璃泡总是湿润的，叫**湿泡温度计**，它们合起来就组成了**干湿泡湿度计**。

干泡温度计显示的是当时当地空气的温度，而湿泡温度计却因水分的蒸发要吸热，它的温度比空气温度低。两温度计的温度差，称为干湿泡温差。当空气中水蒸气离饱和状态较远时，相对湿度小，蒸发得快，湿泡温度下降得多，干湿泡的温差就大；当空气中水蒸气离饱和状态较近时，相对湿度大，蒸发得慢，湿泡温度下降得少，干湿泡的温差就小。

可见，干湿泡的温差与相对湿度密切相关。根据实验，将不同温度时，不同的干湿泡温度差对应的相对湿度计算出来，绘制成表 3-3。将干湿泡湿度计在某处放置一会儿，根据干湿泡湿度计上两支温度计的读数，从表 3-3 中很快就可查得此处空气的相对湿度。

表 3-3　由干、湿泡温度计所示温度求空气的相对湿度　　　　　　　　(单位：%)

湿泡温度计所示温度/℃	干、湿泡温度计的温度差/℃									
	1	2	3	4	5	6	7	8	9	10
0	75	53	33	16	1					
1	76	55	37	20	6					
2	77	57	40	24	11					
3	78	59	43	28	15	3				
4	80	61	45	31	19	8				
5	81	63	48	34	22	12	2			
6	81	65	50	37	26	15	6			
7	82	66	52	40	29	19	10	2		
8	83	68	54	42	32	22	14	6		
9	84	69	58	45	34	25	17	10	3	
10	84	70	58	47	37	28	20	13	6	
11	85	72	60	49	39	31	23	16	10	
12	86	73	61	51	41	33	26	19	13	5
13	86	74	63	51	43	35	28	22	16	8
14	87	75	64	54	45	38	31	24	18	11

续表

湿泡温度计所示温度/℃	干、湿泡温度计的温度差/℃									
	1	2	3	4	5	6	7	8	9	10
15	87	76	65	57	47	40	33	27	21	16
16	88	77	66	68	49	42	35	29	23	18
17	88	77	68	59	51	43	37	31	26	21
18	89	78	69	60	52	45	39	33	28	23
19	89	79	70	61	54	47	40	35	30	25
20	89	79	70	62	55	48	42	36	31	26
21	90	80	71	63	56	50	44	38	34	29
22	90	81	72	64	57	51	45	40	35	30
23	90	81	73	65	58	52	46	41	36	32
24	90	82	74	66	60	53	48	43	38	34
25	91	82	74	67	61	55	49	44	39	35
26	91	83	75	68	62	56	50	45	41	36
27	91	83	76	69	62	57	51	46	42	38
28	91	83	76	69	63	58	52	48	43	39
29	92	84	77	70	64	58	53	49	44	40
30	92	84	77	71	65	59	54	50	45	41
31	92	85	78	71	65	60	55	51	46	42
32	92	85	78	72	66	61	56	51	47	43
33	92	85	79	73	67	62	57	52	48	44
34	93	86	79	73	68	62	58	53	49	45
35	93	86	79	74	68	63	58	54	50	46
36	93	86	80	74	69	64	59	55	51	47
37	93	86	80	75	69	64	60	56	52	48
38	93	87	81	75	70	65	60	56	52	49
39	93	87	81	76	70	65	61	57	53	49
40	93	88	81	76	71	66	62	58	54	50

例如，湿度计上干泡温度计的读数是 25℃，湿泡温度计上的读数是 20℃，温差为 5℃，则在表中第一纵列找到 20℃，在第一横行找到 5℃，它们相交处的 55，代表 55％，就是此时干湿泡湿度计所在处的相对湿度值。把表 3-3 附在湿度计后的转筒上，使用起来更加方便。

知识链接

温标

温标是温度的数值表示法，常用的有摄氏温标和热力学温标两种。

一、摄氏温标（t）

摄氏温标规定在一个大气压下纯水的冰点为 0 摄氏度，沸点为 100 摄氏度，中间 100 等分，每一等分为 1 摄氏度，由于温度细管的内径是均匀的，因此，我们可以用同样的间隔标出 0 摄氏度以下和 100 摄氏度以上的刻度。摄氏温标的单位是℃，读作"摄氏度"。如人的正常体温为 37℃。

二、热力学温标（*T*）

规定零下 **273.15** 摄氏度为热力学温标的零度。它的分度方法与摄氏温标相同，摄氏温标相差 **1** 度，热力学温标也相差 **1** 度。热力学温标的单位是开尔文，简称"开"（符号为 **K**）。热力学温标 *T* 与摄氏温标 *t* 的关系是 $T = t + 273.15$。实际应用时：$T = t + 273$。

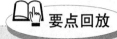 要点回放

1. 饱和气、饱和气压 跟液体处于动态平衡的气叫做饱和气；某种液体的饱和气具有的压强，叫做这种液体的饱和气压。

2. 空气的绝对湿度 某一温度时，空气中所含水蒸气的压强叫做这一温度下的绝对湿度。

3. 空气的相对湿度 某一温度时，空气的绝对湿度跟同温度时水的饱和气压的百分比，叫做当时空气的相对湿度。

4. 湿度的调节方法 室内湿度过小，可在地面洒水、放水盆、用加湿器等，利用水蒸发增加空气中的水汽；当湿度过大时，最简单的办法是打开门窗，加强通风，如果使用空气调节器，效果则更为理想。

5. 湿度计 测湿度的仪器。常用的湿度计有：露点湿度计、毛发湿度计、干湿泡湿度计。

第 **4** 章

电磁学基础及应用

电磁学是研究电磁现象及其规律的一门科学，电和磁是物质的基本特性之一，电磁运动是一种普遍存在的物质运动形式。医学与电、磁知识息息相关，生物电现象贯穿于整个生命过程，在医学预防、诊治过程中都离不开电和磁的理论、方法和技术，因此，要深入地了解生命现象，有效地使用现代医疗仪器与设备，学习掌握一定的电磁学知识是十分必要的。

第 1 节 静 电 场

📖 **学习目标**

1. 掌握静电力、电场、电场强度、电场线、匀强电场、电势能、电势、电势差及静电的概念。
2. 熟悉库仑定律、人体的电现象、静电现象。
3. 了解人体的电现象在医学上的应用，静电的应用、危害及预防。

一、电场、电场强度

(一) 点电荷

1. 电荷　自然界中只存在着两种**电荷**：正电荷和负电荷。任何两个电荷之间都存在着相互作用，**同种电荷互相排斥，异种电荷互相吸引**。

2. 电量　物体所带电荷的多少叫做**电量**。常用符号 Q 或 q 表示，它的国际单位是库仑(符号 C)。通常，正电荷用正数表示，负电荷用负数表示。

3. 基本电量　科学实验表明，自然界中质子和电子所带的电量是最小的，其电荷量都是 1.6×10^{-19}C，我们把这个最小的电荷叫做**基本电荷**或**元电荷**，用 e 表示：$e = 1.6 \times 10^{-19}$C。质子带正电荷 e，电子带负电荷 $-e$。带电体的电量是基本电荷的整数倍 $Q = ne$，n 是正整数。

4. 静电力　静止电荷间的相互作用力，叫做**静电力**。

5. 点电荷　当带电体间的距离比它们本身的几何线度大得多时，带电体的几何形状以及电荷在其中的分布情况对相互作用力的影响可以忽略不计，就跟电荷全部集中在一个几何点上一样，此时的带电体就可以抽象地看作是一个带电的几何点，称为**点电荷**。点电荷是一个理想化的模型。

(二) 库仑定律

库仑定律于 1785 年由法国物理学家库仑在大量实验的基础上研究得出。

库仑定律　在真空中，两个点电荷间的相互作用力 F，跟它们的电量 Q_1、Q_2 的乘积成正比，跟它们间的距离 r 的平方成反比，作用力的方向在它们的连线上。表示公式为

$$F = K\frac{Q_1Q_2}{r_2} \tag{4-1}$$

式(4-1)中，K 为静电力常量，$K = 9 \times 10^9$ 牛·米²/库²($N \cdot m^2/C^2$)，计算时 Q_1、Q_2 取绝对值。作用力的方向在两点电荷的连线上，同种电荷为斥力，异种电荷为引力(图 4-1)。

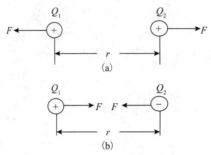

图 4-1　点电荷的相互作用

例 4-1　试计算真空中相距 10^{-14} m 的两个电子间的静电力。

解：$Q_1 = Q_2 = -1.6 \times 10^{-19}$ C，$K = 9 \times 10^9$ N·m²/C²，$r = 10^{-14}$ m

根据 $F = K\dfrac{Q_1Q_2}{r^2}$ 得每个电荷受到的静电力大小为

$$F = K\frac{|Q_1||Q_2|}{r^2}$$

$$= 9 \times 10^9 \, N \cdot m^2/C^2 \times \frac{1.6 \times 10^{-19} C \times 1.6 \times 10^{-19} C}{(10^{-14} m)^2}$$

$$\approx 2.3 N$$

答：因为两个电荷是同种电荷，故它们间的相互作用力是斥力。每个电荷都受到对方 2.3N 的斥力。

(三)电场　电场强度　电场线

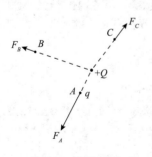

图 4-2　电场强度

1. 电场　电荷周围存在着一种特殊的物质叫做电场。电场的基本特性：一是对放入其中的电荷有力的作用；二是当电荷在电场中移动时，电场力就要对电荷做功。

静止电荷产生的电场叫做静电场；产生电场的电荷叫做场源电荷；静止电荷间的相互作用力叫做静电力。

2. 电场强度　放入电场中某一点的电荷受到的电场力跟它的电量的比值，叫做这一点的电场强度，简称场强(图 4-2)。定义式为

$$E = \frac{F}{q} \tag{4-2}$$

电场强度的国际单位是牛/库仑(符号 N/C)。场强是描述电场强弱和反映电场力性质的物理量。用式(4-2)计算 E 时, q 取绝对值。场强是矢量, **场强的方向规定为正电荷在该点受到的电场力方向。**

当场源电荷为正时, P 点场强 E 的方向沿 QP 连线远离+Q; 当场源电荷为负时, P 点场强 E 的方向沿 QP 连线指向–Q, 如图 4-3 所示。

式(4-2)可以变形为

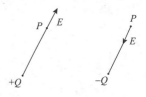

图 4-3 点电荷的电场

$$F = qE \tag{4-3}$$

式(4-3)表示, 如果已知电场中某一点的场强 E 就可以求出任意电荷 q 在这一点的电场力。

点电荷的场强 根据式(4-1)和式(4-2), 在点电荷 Q 产生的电场中, 点电荷场强的计算公式为

$$E = K\frac{Q}{r^2} \tag{4-4}$$

式(4-4)表示, 在点电荷产生的电场中, 任意一点场强 E 的大小跟场源电荷所带电量 Q 成正比, 跟该点到场源电荷距离 r 的平方成反比。场强的方向在这一点与 Q 的连线上。使用式(4-4)计算 E 时, Q 取绝对值。

+Q 产生的电场中, 各点的场强方向都是以+Q 为球心, 沿着球半径远离球心; –Q 产生的电场中, 各点的场强方向都是以–Q 为球心, 沿着球半径指向球心(图 4-4)。

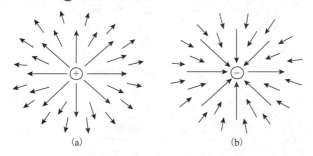

图 4-4 点电荷电场中的场强方向

例 4-2 真空中有一点电荷 $Q = 2×10^{-9}$C, 求距离它 $r = 1×10^{-2}$m 处 A 点的场强。

解: $Q = 2×10^{-9}$C, $r = 1×10^{-2}$m, $K = 9×10^9$ N·m²/C²

根据 $E = K\dfrac{Q}{r^2}$ 得 A 点处的场强大小为

$$
\begin{aligned}
E_A &= K\frac{Q}{r^2} \\
&= 9×10^9\text{ N·m}^2/\text{C}^2 × \frac{2×10^{-9}\text{C}}{(1×10^{-2}\text{m})^2} \\
&= 1.8×10^5\text{ N/C}
\end{aligned}
$$

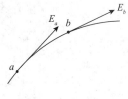

图 4-5　电场线

答：A 点处的场强大小为 1.8×10^5 N/C，方向在电荷 Q 和 A 点的连线上，辐射向外。

3. 电场线　为了形象地描绘电场的分布，英国物理学家法拉第成功地用电场线来直观地描述场强的大小和方向。电场线是电场中假想的一系列有方向的曲线，使曲线上任何一点的切线方向都与该点的场强方向一致（图 4-5）。

从图 4-6 中各带电体的电场线分布情况可以归纳出电场线的特点。

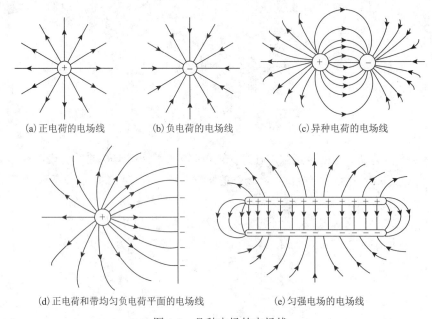

(a) 正电荷的电场线　　　(b) 负电荷的电场线　　　(c) 异种电荷的电场线

(d) 正电荷和带均匀负电荷平面的电场线　　(e) 匀强电场的电场线

图 4-6　几种电场的电场线

电场线的特点：①起于正电荷，止于负电荷；②任何两条电场线不相交；③场强强的地方，电场线密集，场强弱的地方，电场线稀疏。

(四) 匀强电场

匀强电场　在电场的某一区域里，如果各点场强的大小和方向都相同，这一区域的电场就叫做匀强电场。**匀强电场的电场线，是一些在空间分布均匀，互相平行的直线。**

两块靠得很近的大小相等、互相正对并且互相平行的金属板，分别带上等量的异种电荷，它们间的电场（除边缘附近外）就是匀强电场，如图 4-6(e) 所示。

二、电势能、电势和电势差

(一) 电势能

1. 电场力做功　电场的另一特性是当电荷在电场中移动时，电场力就要对电荷做功。沿任意曲线 ADB 把电荷 q 从 A 点移到 B 点，可用**许多跟电场线垂直和平行的短折线代替曲线** ADB（图 4-7）。

凡是**沿电场线垂直**的短折线移动电荷时，电场力都不做功；凡是**沿电场线方向**的短折线移动电荷时，电场力都做功，因此电场力做功的总和是 $A_{AB} = qEAC$。因此，**电场力对移动电荷所做的功，只跟电荷在电场中的始末位置有关，而跟电荷经过的路径无关。**

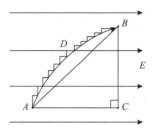

图 4-7　电场中移动
电荷做功

2. 电势能　电荷在电场中所具有的势能叫做**电势能**，用 ε 表示。当电场力对电荷做正功时，电荷的电势能减少；当电场力对电荷做负功时，电荷的电势能增加。电荷电势能的变化量总等于电场力对电荷所做的功。如果把电荷从电场中的 a 点移到 b 点，电场力做的功应为

$$A_{ab} = \varepsilon_a - \varepsilon_b \tag{4-5}$$

电势能与重力势能一样是标量，也是个相对量，其量值与零电势能点的选择有关，通常选取离场源电荷无限远处的电势能为零。**电荷在电场中某一位置的电势能，等于把电荷从这点移到电势能为零处电场力所做的功。** 即

$$\varepsilon_a = A_{a\infty} \tag{4-6}$$

电势能的增减只与电荷的起止位置有关，而与它所经过的实际路径无关。

(二)电势(电位)和电势差

1. 电势(电位)　放在电场中某点的电荷具有的电势能跟它的电量的比值，叫做这一点的电势，又称电位。用 U 表示，即

$$U = \frac{\varepsilon}{q} \tag{4-7}$$

在国际单位制中，电势的单位为伏特(符号为 V)。1V = 1J/C。在电场中，当 1C 的电荷在某点的电势能为 1J 时，这点的电势就是 1V。

电势和电势能一样是标量，也是一个相对量，必须选定零电势位置以后，才能确定各点的电势。电场中电势零点的选择可以是任意的，**通常把地球或金属仪器机壳的电势选择为零，电场中任何接地点的电势都等于零。**

电场中各点电势是沿着电场线方向逐点降低的。

2. 电势差　电场中两点间电势的差值叫做电势差(或电位差)，又叫做电压。

$$U_{ab} = U_a - U_b \tag{4-8}$$

电势差的单位和电势的单位相同，也是伏特。

在电场中把电量为 q 的电荷从 a 点移到 b 点的过程中，电场力做的功等于电荷电势能的改变。即

$$A_{ab} = \varepsilon_a - \varepsilon_b = qU_a - qU_b = q(U_a - U_b)$$
$$A_{ab} = qU_{ab} \tag{4-9}$$

电场中各点电势的值可因零电势的选择不同而有所不同，但**对电场中确定的两点来说，电势差的值是不变的，不因零电势的选择不同而发生改变**，在这两点间移动单位电荷，电场力所做的功也是确定不变的。

例 4-3　在电场中有 a、b 两点，U_a 为 60V，U_b 为 -60V，试问：(1)a、b 两点哪点电势高，两点间的电势差为多少？(2)把一个电量为 2.0×10^{-8}C 的正电荷由 a 点移到 b 点的过程中，是电场力做功呢？还是外力克服电场力做功？做了多少功？

解：$U_a = 60$V，$U_b = -60$V，$q = 2.0 \times 10^{-8}$C

(1)a 点电势为正，b 点电势为负，所以 a 点电势高于 b 点电势，即 $U_a > U_b$，它们的电势差为

$$\begin{aligned} U_{ab} &= U_a - U_b \\ &= 60\text{V} - (-60)\text{V} \\ &= 120\text{V} \end{aligned}$$

(2)把一个电量为 2.0×10^{-8}C 的正电荷由 a 点移到 b 点的过程中，是电场力做功。根据 $A_{ab} = qU_{ab}$ 可得所做的功为

$$\begin{aligned} A_{ab} &= qU_{ab} \\ &= 2.0 \times 10^{-8}\text{C} \times 120\text{V} \\ &= 2.4 \times 10^{-6}\text{J} \end{aligned}$$

答：(1)a 点电势高于 b 点电势，电势差是 120V；(2)电场力做功为 2.4×10^{-6}J。

3. 电势差与电场强度的关系　电场力所做的功：$W_{ab} = Fd = qEd$，而 $W_{ab} = qU_{ab}$，即

$$U_{ab} = Ed \tag{4-10}$$

式中，d 是沿电场方向 a、b 两点间的距离。

(三) 人体的电现象

1. 人体的电现象　生物机体具有的电现象叫做**生物电现象**。机体在静息状态和进行活动状态时，都显示了与生命状态密切相关的具有规律的电现象。当机体发生改变时，就会发生相应的电变化。

人体是一个导体，体液是电解质。人体内由碳、氢、氧、氮、硫、钠、磷、氯、钾、铁、镁、钙等基本元素和其他一些微量元素组成水、蛋白质、糖、脂肪、无机盐等 5 种基本物质。人体组织中的水分占体重的 60%～70%。蛋白质、糖、脂肪三者共占体重的 25%～30%，无机盐占体重的 5%。水和以离子形式存在的多种元素构成体液，其实质是一种电解质溶液，这是人体能够导电的原因。

由于人体体液内电解质中正、负离子的迁移率不同，细胞膜对不同离子通透性的不同，以及其他种种原因，都有可能引起离子分布不均匀，也就是正、负电荷分布不均匀，于是在细胞膜内外会出现电场而产生电势差，这种电势差叫做**跨膜电势差**或**膜电势差**。细胞在不受外界刺激时即处于静息状态，细胞膜内电势比细胞膜外电势低，若把细胞膜外电势当作零，则膜内电势约为 -90mV，生理学上把这种**静息状态下细胞膜内外的电势差叫做静息电势**。当细胞受到外来刺激时，细胞膜内、外的电势差会发生突然变化，膜内电势由 -90mV 突然升高到 +20～+30mV，接着又恢

复到原来的静息电位。这种**由激动所产生的电势变化过程叫做动作电势**。在人体组织活动过程中，像神经传导、肌肉兴奋、心脏跳动、大脑活动及腺体分泌等生理过程，这种电势差会随时间做有规律的变化。

2. 人体电现象在医学上的应用　研究人体中的电现象，将人体中生物电的电势差变化描记下来，可作为各组织活动的生理或病理状态的重要指标，是临床上对疾病进行诊断的可靠依据。

(1) 心电图：当神经冲动到达肌肉细胞时，会引起肌肉细胞的动作电位，这一动作电位随着肌肉纤维传播，在每次心跳之前，有一个较大的动作电位经过心脏而传播。这一电位在周围组织中产生电流，其中部分到达皮肤，可以被置于胸前的电极所检测，从电极拾取的信号经放大后并记录在移动的记录纸上(图4-8)，记录的结果叫做**心电图**。心电图对诊断心脏疾患具有重大的价值。

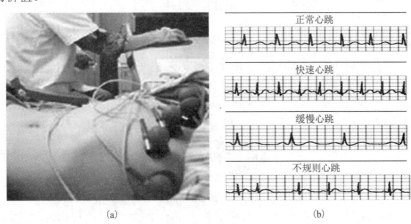

(a)　　　　　　　　　　(b)

图 4-8　心电图

(2) 脑电图：人脑活动时会产生变化的电势差，这就是脑电波。记录脑电波变化的结果叫做**脑电图**(图4-9)。脑电图对颅内肿瘤及其他损害部位的定位和某些癫痫病的鉴别诊断都有重要意义。

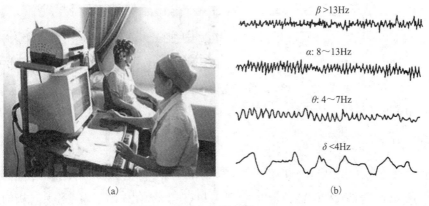

(a)　　　　　　　　　　(b)

图 4-9　脑电图

心电图仪的发明

心电图仪是荷兰科学家威廉·埃因托芬(1860—1927)发明的。他为何要做出这样的发明，却鲜为人知。

埃因托芬出生在印度尼西亚爪哇岛，他小时候是被一个称为洪妈的中国阿妈带大的。4 岁起洪妈就带他到上海侨居了 6 年，并在上海法国公学上小学。在埃因托芬 17 岁那年，洪妈不幸因心脏病病死于爪哇岛的田庄里，他悲痛不已。因对这位慈祥、勤劳、仁爱的中国洪妈的深深敬意，为此他立志学医并终生从事对夺去洪妈的疾病——心脏病的研究。

终于在 1903 年，埃因托芬完成了用于记录心脏跳动时心电变化状况的心电图仪的研究，使之成为临床上有实用价值的诊断心脏病的有力工具。他因发明心电图仪，在 1924 年被授予诺贝尔医学和生理学奖。

三、静　电

(一)静电现象

在公元前六世纪，人类就发现琥珀摩擦后，能够吸引轻小物体的"静电现象"。这是自由电荷在物体之间转移后，所呈现的电性。如图 4-10 所示为摩擦起电现象。

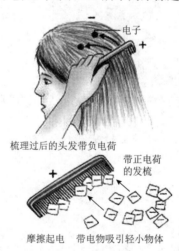

电子

梳理过后的头发带负电荷

带正电荷的发梳

摩擦起电　带电物吸引轻小物体

图 4-10　摩擦起电现象

静电现象是一种常见的自然现象。在天气干燥时用塑料梳子梳头，梳子会吸引头发，有时甚至听到响声；脱下尼龙衣服，有时会听到响声，如在黑暗中还能看到火花等。**静电通常是由摩擦产生的**，当电荷积累到一定数量时，正、负电荷之间产生放电现象。

(二)静电的应用

目前静电在科学技术上已得到广泛应用，如**静电喷涂**、**静电植绒**、**静电除尘**、**静电复印**等都是静电技术的应用。设法使油漆微粒带电,油漆微粒在电场力的作用下向着作为电极的工件运动,并沉积在工件的表面，完成喷漆工作，这就是静电喷涂。使绒毛带电，可以使绒毛植在涂有黏合剂的纺织物上，形成像刺绣似的纺织品，这就是静电植绒。关于静电除尘、静电复印的知识，同学们可在专业书籍中查阅。如图 4-11 所示是静电除尘器和静电复印机。

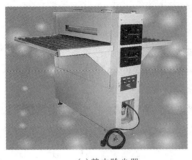

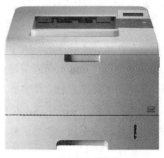

(a)静电除尘器　　　　　　　　(b)静电复印机

图 4-11　静电应用的实例

(三)静电的危害及预防

静电会给人们带来麻烦，甚至造成危害。在印刷厂里，纸张之间摩擦带电，会使纸张吸在一块而难以分开，给印刷带来麻烦；在印染厂里，棉纱、毛线、人造纤维上的静电会吸引空气中的尘埃，使印染质量下降。

静电对现代高精密、高灵敏度的电子设备颇有影响。带静电很多时，会妨碍电子计算机的正常运行，会因火花放电击穿电子仪器的某些部件。

1. 静电的最大危害　放电火花会点燃某些易燃物质而引起爆炸。专门用来装汽油、柴油等液体燃料的卡车，在灌油和运输过程中燃料与油罐摩擦、撞击产生静电，如果没有及时引走，一旦电荷积累多了，达到相当高的电压(可达上千伏)就会产生火花放电而引起爆炸(图 4-12)。

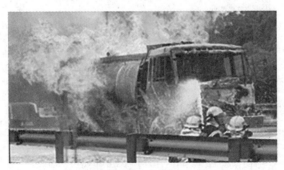

图 4-12　油罐车爆燃

2. 预防静电危害的基本方法　尽快把静电引走，避免越积越多。在油罐车的尾部装上一条拖地铁链，靠它把静电导入大地；飞机的机轮上通常装有搭地线，也有用导电橡胶做机轮轮胎的，着陆时把机身的静电引入大地；在地毯中夹杂直径为 0.005～0.007m 的不锈钢丝导电纤维，对消除静电能起到很好的效果。湿度增大时电荷随时放电，可以避免静电积累，因此，工厂里保持一定的湿度可以消除静电危害。

知识链接

高压静电疗法的临床应用

高压静电疗法是利用静电场作用于机体以达到治疗作用的一种全身性疗法，也称电位治疗。它是利用高压静电场来调节机体血液的酸碱平衡，促进新陈代谢，从根本上提高人体免疫力和对疾病的抵抗力，消除、缓解患者的临床症状，使各器官逐渐恢复正常功能。

机体在高压静电场中可产生静电感应及极化现象，所以人体中水分、电解质、胶体分散物质在各组织细胞间的活动无疑将会引起一系列生物、物理、化学的变化，从而提供在治疗时改善病理生理过程的可能性。

通过以上治疗因素作用于机体：①可降低大脑皮质的兴奋性，加强其抑制过程，产生镇静安眠的作用；②对血压有调节作用；③能促进组织的新陈代谢过程，治疗后可使体温微升，尿中代谢数量增加，食欲改善。因此静电治疗是一种很好的理疗方法。

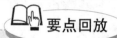
要点回放

1. 库仑定律 在真空中，两个点电荷间的相互作用力，跟它们电量的乘积成正比，跟它们之间距离的平方成反比，作用力的方向在它们的连线上。公式为 $F = K\dfrac{Q_1 Q_2}{r^2}$。

2. 电场强度 放入电场中某一点的电荷受到的电场力跟它的电量的比值，叫做这一点的电场强度，简称场强。公式为 $E = \dfrac{F}{q}$。

3. 匀强电场 在电场的某一区域里，如果各点场强的大小和方向都相同，这一区域的电场就叫做匀强电场。

4. 电场线 电场线是电场中假想的一系列有方向的曲线，使曲线上任何一点的切线方向都与该点的场强方向一致。

5. 电势（电位） 放在电场中某点的电荷具有的电势能跟它的电量的比值，叫做这一点的电势，又称电位。公式为 $U = \dfrac{\varepsilon}{q}$。

6. 电势差 电场中两点间电势的差值叫做电势差（或电位差），又叫做电压。$U_{ab} = U_a - U_b$；电势差与电场强度的关系为 $U_{ab} = Ed$。

第 2 节　直　流　电

📖**学习目标**

1. 熟悉电源、电源电动势、闭合电路端电压、内电压的概念。
2. 掌握闭合电路欧姆定律及其应用。
3. 了解电泳、电渗现象及直流电在医疗工作中的应用。

一、电　动　势

(一) 电源

　　电源　在如图 4-13 所示的电源装置示意图中，电源能把带电体 A 转移到带电体 B 的正电荷重新又搬回到带电体 A 来，那么，带电体 A、B 的电量都保持不变，它们的电势也不变，从而就能维持导线两端一定的电势差，形成持续的电流，**这种能使电路两端保持恒定电势差的装置叫电源**。如电池、发电机等都是电源。

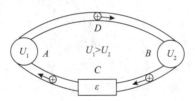

图 4-13　电源装置示意图

　　电源把正电荷从低电势位置(如 B)，重新移送到原来高电势位置(如 A)，这显然不是静电场力能做到的。在静电力作用下，正电荷只能从高电势处移向低电势处。把静电力以外的其他形式的力叫**非静电力**，如化学力、电磁力等。因此，也可以说电源是一种能产生非静电力的装置。非静电力只在电源内部起作用。

　　非静电力移送电荷的方向与电场作用力的方向相反，因此，非静电力在移送电荷时，就要克服电场力做功，做功必须消耗能量，而做功的结果增加了电荷的电势能。这就意味着，电荷的电能来自其他形式的能量。所以，**电源还可以说是将其他形式的能量转换为电能的一种装置**。例如，电池是将化学能转换为电能的装置，发动机是将机械能转换为电能的装置等。

(二) 电源电动势

　　电源能使电路两端保持电压，并向电路供给电能。如干电池、蓄电池和发电机等都是电源 (图 4-14)。电源有两个极，电势高的叫做正极，电势低的叫做负极。不同的电源，两极间电压(电势差)的大小不同。常用的干电池两极间的电压为 1.5V；铅蓄电池两极间的电压为 2V。

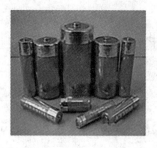 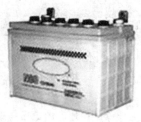 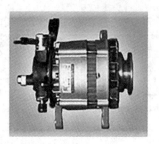

图 4-14　电源

电源两极间电压的大小是由电源本身的性质决定的,物理学中用电动势这个物理量来表示电源的这种特性。

电源的电动势是指电源将其他形式的能量转化为电能的本领,在数值上,它等于非静电力将单位正电荷从电源的负极通过电源内部移送到正极时所做的功。常用符号 ε 表示,单位是**伏特**(V)。

二、闭合电路欧姆定律

(一)闭合电路

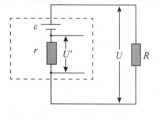

图 4-15　闭合电路

在电源的两端接入电阻或用电器等,就构成了一个闭合电路。闭合电路中就有电流通过。闭合电路(图 4-15)是由两部分组成的:一部分是电源以外的导体构成的电路,叫做**外电路**;另一部分是电源内部的电路,叫做**内电路**。内外电路上均有电阻,分别叫做**内电阻**和**外电阻**,内电路两端的电压叫做**内电压**(用 U' 表示),外电路两端的电压叫做**端电压**(用 U 表示),也叫**外电压**。**在闭合电路里,内电压和端电压之和等于电源的电动势**。即

$$U + U' = \varepsilon \tag{4-11}$$

(二)闭合电路欧姆定律

在闭合电路中,内外电路的电阻分别用 r 和 R 表示,通过电路的电流用 I 表示,根据部分电路欧姆定律,端电压 $U = IR$,内电压 $U' = Ir$,代入式(4-11)得

$$\varepsilon = IR + Ir$$

整理后得到电路中的电流:

$$I = \frac{\varepsilon}{R + r} \tag{4-12}$$

式(4-12)表明,**闭合电路的电流跟电源电动势成正比,跟整个电路的总电阻成反比**,这就是**闭合电路的欧姆定律**。

两种特殊情况:

断路　当外电路断开时,外电阻 R 变成无限大,$I = 0$,$Ir = 0$,端电压 $U = \varepsilon$,此式说明当外电路断开时,端电压的数值达到最大值,等于电源的电动势。

　　短路　当外电路短路时，R 趋近于零，此时电路中的电流达到最大值，趋近于 ε/r，一般电源的内电阻 r 都很小（如铅蓄电池的内电阻只有 $0.005\sim0.1\Omega$），因此短路电流相当大，会对电路造成危害，所以要严禁短路的发生。电路中串接规格适合的保险丝就是措施之一，还可用灵敏的"空气开关"代替保险丝。

　　例 4-4　某电源的电动势 ε 为 3V，外电路的电阻 R 为 4.80Ω，内电阻 r 为 0.20Ω，求：（1）电路中的电流 I 是多少？（2）内电压 U' 是多少？（3）端电压 U 是多少？

　　解：$\varepsilon=3V$，$R=4.80\Omega$，$r=0.20\Omega$

　　（1）根据闭合电路欧姆定律得

$$I = \frac{\varepsilon}{R+r} = \frac{3V}{4.80\Omega + 0.20\Omega} = 0.6A$$

　　（2）$U' = Ir = 0.6A \times 0.20\Omega = 0.12V$

　　（3）$U = IR = 0.6A \times 4.80\Omega = 2.88V$

　　答：电路中的电流是 0.6A，内电压是 0.12V，端电压是 2.88V。

三、直流电在医学上的应用

　　人体是由各种组织构成的，人体是电的导体，当人体成为电路的一部分时，就有电流通过人体，从而对机体产生作用。当直流电作用于活的机体时，能引起机体发生物理、化学变化，并引起多种多样的复杂生理效应，这在临床诊断和治疗方面都有着重要和广泛的应用。

　　1. 电泳　悬浮或溶解在电介质溶液中的带电微粒，在外加电场作用下定向迁移的现象，叫做**电泳**。由于各种带电粒子（电量、分子量、体积的不同）在电场力作用下迁移速度的不同，因此可以利用电泳技术将各种不同的带电微粒分开。人体内的组织液中除含有大量的离子外，还有许多带电和不带电的胶体粒子。因此，电泳技术是临床诊断和治疗的常用手段，在生化研究、制药等方面也得到了广泛应用。例如，在进行肝脏疾病诊断时，常做蛋白电泳检查，就是用电泳方法测定血清中各种蛋白质（血清蛋白、球蛋白等）的百分率。精细的电泳技术可把人体血清中的几十种蛋白质分开。

　　2. 电渗　在直流电场作用下，液体（水）通过毛细管或多孔吸附剂等物质（如火棉胶膜、组织膜、羊皮纸等）的现象，叫做**电渗**。人体内的胶体粒子在发生电泳现象的同时还会伴有电渗现象产生。例如，在直流电场下，人体组织中的水（带正电）要通过膜孔向阴极迁移，使阳极组织中的水分减少，细胞膜变得致密，通透性降低；阴极组织中的水分增多，细胞膜变得疏松，通透性增强。所以利用电渗技术可以改变人体细胞膜的通透性。

　　3. 直流电疗　利用直流电来达到治疗疾病的目的，叫做**直流电疗**。在直流电的作用下，人体组织内的离子将分别向异性电极移动。由于细胞膜对离子移动的阻力比组织液大得多，直流电将引起异性离子分别在细胞膜两侧堆积（电极化），从而改变离子的浓度分布。在直流电的作用下，各种离子的迁移率不同，也使原来的离子浓度分布发生变化。促使离子浓度变化是直流电疗的生理学基础。

　　由于直流电对人体有电泳、电渗、极化及其他化学、生理等作用（改变体内的 pH，影响蛋白质胶体的通透性），在临床上可直接用直流电治疗疾病，起到镇静、兴奋、调节自主神经、消炎、升高或降低血压等作用。

直流离子导入法既有直流电疗的作用，又有药物的作用，其疗效要比单纯的直流电疗好。至今已有100多种药物可用直流离子导入法，为患者进行治疗。最常见的青霉素过敏反应实验也是直流离子导入法的应用。利用直流电把药物离子经过皮肤直接导入体内的方法，叫做**直流离子透入疗法**。例如，在阳极把带正电的链霉素离子、弗如卡因离子等直接透入体内；在阴极把带负电的碘离子、青霉素离子等直接透入体内。直流离子透入疗法适用于对较浅组织的治疗。

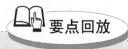

要点回放

1. 电源电动势　电源的电动势是指电源将其他形式的能量转化为电能的本领。在数值上，等于非静电力将单位正电荷从电源的负极通过电源内部移送到正极时所做的功。

2. 闭合电路的欧姆定律　闭合电路里的电流，跟电源电动势成正比，跟整个电路的总电阻成反比，这就是闭合电路的欧姆定律。即 $I = \dfrac{\varepsilon}{R+r}$。

3. 电泳　悬浮或溶解在电介质溶液中的带电微粒在外加电场作用下定向迁移的现象，叫做电泳。

4. 电渗　在直流电场作用下，液体(水)通过毛细管或多孔吸附剂等物质(如火棉胶膜、组织膜、羊皮纸等)的现象，叫做电渗。

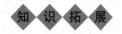

电 池 常 识

利用电池作为能量来源，可以得到具有稳定电压、稳定电流，长时间稳定供电，受外界影响很小的电流，并且电池结构简单，携带方便，充放电操作简便易行，不受外界气候和温度的影响，性能稳定可靠，在现代社会生活中得到了广泛的应用，如手机、手表等电子数码便携设备。以下是有关干电池、铅蓄电池、锂电池、太阳能电池的常识。

干电池是一种以糊状电解液来产生直流电的化学电池。普通干电池大都是锰锌电池，中间是正极碳棒，外包石墨和二氧化锰的混合物，再外面是一层纤维网，网上涂有很厚的电解质糊。电解质糊的成分是氯化铵溶液和淀粉，还有少量防腐剂，最外层是金属锌皮做的筒，也就是负极。电池放电就是氯化铵与锌的电解反应，释放出的电荷由石墨传导给正极碳棒，锌的电解反应会释放氢气，这一气体会增加电池的内阻，和石墨相混的二氧化锰用来吸收释出的氢气。若电池连续长时间使用或使用过度，二氧化锰就来不及吸收氢气，或已接近饱和而没能力吸收氢气，电池会因内阻太大、输出电流太小而失去作用。此时若将电池加热或放置一段时间，它内部聚集的氢气就会受热放出或缓慢放出，二氧化锰得到还原恢复，电池内阻减小，供电能力增强。干电池不仅适用于手电筒、半导体收音机、收录机、照相机、电子钟、玩具等用电器，也适用于国防、科研、电信、航海、航空、医学等领域中的用电设备。值得注意的是**切勿解剖干电池，不可将其置于火上进行灼烧或炙烤。**

铅蓄电池由正极板群、负极板群、电解液和容器等组成。铅蓄电池用填满海绵状铅的铅板作负极，填满二氧化铅的铅板作正极，并用1.28%的稀硫酸作电解质。充电时，电能转化为化学能，放电时化学能又转化为电能。电池放电时，金属铅是负极，发生氧化反应，被氧化为硫酸铅；二氧化铅是正极，发生还原反应，被还原为硫酸铅。当电池用直流电充电时，两极分别生成铅和二氧化铅。移去电源后，它又恢复到放电前的状态，组成化学电池。铅蓄电池是能反复充电、放电的电池，叫做二次电池。它的电压是2V，通常把3个铅蓄电池串联起来使用，电压是6V。汽车上用的是由6个铅蓄电池串联成12V的电池组。铅蓄电池在使用一段时间后要补充蒸馏水，使电解质保持含有22%～28%的稀硫酸。如果铅酸电池采用高效率氧气重组技术完成水的再生，使用过程中不再需要补充蒸馏水，就可以达到完全密封，制成"免加水电池"，其寿命可长达4年。铅酸蓄电池的优点是大电流放电性能强、电压特性平稳、温度适用范围广、单体电池容量大、安全性高和原材料丰富且可再生利用、价格低廉等，广泛应用于绝大多数传统领域和一些新兴领域。

锂电池是一类以锂金属或锂合金为负极材料，使用非水电解质溶液的电池。锂金属的化学特性非常活泼，使得金属锂的加工、保存和使用对环境的要求非常高。所以，锂电池长期没有得到应用。现在锂电池已经成为主流。

太阳能电池是通过光电效应或者光化学效应直接把光能转化成电能的装置。以光电效应工作的薄膜式太阳能电池为主流，而以光化学效应工作的湿式太阳能电池则还处于萌芽阶段。

由于废电池中含有锰、镉、铅、锌等重金属有毒物质，此外还含有微量的有毒物质汞。如果废电池处理不当，会对环境造成严重污染，给人体健康造成损害。如果人发生汞中毒，会损害中枢神经系统，病死率高达40%；镉除引起肾毒性外，还会引起骨质疏松、软骨病和骨折等疾病，同时也是致癌物质；人体食用含铅的食物，会影响酶及正常血红素的合成，影响神经系统。所以，我们要处理好废旧电池，保护好环境。

*第3节　磁场、电磁感应

📖**学习目标**

1. 掌握磁场、磁感应强度、磁感应线、磁通量、感应电动势、自感和自感电动势的概念。
2. 熟悉电磁感应现象、楞次定律、法拉第电磁感应定律和自感现象。
3. 了解紫外线灯（日光灯）电路的结构和工作原理。

一、磁场、磁感应强度

(一) 磁场

磁铁与磁铁之间，电流与磁铁之间，电流与电流之间都存在着相互作用。放在磁铁或通有电流的导线周围的磁针会发生偏转，必然是受到力作用的结果。在静电场一节中，知道了电荷之间的相互作用是通过电场进行的；同样，磁铁与磁铁之间，电流与磁铁之间，电流与电流之间的相互作用也是通过场来进行的，这种场叫做磁场。因此，**存在于磁体或电流周围空间的一种特殊物质叫做磁场**。将小磁针放入磁场中任一点，小磁针因受力的作用而指向一定的方向，在磁场中的位置不同，其指向一般不相同(图 4-16)。这说明磁场是有方向的。

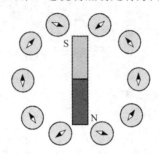

图 4-16　放在磁场中的小磁针

物理学中规定小磁针 **N** 极在磁场中某点所指的方向就是该点的磁场方向。

(二)磁感应强度、磁感应线、匀强磁场

1. 磁感应强度　磁场的基本特性之一，是对放入其中的磁极或电流有力的作用。我们用如图 4-17 所示的实验装置来研究电流在磁场中受力的大小。实验表明，垂直于磁场的一段通电导线，在磁场中某处受到的磁场力的大小 F 跟电流 I 和导线长度 L 的乘积成正比。也就是说，这段导线所受的磁场力跟电流和导线长度乘积的比值 F/IL 有关，这反映了该处磁场的强弱和磁场本身的一种属性。

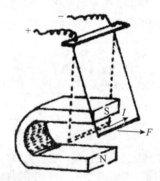

图 4-17　磁场对电流的作用

在磁场中某处，垂直于磁场方向的通电导线，受到的磁场力 F 跟电流 I 和导线长度 L 的乘积 IL 的比值，叫做磁场中该处的**磁感应强度**，用 B 表示。则

$$B = \frac{F}{IL} \tag{4-13}$$

在国际单位制中，B 的单位是特斯拉，简称特(T)。$1T = 1N/(A \cdot m)$。

在磁场中某处，垂直于磁场方向、长度为 1m、通过 1A 电流的导线，在该处所受到的磁场力为 1N 时，该处的磁感应强度就是 1T。

磁感应强度是表示磁场强弱的物理量。地面附近地磁场的磁感应强度约是 $5×10^{-5}$T；磁疗用磁片的磁场，其磁感应强度为 0.15～0.18T；人脑的磁场，其磁感应强度为 10^{-12}～10^{-18}T，可见人脑的磁场是很微弱的。

磁感应强度 **B** 是矢量。**磁场中某点的磁感应强度方向就是该点的磁场方向**。物理学中作了这样的规定：**在垂直于磁场方向的单位面积上，磁感线的条数跟那里的磁感应强度的数值相等**。这样，不仅可以从磁感线的分布形象地了解磁场中各处磁感应强度的方向，也可以从磁感线的疏密来比较磁场中各处磁感应强度的大小。

2. 磁感应线　为了直观地表示磁场的方向和强弱，英国物理学家法拉第于 1852 年首次引入磁感应线的概念，磁感应线简称磁感线。**磁感线是在磁场中画出的一系列有方向的曲线，曲线上每一点的切线方向都跟该点的磁场方向一致**(图 4-18)。

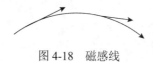

图 4-18　磁感线

磁感线具有如下性质：①磁感线是闭合曲线(磁铁外部的磁感线是从北极出来，进入磁铁的南极，内部是从南极到北极)。②任意两条磁感线不会相交。③磁感线上任意一点的切线方向就是该点的磁场方向。④磁感线的疏密程度表示磁感应强度的大小。

(1)磁体磁场的磁感线：条形磁铁和蹄形磁铁周围空间磁场的磁感线分布情况如图 4-19 所示。磁体外部的磁感线都是从 N 极出来，进入 S 极；在磁体内部，磁感线是从 S 极到 N 极的。**磁感线是封闭的曲线**。

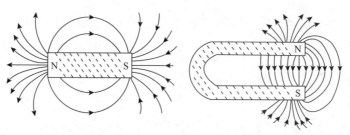

图 4-19　磁体的磁感线

(2)电流磁场的磁感线：通电导体周围也存在着磁场，电流周围磁场的方向和电流的方向有关，可用安培定则(右手螺旋定则)来判定。

(a)环形电流的磁场：让右手弯曲四指和环行电流方向一致，与四指垂直的大拇指所指的方向就是环行电流中心轴线上磁感线的方向[图 4-20(a)]。

(b)直流电流的磁场：用右手握着直导线，让伸直的大拇指所指的方向跟电流的方向一致，则弯曲四指所指的方向就是磁感线的环绕方向[图 4-20(b)]。

(c)通电螺线管的磁场：用右手握着螺线管，让弯曲的四指所指的方向跟电流的方向一致，与四指垂直的大拇指所指的方向就是通电螺线管 N 极的方向[图 4-20(c)]。

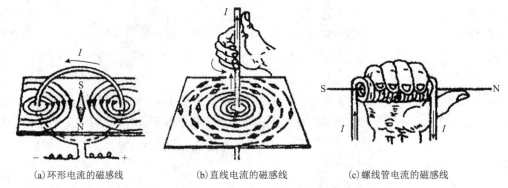

(a)环形电流的磁感线　　　(b)直线电流的磁感线　　　(c)螺线管电流的磁感线

图 4-20　电流周围磁场的磁感线

磁现象的电本质　电流的磁性和磁体的磁性并无本质的差别。在原子、分子等物质微粒内部存在着一种环形电流——分子电流。分子电流使每个物质微粒都成为一个微小的磁体。通常物体中这些分子电流的排列是杂乱无章的,整个物体不显磁性,当物质中的分子电流在一定程度上排列整齐时,就显示出宏观磁性(图 4-21)。所以,**磁现象的电本质,即磁体的磁场和电流的磁场都是由电荷的运动产生的。**

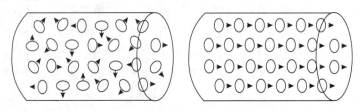

图 4-21　磁现象的电本质

3. 匀强磁场　在磁场中,如果各点的磁感应强度的大小相等且方向都相同,这部分磁场就叫做匀强磁场。匀强磁场中的磁感线是一些均匀分布,互相平行的直线。在蹄形磁铁两磁极间的局部区域中,可看作是匀强磁场。

(三)磁通量

我们已经知道磁感应强度是表示磁场强弱的物理量,并可以用磁感线在磁场中分布的疏密程度来表示磁感应强度的大小。所以在物理学中引入了一个叫做**磁通量**的物理量。

垂直穿过磁场中某一个面的磁感线的条数,叫做穿过这个面的磁通量,简称磁通,用 Φ 表示。由于垂直于磁场方向的单位面积上的磁感线条数和该处的磁感应强度大小相等,如果某个面的面积为 S,垂直穿过这个面的磁通量为 Φ,则磁感应强度 $B=\Phi/S$。于是,磁通量可写成

$$\Phi = BS \tag{4-14}$$

在国际单位制中,磁通量的单位是韦伯(Wb)。同一平面,当它与磁场方向垂直时,磁通最大;当平面与磁场方向平行时,磁通为零,见图 4-22。

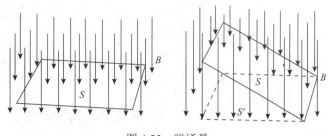

图 4-22　磁通量

二、磁场对电流的作用力

磁场对电流的作用力又称**安培力**，从式(4-13)可以推导出垂直于磁场方向的通电直导线所受安培力的大小为

$$F = ILB \tag{4-15}$$

即安培力等于导线的电流 I，直导线在磁场中的长度 L 和磁感应强度 B 三者的乘积。如果改变电流方向或磁场方向，通电导线的受力方向会发生改变。B、I、F 三者方向之间的关系可用**左手定则**判定：**伸开左手，使大拇指跟其他四指垂直，并且都跟手掌在一个平面内，让磁感线垂直穿过掌心，并使四指指向电流方向，大拇指所指的方向就是通电导线在磁场中所受安培力的方向**(图 4-23)。

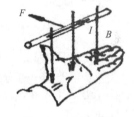

图 4-23　左手定则

实验和理论研究表明：如果电流方向不跟磁场方向垂直，则安培力将变小；当电流方向跟磁场方向平行时，安培力等于零。

三、电磁感应

(一)电磁感应现象

法拉第发现了电磁感应现象，揭示了磁确实能产生电，同时也表明了磁生电要在一定条件下进行。下面我们也通过实验来探究产生感应电流的条件。

如图 4-24(a)所示，将导体 ab 和电流表连接组成闭合电路。

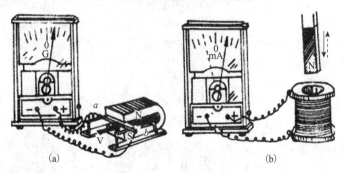

(a)　　　　　　　　　　　　　　　(b)

图 4-24　电磁感应现象

(1)当导体 ab 在磁场中做切割磁感线运动时，观察电流表的指针是否偏转。

(2)当导体 ab 在磁场中做与磁感线平行的运动时，观察电流表的指针是否偏转。

（3）分析当导体 *ab* 在磁场中做切割磁感线运动时，穿过由导体 *ab* 和电流表组成的闭合电路的磁通量变化情况。

如图 4-24(b) 所示，将螺线管用导线和电流表连接组成闭合电路。分别将条形磁铁的 N 极和 S 极插入螺线管，然后静止在螺线管中，最后从螺线管中拔出来，观察以上 3 个过程中电流表的指针是否偏转。分析螺线管中磁通量的变化情况。

讨论上述实验事实可以得出结论：只要穿过闭合电路的磁通量发生变化，闭合电路中就会产生感应电流，这种现象叫做电磁感应现象。

> **知识链接**
>
> ### 电流产生磁场和电磁感应现象的发现
>
> 1820 年，丹麦物理学家奥斯特发现电流产生磁场的现象以后，科学家们就进一步研究能否利用磁场来产生电流。1831 年，英国物理学家法拉第发现：当磁铁和闭合线圈做相对运动时，闭合线圈中就会产生电流。

（二）楞次定律

闭合电路的一部分导体做切割磁感线运动时，导体中产生的感应电流的方向可以用**右手定则**来判定：**伸开右手，使大拇指跟其余四指垂直，并且都跟手掌在一个平面内，让磁感线垂直穿入掌心，大拇指指向导体运动方向，这时其余四指所指的方向就是导体中产生的感应电流的方向**（图 4-25）。

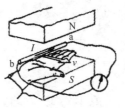

图 4-25　右手定则

当穿过闭合线圈的磁通量发生变化时，线圈中感应电流的方向可用如图 4-26 所示的实验来判断。当磁棒移近或插入线圈时，线圈中感应电流产生的磁场方向（图中虚线所示）跟磁棒的磁场（图中实线所示）方向相反，即阻碍磁棒的插入；当磁棒移开或从线圈中抽出时，线圈中感应电流产生的磁场方向跟磁棒的磁场方向相同，即阻碍磁棒的移开。

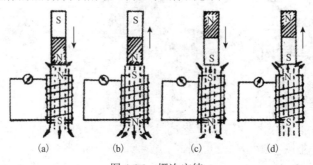

（a）　　　（b）　　　（c）　　　（d）

图 4-26　楞次定律

由实验得出：**感应电流的磁场总是阻碍引起感应电流的磁通量的变化**，这一规律叫做楞次定律。

(三)法拉第电磁感应定律

我们知道闭合电路里有电流，电路中必定有电源，电流是由电源的电动势产生的。在电磁感应现象中，当闭合电路中有感应电流时，电路中必定也有电动势。

在电磁感应现象中产生的电动势叫做感应电动势。无论外电路是否闭合，只要穿过电路的磁通量发生变化，电路中就存在感应电动势。

由实验可知，感应电动势的大小跟穿过电路的磁通量变化的快慢有关。磁通量变化的快慢可以由单位时间内磁通量的变化量来表示。法拉第通过精确的实验，总结出如下规律：**电路中感应电动势的大小，与穿过这一电路的磁通量的变化率成正比**，这就是**法拉第电磁感应定律**。用 ε 表示感应电动势，写成公式为

$$\varepsilon = K\frac{\Delta\Phi}{\Delta t} \tag{4-16}$$

式中，$\Delta\Phi/\Delta t$ 是穿过线圈的磁通量的变化率；K 是比例系数，它的数值跟式中各量单位的选择有关。在国际单位制中，$\Delta\Phi$、Δt 和 ε 的单位分别是韦伯(Wb)、秒(s)和伏(V)，这时 $K=1$，式(4-16)可改写成：

$$\varepsilon = \frac{\Delta\Phi}{\Delta t} \tag{4-17}$$

在实际工作中，为了获得较大的感应电动势，常采用多匝线圈，由于穿过每匝线圈的磁通量的变化率都相同，而 n 匝线圈就是由 n 个单匝线圈串联而成的，因此整个线圈的感应电动势为

$$\varepsilon = n\frac{\Delta\Phi}{\Delta t} \tag{4-18}$$

例 4-5　一匀强磁场的磁感应强度为 8×10^{-3} T，一矩形线圈的两边各为 5cm 和 6cm，放在此磁场中，且线圈平面和磁场方向平行，则此时穿过线圈的磁通量为多大？如线圈绕与磁场垂直的任一边转动 $90°$，此时穿过线圈的磁通量为多大？如匀速转动一次所需时间为 0.05s，则在此过程中产生的感应电动势为多大？

解：$B=8\times10^{-3}$ T，$B_1=0$ T，$a=0.05$m，$b=0.06$m，$t=0.05$s

当线圈平面和磁场方向平行时，穿过线圈的磁通量为

$\Phi_1 = B_1 S = B_1 ab = 0\text{T}\times0.05\text{m}\times0.06\text{m} = 0\text{Wb}$

当线圈平面和磁场方向垂直时，穿过线圈的磁通量为

$\Phi_2 = BS = Bab = 8\times10^{-3}\text{T}\times0.05\text{m}\times0.06\text{m} = 2.4\times10^{-5}\text{Wb}$

感应电动势大小为

$$\varepsilon = \frac{\Delta\Phi}{\Delta t} = \frac{\Phi_2 - \Phi_1}{\Delta t} = \frac{2.4\times10^{-5}\text{Wb} - 0\text{Wb}}{0.05\text{s}} = 4.8\times10^{-4}\text{V}$$

答：当线圈平面和磁场方向平行时，穿过线圈的磁通量为 0Wb，当线圈平面和磁场方向垂直时，穿过线圈的磁通量为 2.4×10^{-5} Wb，感应电动势大小 4.8×10^{-4} V。

四、自感现象

我们知道，穿过闭合电路的磁通量发生变化，将在闭合电路中产生感应电动势和感应电流，那么，如果因通过导体或线圈本身的电流改变令磁通量产生变化时，又将产生什么现象呢？下面我们通过实验进行探究。

如图 4-27(a) 所示，A_1 和 A_2 是两个同样规格的灯泡，L 是铁芯线圈。合上电键 K，调节变阻器 R，使两个灯泡同样明亮，再调节变阻器 R'，使两个灯泡正常发光，然后断开电键 K。当再合上电键 K 时，观察两灯泡亮度的变化情况，并进行解释。

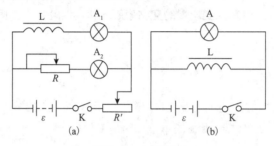

图 4-27　自感现象

如图 4-27(b) 所示，灯泡 A 跟带有铁芯、电阻较小的线圈 L 并联。接通电路，灯泡 A 正常发光；观察灯泡亮度的变化情况，并进行解释。

在如图 4-27(a) 所示实验中，当再合上电键 K 时，可以看到灯泡 A_2 立即正常发光，灯泡 A_1 却是逐渐达到正常亮度。灯泡 A_1 不是立即正常发光，这是由于电路接通时，通过线圈的电流增大，穿过线圈的磁通量也随之增大。由楞次定律可知，线圈中会产生感应电动势，以阻碍线圈中电流的增大，使通过灯泡 A_2 的电流只能逐渐增大，从而导致了灯泡 A_2 只能慢慢地亮起来。

在如图 4-27(b) 所示实验中，断开电键 K 时，灯泡 A 的亮度瞬间增大，然后才熄灭。这是因为电路断开时，流过线圈 L 的电流减弱，穿过线圈的磁通量也减少，线圈中会产生感应电动势，以阻碍线圈中电流的减小。这时线圈 L 起了电源的作用，产生了一个比电池的电动势还大的感应电动势，感应电流和电路中原电流方向相同，形成短暂的较大的电流，所以使灯泡 A 突然发出很亮的光，然后才熄灭。

通过实验和分析可知，当导体中的电流发生变化时，导体本身会产生一个阻碍电流变化的感应电动势。

像这种由于导体本身的电流变化而产生感应电动势的现象，叫做自感现象。 在自感现象中产生的感应电动势叫做**自感电动势**。

由法拉第电磁感应定律可知，自感电动势和所有的感应电动势一样，它的大小是跟穿过线圈回路的磁通量的变化率 $\Delta\Phi/\Delta t$ 成正比的。但在自感现象中，磁通量的变化率跟通过线圈电流的变化率 $\Delta I/\Delta t$ 有关，因为磁通量的变化是由电路本身的电流变化引起的。所以，**对于给定的线圈，自感电动势的大小跟电流的变化率成正比。**

$$\varepsilon = \frac{\Delta\Phi}{\Delta t} = L\frac{\Delta I}{\Delta t} \tag{4-19}$$

式中的比例常数 L 叫做线圈的**自感系数**，简称**自感**或**电感**。**自感系数是反映线圈对电流变化阻碍作用的一种特性**。它与线圈本身的匝数、大小、形状及线圈有无铁芯等因素有关。线圈的匝数越多，直径越大，它的自感系数越大。线圈加铁芯后，自感系数更大。

自感系数的单位是**亨利**(符号 H)。如果线圈中的电流的变化率是 1A/s，线圈两端的自感电动势是 1V 时，这个线圈的自感系数就是 1H。

$$1H = 1V \cdot s/A$$

常用的较小单位是 mH 和 μH。

$$1H = 10^3 mH$$
$$1mH = 10^3 \mu H$$

自感现象在生产实践中有很多应用，半导体收音机中的高频线圈、日光灯和紫外线灯电路中的镇流器，都是应用自感现象的例子。

(二)紫外线灯

紫外线灯的电路　紫外线灯的电路和日常使用的日光灯的电路相同(图 4-28)，**主要由灯管、镇流器和启辉器组成**。与日光灯不同的是紫外线灯管是用石英玻璃制成的，内壁不涂荧光粉，可让具有荧光作用的紫外线通过，管内充有稀薄的水银蒸气，在 500V 左右的高压激发导电时，水银蒸气就会发出紫外线。

1. 启辉器　启辉器是充有氖气的小玻璃泡，泡外有铝壳或塑料壳保护，泡内有两个电极：一个是固定不动的静触片，另一个是双金属片制成的 U 形触片。当开关闭合后，电源电压大部分加在启辉器的两触片上，引起氖气放电发出辉光，辉光产生的热量使 U 形触片受热膨胀伸长，而和静触片接触把电路接通。电路一接通，启辉器中的氖气就停止放电，U 形触片受冷收缩，两个触片分离，电路突然中断。

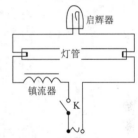

图 4-28　紫外线灯电路图

2. 镇流器　镇流器是一带铁芯的线圈，在紫外线灯的电路中起两个作用：一是在启辉器断开的瞬间，通过镇流器的电流突然减小，由于自感现象，镇流器的两端会产生一个很高的自感电动势，加到紫外线灯两端，使灯管两端间的气体被激发导电而发出紫外线，即"点亮"紫外线灯；二是在紫外线灯点亮后，因镇流器有一定的电阻和自感，它和灯管串联起限流作用，保证紫外线灯在一定的电流下正常工作。

例 4-6　一线圈的自感系数为 0.5H，通过的电流为 2.5A，在 0.01s 内，电路中的电流降为零。求线圈中产生的自感电动势的大小。

解：$L = 0.5H$，$I_1 = 2.5A$，$I_2 = 0$，$t = 0.01s$

根据 $\varepsilon = L \dfrac{\Delta I}{\Delta t}$ 得自感电动势的大小为

$$\varepsilon = L \frac{\Delta I}{\Delta t} = 0.5H \times \frac{0A - 2.5A}{0.01s} = -125V$$

答：自感电动势的大小是 125V。

1. 磁场　存在于磁体或电流周围空间的一种特殊物质叫做磁场。物理学中规定小磁针 N 极在磁场中某点所指的方向就是该点的磁场方向。

2. 磁感线　是在磁场中画出的一系列有方向的曲线，曲线上每一点的切线方向都跟该点的磁场方向一致。

3. 磁感应强度　在磁场中某处，垂直于磁场方向的通电导线，受到的磁场力 F 跟电流 I 和导线长度 L 的乘积 IL 的比值，叫做磁场中该处的磁感应强度：$B = \dfrac{F}{IL}$。

4. 磁通量　垂直穿过磁场中某一个面的磁感线的条数，叫做穿过这个面的磁通量，简称磁通，用 Φ 表示：$\Phi = BS$。

5. 法拉第电磁感应定律　电路中感应电动势的大小，跟穿过这一电路的磁通量的变化率成正比，这就是法拉第电磁感应定律 $\varepsilon = n\dfrac{\Delta\Phi}{\Delta t}$。

6. 楞次定律　感应电流的磁场总是阻碍引起感应电流的磁通量的变化，这一规律叫做楞次定律。

7. 自感现象　由于导体本身的电流变化而产生感应电动势的现象，叫做自感现象。对于给定的线圈，自感电动势的大小跟电流的变化率成正比：$\varepsilon = \dfrac{\Delta\Phi}{\Delta t} = L\dfrac{\Delta I}{\Delta t}$。

第4节 交 流 电

学习目标

1. 掌握交流电、周期、频率、有效值、最大值、线电压及相电压的概念和安全用电常识。

2. 了解交流电的产生和常用的三相四线制供电线路。

3. 了解电疗、磁疗、人工呼吸和胸外心脏按压等知识。

一、正弦交流电的产生及变化规律

大小和方向都随时间做周期性变化的电流叫做交流电。其中按正弦函数规律变化的交电流叫**正弦交流电**。矩形线圈在匀强磁场中匀速转动就可以产生正弦交流电。正弦交流电的图像是一条**正弦曲线**(图 4-29)。

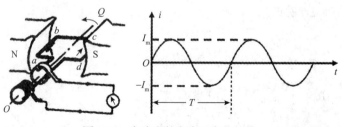

图 4-29　交流电的产生及变化规律

二、交流电的周期、频率、最大值和有效值

(一) 交流电的周期和频率

周期　交流电完成一次周期性变化所需要的时间，叫做交流电的周期，用 T 表示，单位是**秒**($\mathbf{s}$)。

频率　交流电在 **1s** 内完成周期性变化的次数，叫做交流电的频率，用 f 表示，单位是**赫兹**($\mathbf{Hz}$)。

周期和频率都是表示交流电变化快慢的物理量，根据周期和频率的定义可知：

$$T = \frac{1}{f} \quad 或 \quad f = \frac{1}{T} \tag{4-20}$$

我国工农业生产和日常生活中使用的交流电，周期是 0.02s，频率是 50Hz。

(二) 交流电的最大值和有效值

最大值　交变电流的最大值是指交变电流在一个周期内所能达到的最大值，它可以用来表示交变电流的强弱或电压的高低(I_m，ε_m，U_m)。

有效值　交流电的电压和电流的瞬时值是时刻在变化的，为了使交流电跟直流电的实际效果可以比较，就用有效值来表示交流电的大小。交流电的有效值是根据电流的热效应来规定的。让交流电和直流电分别通过阻值相同的电阻，在相同的时间内如果产生的热量相同，那么，这个直流电的数值就叫做该交流电的有效值(I，ε，U)。

正弦交流电的最大值与有效值的关系：

$$I = \frac{I_m}{\sqrt{2}} = 0.707 I_m, \quad \varepsilon = \frac{\varepsilon_m}{\sqrt{2}} = 0.707 \varepsilon_m, \quad U = \frac{U_m}{\sqrt{2}} = 0.707 U_m$$

各种交流用电器上标明的额定电压或额定电流都是指有效值，交流电压表和交流电流表测量的数值也是交流电的有效值。我国照明电路的电压为 220V，工农业生产中动力电路的电压一般为 380V，也是指有效值。**对于交流电，凡是没有特别说明的，都是指它的有效值。**

例 4-7　照明电路的电压为 220V，这指的是有效值吗？若是有效值，那么它的最大值是多少？

解：$U = 220\text{V}$

$$U = \frac{U_m}{\sqrt{2}} = 0.707 U_m$$

所以 $U_m = \dfrac{U}{0.707} = \dfrac{220\text{V}}{0.707} = 311\text{V}$

答：照明电路的电压为 220V，这指的是有效值，它的最大值是 311V。

三、交流电三相四线制供电线路

交流电常用的供电系统是采用三相四线制，在整个系统中，中性线与保护线是合用的。供电线路图如图 4-30 所示。相线与相线间的电压是**线电压** $U_线$，相线与中性线间的电压是**相电压** $U_相$，我国的相电压为 220V，线电压为 380V。

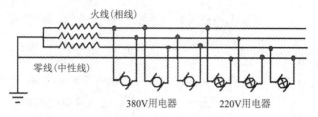

火线(相线)

零线(中性线)

380V用电器   220V用电器

图 4-30   三相四线供电线路图

用测电笔来判断照明电路中的火线、零线。在照明电路中，火线(相线)和零线(中性线)可以用测电笔来判断，当笔尖与火线接触时，笔内氖灯发红光；当笔尖与零线接触时，笔内氖灯不发光。

知识链接

一些国家或地区的交流电单相电压值和频率

国家或地区	电压/V	频率/Hz	国家或地区	电压/V	频率/Hz
澳大利亚	240	50	意大利	127/220	50
比利时	230	50	日本	100	50/60
巴西	110/220	60	韩国	110/220	60
加拿大	120	60	墨西哥	127	60
中国内地	220	50	荷兰	230	50
中国香港	230	50	挪威	230	50
中国台湾	110	60	菲律宾	110/220	60
埃及	220	60	俄罗斯	220	50
法国	230	50	西班牙	127/220	50
德国	230	50	瑞士	220	50
印度	230	50	美国	120	60
伊拉克	220	50	英国	230	50

四、电疗和磁疗

(一)交流电疗

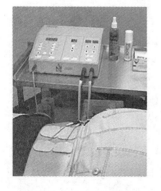

图 4-31   低频电疗法

1. 低频电疗   医学上把用频率在 **1kHz** 以下的电流治疗疾病，叫做**低频电疗**。低频电疗具有促进局部血液循环、提高肌肉组织代谢、镇静中枢神经系统等作用，适用于治疗神经麻痹、肌肉萎缩及劳损等(图 4-31)。在实用中要注意选择适当的频率、通电时间、电流、电压高低和脉冲波形。通常低频电疗的电流为 1～30mA，电压为 100V 以下。

2. 中频电疗   医学上把用频率为 **1～100kHz** 的电流治疗疾

病，叫做中频电疗。通常中频电疗电流为 1～100mA，电压为 100V 以下。

中频电流对机体的作用仍然是刺激作用。但与低频电流不同的是频率比较高，周期较短，波宽较窄，每次对机体刺激的时间较短。中频电疗能调节自主神经，促进腺体分泌，改善血液循环，主要治疗作用有镇痛、消炎、松解粘连、软化瘢痕和锻炼骨骼肌等。

3. 高频电疗 医学上把用频率为 **100kHz** 以上的正弦交变电流治疗疾病，叫做**高频电疗**。高频电流与直流电、低频电流对机体的作用有着很大的区别。当高频电流加于人体时，振荡频率高，电流方向改变得极快，使人体体液中的离子不会发生显著的位移，离子浓度的变化极小，只能在平衡位置附近振动，因摩擦而生热，所以高频电疗主要是产生热作用。

选择一定幅度和一定频率的高频电流，让其在体内产生足够的热量，借以达到治疗目的，这种方法叫做透热疗法。按所使用的交流电频率，可分为中波（1～3MHz）、短波（3～30MHz）和超短波（30～300MHz）三种透热疗法。

透热疗法能使人局部或全身发热，促进血液循环，改善组织营养和功能状态、抑制细菌的生长，并有消炎、镇痛等作用。另有一种频率在 150～1000kHz 的高频电疗，叫做达松伐电疗法。它能调节神经血管功能，降低血压，还能治疗神经痛、偏头痛、神经性耳鸣、冻疮等疾患（图 4-32）。

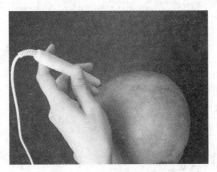

图 4-32 高频电疗法

利用高频电流的热作用，不仅可以治疗多种疾病，而且可用于外科手术。把高频电源的一端接到一个刀状电极上，当高频电流通过电极进入人体时，会产生大量的热而使刀口组织裂开，起到手术刀的作用。所以把这种装置叫做高频电刀。手术时，毛细血管因受热而封闭，所以又可起到止血作用。

（二）磁疗

人体细胞是具有一定磁性的微型体，近年来，磁的生物学效应越来越引起人们的注意。磁场对人体的神经、体液、血细胞、血脂等都有一定影响。磁场能增强白细胞吞噬细菌的能力；可提高机体免疫功能，使机体对疾病的抵抗力增强，有扩张毛细血管、调节微循环的作用；能增强内分泌腺的功能。现代科学技术可以确定，外加磁场对细胞主要是细胞类脂液晶膜层的影响及细胞间协调关系的整合作用，是磁场可以治病、健身的主要原因。

利用磁场治疗疾病的方法叫做磁疗。磁疗主要有以下几种。

1. 静磁疗法　静磁疗法即用稀土钴合金或钕铁硼合金等永磁材料做成各种形状的器具，如磁片、磁珠、磁腰带或根据疾病部位做成特殊形状，固定在病变部位进行治疗的方法。图 4-33 是磁疗枕头和磁疗腰带。静磁疗法有消炎、止痛、促进毛细血管增生、表皮生成等作用，对癌症、妇女痛经、颈椎病、哮喘、癫痫等疾病有较好的疗效。

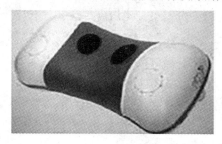 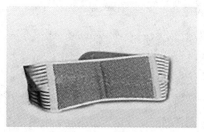

图 4-33　磁疗枕头和磁疗腰带

2. 经络磁疗法　经络磁疗法是以经络学为依据，将传统的中医理论特别是针灸理论与现代医学相结合，把小磁块(磁场)作用于疾病相应的穴位表面，通过磁场激发经络产生循环效应，调整气血，促进血液循环、新陈代谢，在体内诱发热能，以达到治疗目的。经络治疗法是 20 世纪 70 年代以来磁疗的新发展，被广泛应用在内、外、妇、五官及皮肤等各科的有关疾病治疗中。

3. 复合磁场疗法　20 世纪 80 年代后期，磁疗在神经方面的研究及应用很广泛，磁疗器具产生的磁场从静磁场发展成为复合磁场。磁疗仪不仅可产生交变磁场，还可产生脉冲磁场。复合磁场对精神疾病、青光眼、白内障、高血压等多种疾病有良好的治疗效果。

4. 磁化水疗法　水经磁化处理，水的理化功能发生变化，保持有生物效应的活性水叫做**磁化水**。磁化水能增高渗透压、改善通透性、增强消化功能、创造消化吸收营养物质的生理条件。磁化水还能延缓人体细胞衰老，抑制结石的形成，对已形成的结石还有溶解、促排作用。磁化水在保健中得到了很好的应用。

五、安全用电常识

案例 4-1　根据有关部门数据统计，我国每年非正常死亡人数超过 320 万人！其中因触电死亡的人数约 8000 人！仅 2016 年全国各地就发生多起骇人听闻的触电事故：2016 年 8 月 20 日上午 9 点左右，郑州的两名宽带安装工人在铺设网线时，因距离高压线太近，导致网线通电，击中两人，致使 2 人当场身亡。2016 年 7 月 24 日下午，深圳市福田区新兴村 15 栋一住户发生漏电事故，致使男主人当场死亡，妻子重症住院。……

　　问题：1. 什么叫做触电？
　　　　　　2. 常见的人体触电类型有哪些？
　　　　　　3. 安全用电要注意什么事项？

电能的使用，给我们的生活、医疗和护理等工作带来了极大的方便。然而稍有不慎，也会引发各种事故，为此我们必须掌握一定的安全用电常识。在使用电气设备时，应严格执行安全用电的有关规程，以避免人身和设备事故的发生。

(一)触电

1. 触电　因触及带电体而使人体通过较大电流，以致引起人身伤害甚至死亡的现象叫做触电。触电对人体的伤害程度取决于通过人体电流的大小、频率、途径和时间的长短。

2. 常见的人体触电类型

(1)单线触电：即电流从一根火线通过人体流入大地造成的触电[图 4-34(a)]。

(2)两线触电：即电流从一根导线通过人体流入另一根导线造成的触电[图 4-34(b)]。

(3)跨步电压触电：即当高压输电线折断落地，电流入地。人走近电线落地点，在两脚踏地的两点间有电压(跨步电压)存在，使电流通过人体而造成的触电[图 4-34(c)]。

(4)漏电触电：即电气设备因绝缘损坏或带电导体碰壳而使外壳带电，人触及带电设备外壳而造成的触电[图 4-34(d)]。

(5)击穿触电：人靠近高压带电体(如高压线)，高压带电体击穿空气放电而造成人体触电[图 4-34(e)]。

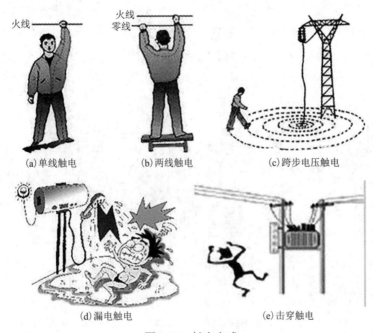

图 4-34　触电方式

(二)安全用电措施

1. 安全电压　人体是导体，当人体接触设备的带电部分，就有电流流过人体，当 1mA 左右的电流通过人体时就会使人有发麻的感觉，当大于 10mA 的交流电或大于 50mA 的直流电通过人体时就有生命危险。一般情况下当人体触及的电压不超过 36V 时，通过人体的电流就不会达到危及人身安全的程度。所以**通常规定36V及以下的电压为安全电压**。大量的事实证明，对潮湿或其他的特殊环境，安全电压则相应降至24V或12V；一般认为频率在25～300Hz的交流电对人体造成的危害最大；电流经过心脏或神经组织丰富处最为危险；触电时间越长，对人体的伤害越大。因此，当发现有人触电时，应立即设法使触电者脱离电源，迅速采取措施，使触电者脱险。

知识链接

安全电压

　　为什么通常规定**36V及以下的电压为安全电压**呢？原来人体通过**5mA以下**的电流时，只产生"麻电"的感觉，没有危险。而人的干燥皮肤的电阻一般在**10000Ω以上**，在**36V电压下**，通过人体的电流在**5mA以下**。所以，一般说来36V的电压对人体是安全的。

　　但应注意**"在潮湿的环境里"安全电压值应低于36V**。因为在这种环境下，人体皮肤的电阻变小，这时加在人体两部位之间的电压即使是36V也是危险的。所以，这时应采用更低的**24V或12V**电压才安全。

2. 安全用电注意事项　为防止触电事故发生，应注意以下几点：①一般都不要带电操作。②各种电器设备的金属外壳都必须按规定采用专门的接地保护，使用三线插头，一旦某电器金属外壳带电，电流将经过地线从大地流走，以确保人体用电安全。③要防止导线绝缘部分的损坏，开关、插座等要防止裂开。否则，如果当火线和零线直接接触时，就会发生短路，引起火灾。④不要用湿手接触开关、插头、用电器，不能在电线上晾衣物。在任何情况均不能用手直接鉴定接线端或裸导线是否带电。⑤电器发生火灾时，首先切断电源，绝不能在带电情况下用水救火（图4-35）。

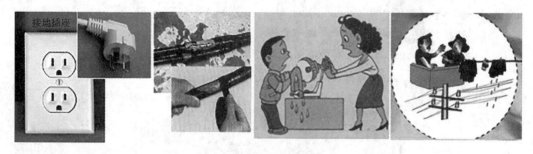

图4-35　安全用电注意事项

(三)触电急救方法

　　一旦发现有人触电，应首先切断电源或用干燥木棍、竹竿将电线挑开（绝不能用手去拉或用金属棒去挑），使触电者迅速脱离电源。拨打"120"，同时根据情况采取紧急救护措施：①如果触电者神志清楚，呼吸正常，可让触电者到空气新鲜的地方安静休息；如果触电者已失去知觉，但呼吸没有停止，应使其安静仰卧，解开衣扣以利呼吸；如果呼吸困难，发生抽筋现象，必须施行人工呼吸。②如果触电者呼吸、心跳停止，不可轻易认为已经死亡，而应立即连续地进行人工呼吸和胸外心脏按压法，尽可能抢救其生命，并想办法迅速送到医院做进一步抢救治疗（图4-36）。

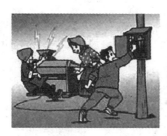
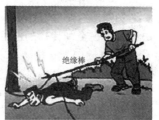

绝缘棒

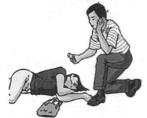
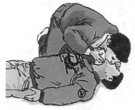
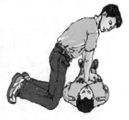

图 4-36　应急救护

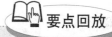

要点回放

1. 交流电　大小和方向都随时间做周期性变化的电流叫做交流电。

2. 周期　交流电完成一次周期性变化所需要的时间，叫做交流电的周期，用 T 表示，单位是秒(s)。

3. 频率　交流电在 1s 内完成周期性变化的次数，叫做交流电的频率，用 f 表示，单位是赫兹(Hz)。

4. 最大值　交变电流的最大值是指交变电流在一个周期内所能达到的最大值，它可以用来表示交变电流的强弱或电压的高低。

5. 有效值　让交流电和直流电分别通过阻值相同的电阻，在相同的时间内如果产生的热量相同，那么，这个直流电的数值就叫做该交流电的有效值。

6. 触电　因触及带电体而使人体通过较大电流，以致引起人身伤害甚至死亡的现象叫做触电。

7. 安全电压　通常规定 36V 及以下的电压为安全电压。

第 5 节　电　磁　波

学习目标

1. 掌握电磁波和电磁波谱的概念。
2. 熟悉紫外线、红外线和微波在医疗工作中的应用。
3. 了解电磁辐射与环境污染。

一、电　磁　波

1865 年，英国物理学家麦克斯韦(1831—1879)提出：不仅电荷能产生电场，**变化的磁场也能产生电场**；并且，不仅电流能产生磁场，**变化的电场也能激发磁场**。根据麦克斯韦的理论，如果在某一区域有不均匀的电场(或磁场)，则会在邻近区域激发变化的磁场(或电场)；如果这个磁场(或电场)的变化又是不均匀的,则在较远区域里又会激发变化的电场(或磁场)。**这种变化的电场和磁场交替产生,由近及远在空间传播的过程,叫做电磁波**,如图 4-37 所示。电磁波是由电磁振荡产生的。1882 年,德国物理学家赫兹用实验证实了麦克斯韦的理论。

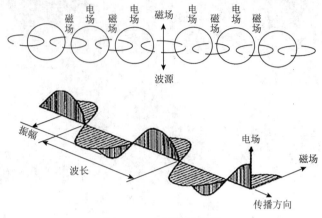

图 4-37 电磁波的传播

二、电 磁 波 谱

电磁波的频率范围相当宽广,它包括无线电波、微波、红外线、可见光、紫外线、伦琴射线(即 X 射线)、γ 射线,按它们的频率高低(波长大小)的顺序依次排列起来,叫做**电磁波谱**(图 4-38)。

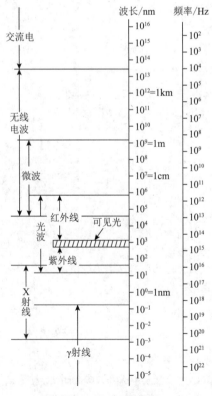

图 4-38 电磁波谱

从无线电波到 γ 射线，都是本质上相同的电磁波，遵循共同的规律，同时在传播过程中都伴随着能量的向前传递。但从另一方面，由于它们的频率(或波长)不同，产生的机制不同，又表现出不同的个性，有不同的应用。

三、红外线、紫外线及微波在医护工作中的应用

(一) 红外线

英国物理学家赫歇耳于 1800 年发现了红外线。除太阳外，还有火焰、电灯、车辆、飞机、建筑物、人体等都能辐射红外线。可以说，一切物体都在辐射红外线，只是辐射的红外线的波长和强度不同而已。

红外线被物质吸收后，不会使物质分子激发或电离，但能使物质分子的热运动加剧。所以，**红外线最显著的特性是热作用**。医学上常用红外线作局部加热，使局部温度升高，从而使血管舒张，血流加速，促进组织的代谢，它对各种神经炎、关节炎、循环障碍等疾病有一定疗效。但红外线对眼有一定的损害作用，它会使晶状体发生混浊，引起白内障，应注意防护。

(二) 紫外线

德国物理学家里特于 1801 年发现紫光线。一切高温物体，如太阳、弧光灯等发出的光中都含有紫外线。紫外线的能量较大，被物质吸收后常能引起分子或原子的电离，产生较强的化学反应，紫外线使许多物质发出荧光。**紫外线的生物效应主要是光化作用**。

医学上把太阳叫做最大的消毒器，就是因为太阳中的紫外线能杀灭地球表面和空气中的致病菌，预防传染病的发生和传播。医院里也常用紫外线灯照射病房和手术室进行消毒。这是因为细菌受紫外线照射后，蛋白质分子受到光化作用破坏而死亡。现在，医学上常用紫外线治疗银屑病、粉刺、特异性皮炎等皮肤疾病。紫外辐射除了直接作用于皮肤，对人体全身还会产生许多影响：它能增强交感肾上腺功能，提高免疫反应；促进磷、钙代谢，增强人体对环境污染的抵抗力；适量的紫外线可降低血压和血清胆固醇；紫外线可以促进骨骼钙化，具有抗佝偻病的作用。为了增强体质，促进身体健康，适当晒晒太阳有一定好处。但过强的紫外线会伤害人的眼睛和皮肤，引起电光性眼炎并使皮肤变黑变粗糙，严重的甚至会引起皮肤癌，因此人们要注意避开强光和杀菌紫外线灯管中的强紫外线。

(三) 微波

波长在 0.1mm～1m 的无线电波，叫做微波。微波的波长长，光子能量小，对组织不足以引起电离作用。它的主要特点是对皮肤、脂肪、肌肉和骨骼组织的透热效应比较均匀。

在医学上用微波照射来治疗疾病，微波治疗效果较好的有：神经痛、慢性肺炎、哮喘、肝炎、胆囊炎、扭伤、牙龈炎等。微波还可用于突发性心肌病患者的抢救，用大剂量微波照射治疗一些部位较浅的恶性肿瘤也有一定疗效。微波在诊断方面也有很好的应用，用超高灵敏度的低噪声微波接收器对人体进行扫描接收，探测人体自然热辐射中的微波部分，可以得到分辨率相当高的热像图。因为癌组织的温度略高于正常组织，所以这种测温技术提供了一种探测体内癌症的新方法。但微波长期作用在人体上具有危险性，应注意防护。

四、电磁辐射与环境污染

(一)电磁污染

电磁波向空中发射或泄漏的现象,叫做**电磁辐射**。电磁辐射是以一种看不见、摸不着的特殊形态存在的物质。空间存在过量的电磁辐射就会造成**电磁污染**。

(二)电磁污染的来源及危害

电磁污染包括天然和人为两种来源。天然电磁污染是指某些自然现象,如雷电、火山喷发、地震和太阳黑子活动引起的磁暴等。天然电磁污染对短波通信干扰严重。人为电磁污染源包括:广播电视发射设备,包括各地广播电视的发射台和中转台;通信雷达及导航发射设备通信,包括短波发射台、微波通信站、地面卫星通信站、移动通信站;工业用电磁辐射设备:主要为高频炉、塑料热合机、高频介质加热机等;医疗用电磁辐射设备:主要为高频理疗机、超短波理疗机、紫外线理疗机等;科学研究用电磁辐射设备:主要为电子加速器及各种超声波装置、电磁灶等;电力系统电磁辐射,高压输电线、变电站和发电厂等;家用电器电磁辐射,包括计算机、显示器、电视机、微波炉、无线电话等。日常生活中碰到的广播、电视效果突然变差,几乎都是电磁干扰造成的。此外,电磁污染还对人体健康造成伤害,被人们称为"隐形杀手"。

(三)电磁辐射危害人体的机制

电磁辐射危害人体的机制主要是热效应、非热效应和累积效应等。

1. 热效应　人体70%以上是水,水分子受到电磁波辐射后相互摩擦,引起机体升温,从而影响到体内器官的正常工作。

2. 非热效应　人体的器官和组织都存在微弱的电磁场,它们是稳定和有序的,一旦受到外界电磁场的干扰,处于平衡状态的微弱电磁场,即将受到破坏,人体也遭受损伤。非热效应体现在以下几方面。

(1)神经系统:人体反复受到电磁辐射后,中枢神经系统及其他方面的功能发生变化,例如,条件反射性活动受到抑制,出现心动过缓等。

(2)感觉系统:低强度的电磁辐射,可使人的嗅觉灵敏度下降,当人头部受到低频小功率的声频脉冲照射时,就会使人听到好像机器响、昆虫叫或鸟鸣的声音。

(3)免疫系统:我国有学者初步观察到,长期接触低强度微波的人和同龄的正常人相比,其体液与细胞免疫指标中的免疫球蛋白 IgG 降低,T 细胞花环与淋巴细胞转换率的乘积减小,使人体的体液与细胞免疫能力下降。

(4)内分泌系统:低强度微波辐射,可使人的丘脑-垂体-肾上腺功能紊乱;促肾上腺皮质激素释放激素(CRH)、促肾上腺皮质激素(ACTH)活性增加,内分泌功能受到显著影响。

(5)遗传效应:微波能损伤染色体。动物实验已经发现;用 195MHz、2.45GHz 和 96Hz 的微波照射老鼠,会在 4%~12% 的精原细胞中形成染色体缺陷,老鼠能继承这种缺陷,而染色体缺陷可引起受伤者智力迟钝、平均寿命缩短。

3. 累积效应　热效应和非热效应作用于人体后,在对人体的伤害尚未来得及自我修复之前,如果再次受到电磁波辐射,其伤害程度就会发生累积,久之会成为永久性病态,危及生命。对于长期接触电磁波辐射的群体，即使功率很小，频率很低，也可能会诱发想不到的病变，应该引起警惕。

(四)电磁污染对人体健康有五大危害

(1)电磁辐射是心血管疾病、糖尿病、癌突变的主要诱因。

(2)电磁辐射对人体的生殖系统、神经系统和免疫系统造成直接伤害。

(3)电磁辐射是造成孕妇流产、不孕、畸胎等病变的诱发因素。

(4)过量的电磁辐射直接影响儿童组织和骨骼发育，造成视力下降，肝脏造血功能下降，严重者可导致视网膜脱落。

(5)电磁辐射可使男性性功能下降，女性内分泌紊乱，月经失调。

(五)电磁辐射的防护

1. 距离防护

根据电磁场强度在传播过程中随距离的增加而减弱的原理，可以采取远离辐射源的方法，使工作地点位于辐射强度最小的地方，避免在靠近辐射源的正前方工作或停留。如在手机接通或者拨出时，手机应尽可能远离身体，在通话的过程中，人体与手机天线也要保持一定的距离。

2. 屏蔽防护与个人防护相结合

在无法远离电子产品和电磁辐射环境的情况下，可以利用有效的方法，将电磁能量限制在规定的空间内，阻止其传播扩散；另一方面，也可以穿戴专用的防护衣帽和眼镜(图 4-39)，加强对自己的内脏系统、泌尿生殖系统和眼部的防护。目前，世界各国的专家们已经研制出了大量的电磁防护产品，如防护墙纸、防护透明薄膜、屏蔽服、防护眼镜、"护胎宝"围裙、移动电话防辐射屏、计算机显示器防护屏、计算机电磁辐射防护罩等，这些产品都能起到一定的防护作用。

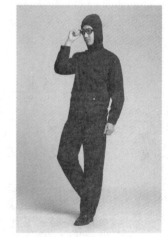

图 4-39　电磁波防护衣帽和眼镜

3. 加强锻炼与合理饮食

加强锻炼，增强体质，能提高自身免疫能力。另外，平时多喝绿茶，多吃一些富含维生素 B 的食物，如胡萝卜、海带、油菜、卷心菜及动物肝脏等，也有利于调节人体电磁场紊乱的状态，增加机体抵抗电磁辐射污染的能力。

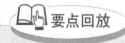　要点回放

1. 电磁波　变化的电场和磁场交替产生，由近及远在空间传播的过程，叫做电磁波。

2. 电磁波谱　电磁波的频率范围相当宽广，它包括无线电波、微波、红外线、可见光、紫外线、X 射线(即伦琴射线)、γ 射线，按它们的频率高低(波长大小)的顺序依次排列起来，叫做电磁波谱。

3. 红外线最显著的特性是热作用。**紫外线**的生物效应主要是光化作用。**微波**是波长为 0.1mm～1m 的无线电波。

4. 电磁辐射　电磁波向空中发射或泄漏的现象，叫做电磁辐射。

5. 电磁污染　空间存在着过量的电磁辐射就会造成电磁污染。

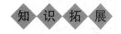

心电监护仪

心电监护仪是常用来监测危重患者的设备，可以同时对患者的心电图、呼吸、体温、血压、血氧饱和度、脉率等生理参数进行精密测试和测量的实用医学仪器设备，如图 4-40 所示。它能直观地将需要检测和监控的数据显示到显示器上，供医院的工作人员对患者的病情进行判断和治疗。每个可以监测的数据一般都设置了其参考值，起对比作用，如患者的实际值不在安全值之内，则会自动报警。

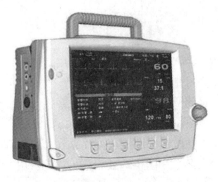

图 4-40　心电监护仪

心电监护仪系统的组成　心电监护仪系统由心电记录器、压力监测器、呼吸监测器、体温监测器、计算机处理系统和阴极射线示波器组成。

心电监护仪的原理　心电活动、血压经压力传感器变成电信号传入处理器，呼吸活动由呼气、吸气造成胸腔电阻的改变，经心电导连线与心电活动同时传入处理器，处理器将来自患者体内的电信号放大后，经微型计算机处理后变成波形输出与数字信号输出，经光电显示系统显示于阴极射线示波器的屏幕上。

心电监护仪操作程序如下：

(1) 连接心电监护仪电源。

(2) 患者取平卧位或半卧位。

(3) 打开主开关。

(4) 用生理盐水或 75% 乙醇棉球擦拭患者胸部贴电极处的皮肤。

(5) 贴电极片，连接心电导连线，屏幕上心电示波出现。

(6) 将袖带绑在至肘窝上两横指处。

(7) 设置报警限和测量时间。

心脏除颤器

心脏除颤器又名电复律机,它是一种应用电击来抢救和治疗心律失常的医疗电子设备,如图 4-41 所示,具有疗效高、作用快、操作简便以及与药物相比更为安全等优点,在医院中得到了广泛应用。

心脏除颤器的工作原理　用较强的脉冲电流通过心脏来消除心律失常,使之恢复窦性心律的方法,称为**电击**。除颤都是利用外源性的电流来治疗心律失常的,电击除颤时作用于心脏的是一次瞬时高能脉冲,一般持续时间是 4~10ms,电能在 40~400J 内。用于心脏电击除颤的设备称为**除颤器**,它能完成电击除颤。当患者发生严重快速型心律失常时,如心房扑动、心房纤颤、室上性或室性心动过速等,往往造成不同程度的血流动力障碍。尤其当患者出现心室颤动时,由于心室无整体收缩能力,心脏射血和血液循环终止,如不及时抢救,常造成患者因脑部缺氧时间过长而死亡。如采用除颤器控制一定能量的电流通过心脏,能消除某些心律失常,可使心律恢复正常,从而使上述心脏疾病患者得到抢救和治疗。

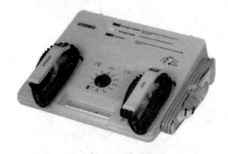

图 4-41　心脏除颤器

心脏除颤器的工作多数采用 *RLC* 阻尼放电的方法,其充放电基本原理如图 4-42 所示。电压变换器是将直流低压变换成脉冲高压,经高压整流后向储能电容 *C* 充电,使电容获得一定的储能。除颤治疗时,控制高压继电器 K 动作,使充电电路被切断,由储能电容 *C*、电感 *L* 及人体(负荷)串联接通,使之构成 *RLC*(*R* 为人体电阻、导线本身电阻、人体与电极的接触电阻三者之和)串联谐振衰减振荡电路,即为阻尼振荡放电电路,通过人体心脏的电流是双向尖峰电流。双向尖峰电流除颤效果较好,并且对人体组织损伤小。另外,除颤中存在高电压,对操作者和患者都有意外电击的危险,因此必须防止错误操作和采取各种防护措施。

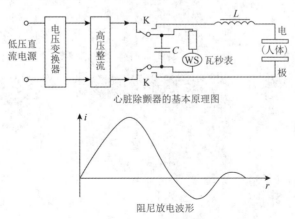

图 4-42　直流除颤器充放电的基本原理图

第 5 章

光学基础及应用

　　光学是一门发展较早的科学，早在 2400 多年前，我国古代墨翟（公元前 468～公元前 376）在《墨经》中就记载了关于光的直线传播和影像生成的原理，以及凹镜和凸镜成像的实验。眼镜的发明，被誉为影响世界文明进程的十大发明之一。光学不仅是一门基础科学，又是和现代科学技术相联系的应用科学。

　　光对人类非常重要，我们能够看到外部世界丰富多彩的景象，就是因为眼睛接收到了光，光与人类生活和社会实践有着密切关系，据统计人类由感觉器官接收到的信息中有 90% 以上是通过眼睛得来的。

　　按照研究目的的不同，光学知识可以粗略地分为两大类：一类是利用光线的概念研究光的传播规律，这类光学称为几何光学；另一类主要研究光的本质属性（包括光的波动性和光的粒子性）以及光和物质的相互作用规律，通常称为物理光学。本章我们将学习几何光学的基本知识和几种常用的光学仪器。

第 1 节　光的折射、全反射

学习目标

1. 掌握光的折射定律，介质的折射率，光密介质与光疏介质。
2. 了解光的全反射现象，掌握产生全反射现象的条件。
3. 了解光导纤维的工作原理及应用。

一、光　的　折　射

　　在自然界和日常生活中，会出现一些让我们费解的现象，如池水"变浅"了，插入水中的筷子好像在水面处折断了，雨后天空出现了彩虹，在沿海、沙漠偶尔会出现"海市蜃楼"等（图 5-1），这些现象其实都与光的折射有关，通过本节课的学习会让我们了解以上现象产生的原因。

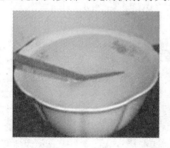
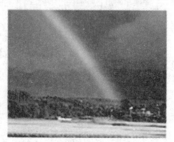
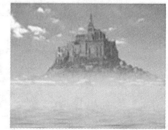

图 5-1　光的折射现象

(一)光的折射

我们知道光线从一种均匀介质射入另一种均匀介质(如从空气到水，或从玻璃到空气等)时，在两种介质的分界面上，一部分光线返回原来的介质，另一部分光线进入另一种介质，前一种现象叫做光的反射，后一种现象叫做光的折射，如图 5-2 所示。当光线发生折射时，是什么因素决定光线的偏折程度呢？在初中我们已学过光的反射遵循的规律——光的反射定律，下面我们将学习光的折射所遵循的规律——光的折射定律。

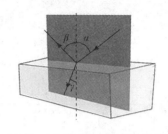

图 5-2　光的反射和折射光路图

1. 光的折射定律　1618 年，荷兰科学家斯涅耳通过大量的实验得出：当光从第一种介质射向第二种介质发生折射时，折射光线的方向遵循以下规律：

(1)折射光线在入射光线和过入射点的法线所决定的平面内，折射光线和入射光线分居在法线的两侧。

(2)入射角 α 的正弦和折射角 γ 的正弦之比，对于给定的两种介质来说，总是一个常数，即

$$\frac{\sin\alpha}{\sin\gamma} = 常数 。$$

这个结论叫做光的折射定律。

在光的折射定律中，$\dfrac{\sin\alpha}{\sin\gamma}$ 的比值和给定的两种介质有关，并且"比值"越大，光线发生的折射越明显。所以通常把"比值"叫做第二种介质相对于第一种介质的折射率。用 n_{21} 表示。即

$$\frac{\sin\alpha}{\sin\gamma} = n_{21} \tag{5-1}$$

2. 折射率　光从真空射入某种介质发生折射时，入射角 α 的正弦和折射角 γ 的正弦之比，叫做这种介质的绝对折射率，又叫做这种介质的折射率，用 n 表示。即

$$\frac{\sin\alpha}{\sin\gamma} = n \tag{5-2}$$

如果用 c 表示光在真空中的传播速度，用 v 表示光在某种介质中的传播速度，折射率还可表示为

$$n = \frac{c}{v} \tag{5-3}$$

即介质的折射率在数值上等于光在真空中的传播速度与光在介质中的传播速度之比。介质的折射率越大，光在该介质中的传播速度越小。

折射率反映光从真空进入介质后发生偏折的程度。介质的折射率越大，光线从真空进入该介质后偏离原来方向的程度越大，越靠近法线。折射率的大小由介质本身的光学性质决定，不同的介质其折射率不同。表 5-1 列出了一些常见介质的折射率。

表 5-1　一些常见介质的折射率

介质	折射率	介质	折射率	介质	折射率
水状液	1.336	空气	1.0003	酒精	1.36
玻璃体	1.336	水蒸气	1.026	石英	1.46
角膜	1.376	水	1.33	甘油	1.47
晶状体	1.424	冰	1.31	玻璃	1.5~2.0
水晶	1.54	乙醚	1.35	金刚石	2.4

真空的折射率为1，空气的光学性质和真空的光学性质很接近，空气的折射率可以近似取为1。

3. 光密介质与光疏介质　当两种介质相比较时，我们把光在其中传播速度较小的介质叫做**光密介质**，光在其中传播速度较大的介质叫做**光疏介质**。光密介质的折射率较大，光疏介质的折射率较小。

由于光在真空中的传播速度为 $c=3\times10^8\mathrm{m/s}$，比光在其他各种介质里的传播速度都大，所以，**真空与其他所有介质比较，都称得上是光疏介质**。

例 5-1　光线从真空射入某介质时，入射角是 45°，折射角是 30°，求该介质的折射率。

解：$\alpha = 45^\circ，\gamma = 30^\circ$

根据 $\dfrac{\sin\alpha}{\sin\gamma} = n$ 得

$$
\begin{aligned}
n &= \frac{\sin\alpha}{\sin\gamma} \\
&= \frac{\sin 45^\circ}{\sin 30^\circ} \\
&= \frac{\frac{\sqrt{2}}{2}}{\frac{1}{2}} \\
&= \sqrt{2}
\end{aligned}
$$

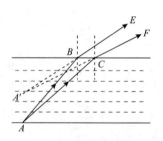

图 5-3　池水"变浅"的光路图

答：该介质的折射率是 $\sqrt{2}$。

池水"变浅"；插入水中的铅笔好像在水面处折断了；从水中看岸边的景物，景物比实际变高了；这些都属于光的折射现象。如图 5-3 所示是池水"变浅"的光路图。

知识链接

海市蜃楼

海市蜃楼，是大气光学现象。光线经过不同密度的空气层后发生显著折射，它是使远处景物显示在半空中或地面上的奇异幻景，常发生在海上或沙漠地区。古时传说这种幻景是海里的蜃吐气而成的，故而得名。在平静无风的海面、湖面或沙漠上，有时眼前会突然耸立起亭台楼阁、城郭古堡，或者其他物体的幻影，虚无缥缈、变幻莫测、宛如仙境，这就是海市蜃楼，简称蜃景。

(二) 光的色散

1. 通过三棱镜的光线　主截面为三角形的棱镜叫做三棱镜。光线从空气入射到三棱镜的一侧面上，经两次折射，向三棱镜的底面偏折，即向棱镜厚度大的一面偏折，如图 5-4 所示。

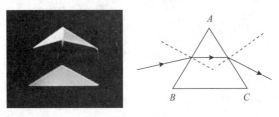

图 5-4　通过三棱镜的光线

2. 光的色散　让一束白光(可用太阳光)射向三棱镜，可以看到，白光通过三棱镜后，在屏上形成按红、橙、黄、绿、蓝、靛、紫依次排列的彩带，这种现象叫做**光的色散**，如图 5-5 所示。

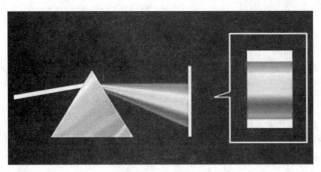

图 5-5　光的色散

　　这说明白光不是一种单纯颜色的光，而是由各种单色光组成的复色光。同一种介质对不同色光的折射率不同，不同色光通过三棱镜后的偏折角度不同，所以，当白光通过三棱镜时，三棱镜会将各单色光分开，形成红、橙、黄、绿、蓝、靛、紫七种色光。雨后天空出现的彩虹，就是属于光的色散现象。

二、全　反　射

(一) 全反射现象

　　当光线从光密介质射向光疏介质时，在界面会同时发生反射和折射现象，且折射角总是大于入射角。如果入射角增大，折射角也随着增大，当入射角增大到某一角度时，折射角会等于 90°，此时折射光线沿着介质的界面方向传播。如果继续增大入射角，光线将全部反射回原来的光密介质中，如图 5-6 所示。

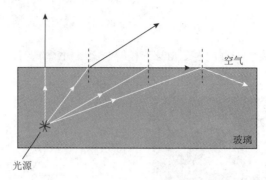

图 5-6　光从玻璃射入到空气折射角随入射角的变化情况

这种从光密介质射向光疏介质的入射光线全部反射而无折射的现象叫做全反射，如图 5-7 所示。

如果让光线从光疏介质射入光密介质绝不会产生全反射现象。

我们把光线从光密介质入射到光疏介质时，折射角等于 90° 时所对应的入射角叫做**临界角**。用字母 A 表示，如图 5-8 所示。

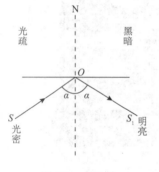

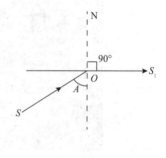

图 5-7　全反射　　　　　　　　　　图 5-8　临界角 A

由上述分析可知，**产生全反射的条件**是：

（1）**光从光密介质射入光疏介质**；

（2）**入射角大于临界角**。

表 5-2 中列出了几种物质与空气接触时的临界角。

表 5-2　几种物质与空气接触时的临界角

物质	临界角	物质	临界角
水	48.70°	金刚石	24.5°
各种玻璃	30°~42°	甘油	42.9°

全反射现象在自然界中是常见的。如在水里或玻璃里的气泡，由于光在水或玻璃跟空气的界面上发生全反射，因此气泡显得较为明亮。自然界所谓的"海市蜃楼"也与由大气上下层密度差别所引起的全反射现象有关。

全反射现象一个非常重要的应用就是利用光导纤维来传光、传像。

（二）光导纤维的工作原理

光导纤维是利用全反射规律而使光沿着弯曲途径传播的光学元件。它由非常细的纤维束组成，每束约有几万根，每根直径为 5～10μm，可用玻璃、石英、塑料等材料在高温下拉制而成，如图 5-9 所示。

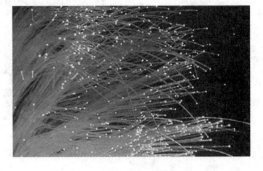

图 5-9　光导纤维

每根纤维丝分内外两层，内芯为光密介质，外套包层为光疏介质。若光线以一定的入射角 φ 从一端射入，只要使光线射到纤维壁的入射角 φ 大于内芯光密介质的临界角，就会产生全反射，则光线在内外层界面上经过多次全反射后沿着弯曲路径传到另一端，如图 5-10 所示。

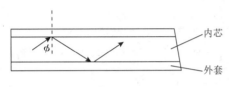

图 5-10　光导纤维的导光原理

光导纤维已被广泛地应用于光学窥视和光通信，从而在科学研究、光学仪器、通信、国防、医学等方面有着重要的应用。医学上用光导纤维制成观察人体内脏的内窥镜，如支气管镜、食管镜、胃镜、膀胱镜、腹腔镜和子宫镜等，如果配有大功率激光传输的光学纤维，还可进行内腔激光治疗。

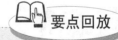

要点回放

1. 光的折射定律　折射光线在入射光线和过入射点的法线所决定的平面内，折射光线和入射光线分居在法线的两侧。入射角 α 的正弦和折射角 γ 的正弦之比，对于任意给定的两种介质来说，总是一个常数。$\dfrac{\sin\alpha}{\sin\gamma} = n_{21}$。

2. 光密介质与光疏介质　当两种介质相比较时，我们把光在其中传播速度较小的介质叫做光密介质，光在其中传播速度较大的介质叫做光疏介质。光密介质的折射率较大，光疏介质的折射率较小。

3. 光的色散　白光射向三棱镜，通过三棱镜后，在屏上形成红、橙、黄、绿、蓝、靛、紫的彩带，这种现象叫做光的色散。

4. 全反射　这种从光密介质射入光疏介质的入射光线全部反射而无折射的现象叫做全反射。

5. 产生全反射的条件：①光从光密介质射入光疏介质；②入射角大于临界角。

6. 临界角　我们把光线从光密介质入射到光疏介质时，折射角等于 90°时所对应的入射角叫做临界角。

第2节　透镜成像

📖 学习目标

1. 了解透镜的分类，了解透镜的主光轴、光心、焦点和焦距、焦度等概念。
2. 熟悉透镜的成像规律。
3. 掌握凸透镜成像几何作图法；掌握应用透镜成像公式计算简单问题的方法。

一、透　镜

(一)透镜的分类

透镜在生产、生活中很常见，从天文观测用的大型望远镜到我们身边的放大镜、眼镜、照相机、显微镜等，透镜是光学仪器中用得最广泛的光学元件。折射面是两个球面，或一个球面一个平面的透明体叫做透镜。传统光学透镜用玻璃做成，现代光学透镜由高透光性树脂做成。

透镜大致可以分为凸透镜和凹透镜两类。中央比边缘厚的透镜，叫做**凸透镜**。边缘比中央厚的透镜，叫做**凹透镜**。在如图 5-11 所示的各类透镜中，A、B、C 为凸透镜，D、E、F 为凹透镜。

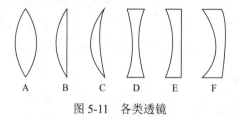

图 5-11　各类透镜

凸透镜能使光线偏向中央而会聚，又叫做会聚透镜，凹透镜能使光线偏向边缘而发散，又叫做发散透镜，如图 5-12 所示。

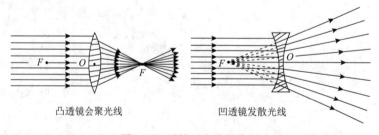

凸透镜会聚光线　　　　　凹透镜发散光线

图 5-12　透镜对光线的作用

(二)透镜的主光轴、光心、焦点、焦距和焦度

1. 主光轴(C_1C_2)　通过透镜两个球面的球心 O_1O_2 的直线。

2. 光心(O)　薄透镜(厚度比球面的半径小得多的透镜)两个球面的顶点重合在透镜中心的点，如图 5-13 所示。

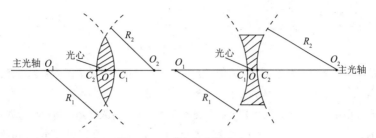

图 5-13　透镜主光轴和光心

光心的光学性质是通过它的光线方向不变。

3. 焦点（*F*）　平行于主轴的光线，通过凸透镜后会聚于主光轴上的点，叫做凸透镜的焦点，**凸透镜的焦点是实焦点**；平行于主轴的光线，通过凹透镜后发散光线的反向延长线相交于主轴上的点，叫做凹透镜的焦点，**凹透镜的焦点是虚焦点。**

4. 焦距（*f*）　从透镜的焦点到光心的距离叫焦距。**凸透镜**的焦距 *f* 规定为**正值，凹透镜**的焦距 *f* 规定为**负值**，如图 5-14 所示。

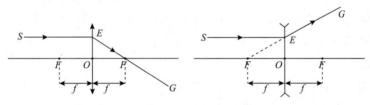

图 5-14　透镜的焦点和焦距

焦度（*Φ*）　透镜的焦距越短，$\frac{1}{f}$ 的数值就越大，折光的本领就越强。因此用 $\frac{1}{f}$ 可以表示凸透镜会聚光线或凹透镜发散光线的本领。透镜焦距的倒数 $\frac{1}{f}$，叫做透镜的**焦度**，用 *Φ* 表示，即

$$\Phi = \frac{1}{f} \tag{5-4}$$

透镜的焦度表示透镜会聚或发散光线的本领。焦度的国际单位是屈光度，用 D 表示，透镜的焦距 1m 时，透镜的焦度为 1 屈光度，$1D = m^{-1}$。

屈光度数值的 100 倍，就是通常所说的眼镜的度数。

例 5-2　一近视眼镜的透镜的焦距是 0.5m，问眼镜的度数是多少？

解：$f = -0.5m$

根据 $\Phi = \frac{1}{f}$ 得透镜的焦度是

$$\Phi = \frac{1}{f} = \frac{1}{-0.5m} = -2D$$

眼镜的度数是 −200 度

答：眼镜的度数是 −200 度。

二、透镜成像的几何作图法

从同一个发光点发出的近轴光线，通过透镜折射后能会聚于一点，这一点就是发光点的像。为了做出发光点的像，只要做出从这点发出的任意两条近轴光线折射以后的交点就行了。常用的方法是从下面的三条特殊光线中任意取两条来做出它们折射后的交点。这三条特殊光线是：

对于**凸透镜**：

(1)平行于主光轴的光线通过透镜后交于焦点；

(2)通过焦点的光线通过透镜后平行于主光轴；

(3)通过光心的光线沿原直线方向前进，不改变方向。

对于**凹透镜**：

(1)平行于主光轴的光线通过透镜后其反向延长线交于焦点；

(2)对着焦点入射的光线通过透镜后平行于主光轴；

(3)通过光心的光线沿原直线方向前进，不改变方向。

透镜成像的三条特殊光线作图法如图 5-15 所示。

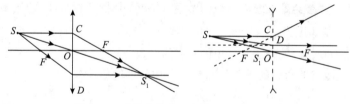

图 5-15　透镜成像的三条特殊光线作图法

通过透镜成像作图法，就能把透镜成像的位置、大小、倒正、虚实等情况反映出来。**凸透镜成像的光路图**如图 5-16 所示，**凹透镜成像的光路图**如图 5-17 所示。

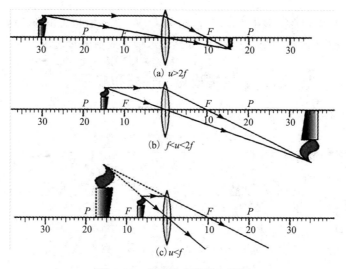

图 5-16　凸透镜成像的光路图

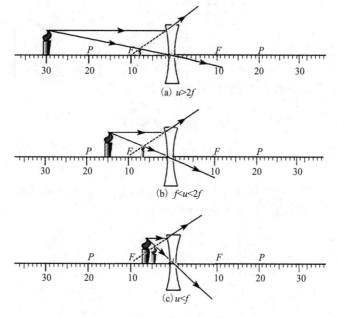

图 5-17　凹透镜成像的光路图

从作图可知：

凸透镜成像的特点是：①实像总是跟物体分居透镜的两侧，且是倒立的；②虚像总是跟物体居于透镜的同侧，且是正立的。

凹透镜成像的特点是：不管物体放在焦点之外还是之内，生成的像总是跟物体居于透镜的同侧，是缩小、正立的虚像。

由上述可知，透镜成像的共同点是：**实像与物位于透镜两侧，是倒立的；虚像与物位于透镜同侧，是正立的。**

利用作图法可以确定像的虚实、正倒、大小和位置。用实验也可以验证这些规律。透镜成像规律，是几何光学仪器成像原理的基础，又是透镜成像公式导出的基础。

三、透镜成像的性质和应用

透镜成像的性质和应用如表 5-3 所示。

表 5-3 透镜成像的性质和应用

透镜	物的位置	像的性质				应用
		像的位置	像的大小	倒/正	虚/实	
凸透镜	$u \to \infty$	异侧 $v=f$	缩小为一点	一点	实像	测焦距
	$\infty > u > 2f$	异侧 $f<v<2f$	缩小	倒立	实像	眼睛、照相机
	$u=2f$	异侧 $v=2f$	等大	倒立	实像	倒立实像
	$2f>u>f$	异侧 $2f<v<\infty$	放大	倒立	实像	幻灯机、显微镜的物镜
	$u=f$	异侧 $v \to \infty$	无像	无像	无像	探照灯
	$u<f$	同侧 $v<0$	放大	正立	虚像	放大镜、显微镜的目镜
凹透镜	在主光轴任意位置	同侧 $v<0$	缩小	正立	虚像	近视眼镜

如何精确地确定物、像的位置？物距、像距、焦距三者之间存在什么数量关系呢？透镜成像除了能直观地用作图法求出外，还可以用公式精确地进行计算。

四、透镜成像公式法

(一)透镜成像公式

透镜成像中物距、像距、焦距三者之间的数量关系可以用公式精确地表示。如果物距(即物体到透镜的距离)为 u，像距(即像到透镜的距离)为 v，焦距为 f，如图 5-18 所示，用几何方法可导出透镜成像公式如下：

$$\frac{1}{u} + \frac{1}{v} = \frac{1}{f} \tag{5-5}$$

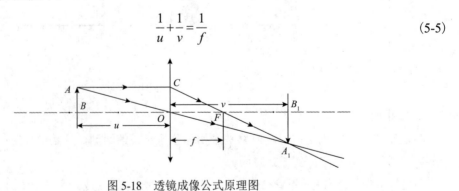

图 5-18 透镜成像公式原理图

透镜成像公式适应于薄透镜。使用时，物距 u 总是取正值；实像的像距 v 取正值，虚像的像距 v 取负值；凸透镜的焦距 f 取正值，凹透镜的焦距 f 取负值。

(二)像的放大率

像的放大率等于像的长度和物的长度的比值，即

$$K = \frac{L_{像}}{L_{物}} = \frac{A_1B_1}{AB} = \frac{v}{u} \tag{5-6}$$

因为像的放大率只是表明像比物放大或缩小的倍数，所以式(5-6)中的 v 只取正值。

例 5-3　有一凹透镜的焦距是 1m，现将一物体放在透镜前 2m 处，求像的性质、像距和像的放大率。

解：$f = -1m$　$u = 2m$

根据 $\dfrac{1}{u} + \dfrac{1}{v} = \dfrac{1}{f}$ 得

$$像距 v = \frac{uf}{u - f}$$

$$= \frac{2m \times (-1m)}{2m - (-1m)}$$

$$= -\frac{2}{3}m$$

$$= -0.67m$$

$$像的放大率 K = \frac{|v|}{|u|}$$

$$= \frac{\left| -\dfrac{2}{3} \right|}{|2|}$$

$$= 0.33$$

答：像的性质是正立、缩小的虚像；像距是 0.67m，像的放大率是 0.33。

要点回放

1. 透镜的分类　中央比边缘厚的透镜，叫做凸透镜。边缘比中央厚的透镜，叫做凹透镜。凸透镜能使光线会聚，又叫做会聚透镜，凹透镜能使光线发散，又叫做发散透镜。

2. 透镜的焦度(Φ)　透镜的焦度表示透镜会聚或发散光线的本领。$\Phi = \dfrac{1}{f}$。焦度的国际单位是屈光度(代号是 D)，透镜的焦距 1 米时，透镜的焦度为 1 屈光度，1 屈光度 $= \dfrac{1}{\text{米}}$。屈光度数值的 100 倍，就是通常所说的眼镜的度数。

3. 凸透镜成像的三条特殊光线　①平行于主光轴的光线通过透镜后交于焦点；②通过焦点的光线通过透镜后平行于主光轴；③通过光心的光线沿原直线方向前进，不改变方向。

4. 透镜成像的共同点　实像与物位于透镜两侧，是倒立的；虚像与物位于透镜同侧，是正立的。

5. 透镜成像公式 $\dfrac{1}{u}+\dfrac{1}{v}=\dfrac{1}{f}$，$u$ 是物距，只取正值；v 是像距，实像取正值，虚像取负值；f 是焦距，凸透镜的焦距取正值，凹透镜的焦距取负值；像的放大率等于像的长度和物的长度的比值。

$$K=\frac{L_{像}}{L_{物}}=\frac{A_1B_1}{AB}=\frac{v}{u}\,(v\ 只取正值)。$$

第 3 节　眼睛的光学性质

案例 5-1　　小鸣今年 14 岁，看书眯着眼睛，凑得很近，时间稍长，就感觉到眼睛胀痛、干涩、视疲劳等不舒服，视力不好已有两年了，从未佩戴眼镜。经电脑验光，小鸣左右眼均为近视 250 度，建议配近视眼镜。

问题：1. 什么是视力？

2. 小鸣配的近视眼镜是凸透镜还是凹透镜？

3. 250 度眼镜的透镜焦距是多大？

4. 小鸣日常看书学习、生活应该注意哪些问题？

学习目标

1. 了解眼睛的光学结构、眼睛成像及眼的调节。

2. 熟悉眼睛视力的检查标准。

3. 掌握近视眼、远视眼、散光眼矫正时各应佩戴什么眼镜。

4. 掌握在学习、生活中保护视力的方法。

一、眼睛的光学结构

　　人的眼睛是一个复杂而精致的光学系统。它的形状近似于直径约 2.3cm 的小球，眼睛的剖面图如图 5-19 所示。眼球最前面一层透明的膜叫角膜，外面射来的光线由角膜进入眼内，角膜的后面是虹膜，虹膜的中央有一个圆孔，叫瞳孔，虹膜的收缩可以改变瞳孔的大小，以控制进入眼睛的光量，虹膜后面是一种透明而富有弹性的组织，叫做晶状体，它的形状如双凸透镜，其弯曲程度可以随睫状肌的收缩和松弛而变化，因此，晶状体的焦距是可以改变的。在角膜、虹膜和晶状体之间充满了一种无色液体，叫做水状液。眼球的内层叫做视网膜，上面布满了感光细胞，是光线成像的地方。视网膜上正对瞳孔的部位有一小凹陷，因它呈黄色而叫做黄斑，黄斑对光的感觉最灵敏。在晶状体和视网膜间充满了另一种无色透明的胶状体，叫做玻璃体。

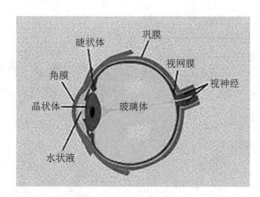

图 5-19　眼睛的剖面图

角膜、水状液、晶状体和玻璃体都对光线产生折射，它们的共同作用相当于一个凸透镜，这个凸透镜的焦度是可调节的，一般在 58～70 屈光度之间变化。为了研究方便，**眼睛的光学系统可以简化为能调节焦度的凸透镜和代表视网膜的一个屏幕**，生理学把这种简化后的眼睛叫做**简约眼**。

简约眼假定眼球由一个前后径为 20mm 的单球面折光体构成。同时假定这个折光体的内容物均匀，折光率与水相同（为 1.33），焦距小于 20mm，外界光线由空气进入简约眼时，相当于只在角膜的界面上折射一次，然后在视网膜上聚焦成像。

二、眼睛成像和眼的调节

(一)眼睛成像

用眼睛观察的物体，总是在眼睛的光学系统——凸透镜的 2 倍焦距以外，从物体射出的光线进入眼睛，经眼睛折射后，在视网膜上生成倒立的、缩小的实像，刺激视网膜上的感光细胞，经视神经传给大脑产生视觉，看清物体，如图 5-20 所示。

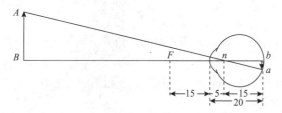

图 5-20　简约眼的成像示意图(单位：mm)

(二)眼的调节

眼睛能改变晶状体焦距的本领，叫做眼的调节。

人看远近不同的物体时，可以靠睫状肌的收缩和松弛来改变晶状体的弯曲程度进行调节。当看近处物体时，睫状肌收缩，晶状体变凸，焦距变短，能使物体的像落在视网膜上；当看远处物体时，睫状肌松弛，晶状体变平，焦距变长，也能使物体的像落在视网膜上。眼睛调节时晶状体的改变如图 5-21 所示。

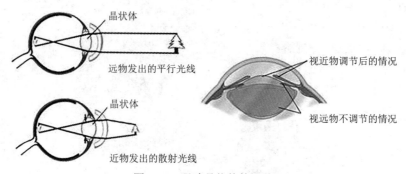

图 5-21　眼睛晶状体的调节

1. 远点和近点

眼睛的调节能力是有限的，眼睛的调节有两个极限，叫做**远点和近点**。眼睛不作任何调节时能看清楚的最远距离称为眼的**远点**。正常眼睛可以在晶状体弯曲程度最小时，使平行光线（或无穷远物体发出的光线）会聚，成像在视网膜上，所以眼睛的远点在无穷远处，近视眼的远点就要近些。眼睛作最大调节能看清楚的最近距离称为眼的**近点**。青年人正常眼睛的近点约为 10cm。随着年龄的增长，眼睛的调节功能降低，近点逐渐地后退外移，老年人眼睛的近点约在 30cm 以上。

眼睛看近距离的物体时，因需要高度调节，眼睛容易感到疲劳。

2. 明视距离

正常眼睛习惯看且不易感到疲劳的距离大约是 25cm，这一距离称**明视距离**，一般用 d 表示，即 $d=25cm$。明视距离为当人们在阅读和工作时，书籍或工作物与眼睛的距离。应该经常保持在明视距离处。

一个物体能不能被看清楚，跟物体在视网膜上的像的大小有关，像越大，受刺激的感光细胞越多，眼对物体的细微部分分辨得越清楚。而视网膜上的像的大小决定于物体对眼的光心所张的角度。

三、视角与视力

(一) 视角

物体两端对于人眼光心所引出的两条直线的夹角 α，叫做**视角**，如图 5-22 所示。要看清物体，应具备三个条件：一是物体的像要落在视网膜上；二是像应有一定的亮度；三是视角不能过小，一般来说不能小于 1 分。1.5mm 长的线段，置于眼前 5m 处的视角是 1 分。视角越大，视网膜上的像越大，物体看得越清楚。

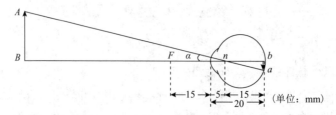

图 5-22　视角 α

眼睛能分辨的最小视角叫做**眼的分辨本领**。不同的眼睛所能分辨的最小视角不同，能分辨的最小视角越小，眼睛的分辨本领就越高，视力就越好；能分辨的最小视角越大，眼睛的分辨本领就越低，视力就越差。

(二)视力

视力是表示眼睛分辨本领的物理量。

国际标准视力表采用小数记录法，即

$$视力 = \frac{1}{\alpha} \tag{5-7}$$

如 α 是 1 分时，视力为 1.0；α 是 10 分时，视力为 0.1。以视力≥1.0 为正常值。

目前我国使用的国家标准对数视力表，采用 5 分记录法，用 L 表示。即

$$L = 5.0 - \lg\alpha \tag{5-8}$$

如 α 是 1 分时，视力为 5.0；α 是 10 分时，视力为 4.0。以视力≥5.0 为正常值。

例 5-4 某眼睛能分辨的最小视角是 10 分，求其国际标准视力和国家标准对数视力。

解：$\alpha = 10$ 分

$$国际标准视力 = \frac{1}{\alpha}$$
$$= \frac{1}{10}$$
$$= 0.1$$

$$国家标准对数视力 L = 5.0 - \lg\alpha$$
$$= 5.0 - \lg 10$$
$$= 5.0 - 1.0$$
$$= 4.0$$

答：该眼睛的国际标准视力是 0.1，国家标准对数视力是 4.0。

两种视力记录法的视力数值对照表如表 5-4。

4.0
(0.1)

4.1
(0.12)

4.2
(0.15)

表 5-4 两种视力记录法的视力数值对照

能分辨的最小视角/分	国家标准对数视力	国际标准视力
10	4.0	0.1
7.943	4.1	0.12
6.310	4.2	0.15
5.012	4.3	0.2
3.981	4.4	0.25
3.162	4.5	0.3
2.512	4.6	0.4
1.995	4.7	0.5
1.585	4.8	0.6
1.259	4.9	0.8
1.0	5.0	1.0
0.794	5.1	1.2
0.631	5.2	1.5
0.501	5.3	2.0

四、异常眼及其矫正

异常眼   眼球的形态或折光系统发生异常，致使平行光线不能在视网膜上会聚成像，称异常眼。常见的异常眼有**近视眼、远视眼**和**散光眼**。

(一)近视眼

眼不经调节时，平行射入眼睛的光线会聚于视网膜前称近视眼。

近视眼多数是由于眼球前后径过长(轴性近视)，也可由于折光力过强(屈光性近视)，所以平行光线聚焦在视网膜前面，此后光线分散，到视网膜时形成扩散光点，以致视远物模糊。但近点移近，看近物时无须调节或轻微调节，就可在视网膜上聚焦成像。

高度近视者视力易疲劳，会有眼位外斜、视网膜萎缩变性、玻璃体液化混浊，易并发视网膜脱离，致盲。少数高度近视与遗传有关，多数近视主要是由不良用眼习惯造成的。长时间近距离读写、作业、看电视，照明不良、字小不清，姿势不正、歪头、躺卧、乘车走路时看书等，可使睫状肌持续紧张收缩，造成眼球由于眼内压及眼外肌肉的压迫向后扩张，前后径变长，形成近视。**纠正不良的用眼习惯，劳逸结合，增强体质，注意营养，做眼保健操等，是预防近视的有效办法。**对确诊的真性近视，应佩戴合适的凹透镜，以能矫正视力的最低度数为宜，如图5-23所示。

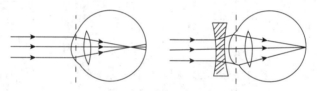

图5-23   近视眼及其矫正

(二)远视眼

平行射入眼睛的光线会聚于视网膜后，称远视眼。远视眼往往是由于眼球前后径过短，以致焦点在视网膜之后，这样平行光线在到达视网膜时尚未聚焦，造成视物模糊。经适当调节，可看清远物。但近点移远，看近物时物像更后移，即使加强调节也难看清。应**佩戴合适的凸透镜**矫正，如图5-24所示。

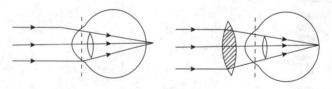

图5-24   远视眼及其矫正

(三)散光眼

进入眼睛不同方位的光线，不能同时会聚在视网膜上，称散光眼。多数散光眼是由于角膜和晶状体先天发育异常或病变，使角膜和晶状体不同方位的曲率半径不相同，使进入眼睛不同方位的光线，不能同时会聚在视网膜上，造成视物模糊不清。散光可致视力减退，看远、近都不清楚，似有重影，且常有视力疲劳症状。

　　规则散光可**佩戴合适的柱形透镜**矫正，如图 5-25 所示。

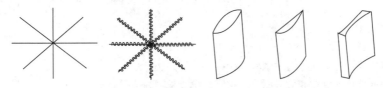

图 5-25　散光眼及其矫正

中国古代的眼镜

　　多数的考古学家认为，眼镜出现于中国南宋时期，发明者是狱官史沆。那时，中国眼镜的外形是一个椭圆形的透镜，透镜是用岩石晶体、玫瑰色石英、黄色的玉石和紫晶等材料制成的。当时，人们把佩戴眼镜看作是一种尊严的象征。因为制作眼镜镜框的玳瑁被认为是一种神圣和珍贵的动物，而透镜的制作材料又是各种非常稀有的宝石，价格异常昂贵。所以，那时的人们佩戴眼镜并不是为了增强视力，而是为了能走好运和显示富贵。正是因为当时人们只重视眼镜的价值而不注重它的实用性，所以在平民百姓当中并不十分流行。

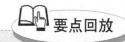　**要点回放**

　　1. 简约眼　眼睛的光学系统可以简化为能调节焦度的凸透镜和代表视网膜的一个屏幕，生理学把这种简化后的眼睛叫做简约眼。

　　2. 眼的调节　眼睛能改变晶状体焦距的本领，叫做眼的调节。

　　3. 远点、近点和明视距离　眼睛不作任何调节时能看清楚的最远距离称为眼的远点。眼睛的远点在无穷远处。眼睛作最大调节看清楚的最近距离称为眼的近点。青年人正常眼睛的近点约为10cm。正常眼睛习惯看且不易感到疲劳的距离称明视距离。明视距离一般为 25cm（即 $d=25$cm）。

　　4. 视角与眼的分辨本领　物体两端对于人眼光心所引出的两条直线的夹角 α，叫做视角。眼睛能分辨的最小视角叫做眼的分辨本领。

　　5. 异常眼　眼球的形态或折光系统发生异常，致使平行光线不能在视网膜上会聚成像，称异常眼。常见的异常眼有近视眼、远视眼和散光眼。

　　6. 近视眼及其矫正　眼不经调节时，平行射入眼睛的光线会聚于视网膜前称近视眼。矫正的办法是佩戴用凹透镜做成的眼镜。

　　7. 远视眼及其矫正　平行射入眼睛的光线会聚于视网膜后，称远视眼。矫正的办法是佩戴用凸透镜做成的眼镜。

　　8. 散光眼及其矫正　进入眼睛不同方位的光线，不能同时会聚在视网膜上，称散光眼。规则散光眼矫正的办法是佩戴用柱形透镜做成的眼镜。

第4节　几种光学仪器

1. 了解放大镜的放大原理，掌握放大镜的使用方法。
2. 了解显微镜的结构和放大原理，掌握光学显微镜的使用方法。
3. 了解纤维内窥镜和电子内窥镜的成像原理及应用。

当我们用眼睛观察细小物体时，必须增大视角才能把物体看清楚，最简单的方法是将物体移近，但是又不能使物体过分地移近眼睛，因为眼睛的调节是有限的，超过近点了就仍然看不清楚。除此之外，是否还有其他增大视角的办法呢？这时必须借助光学仪器来观察物体。

一、放　大　镜

物体在视网膜上成像的大小由视角决定，视角越大，所成的像也越大，眼睛就越能看清物体的细节。为了观察微小物体或物体的细节，使物体在视网膜上成一较大的像，就需要增大物体对眼光心的视角。增大视角的最简单方法是把物体移近人眼，但物体移近人眼而使物体能在视网膜上成清晰的像，单靠人眼的调节作用是达不到的，必须借助凸透镜的会聚作用，这样使用的凸透镜叫放大镜。

(一)放大镜的结构

为了增大视角，可以在眼睛前放一块凸透镜，这样使用的凸透镜叫做**放大镜**。

(二)放大镜的成像原理

利用放大镜观察物体时，通常是把物体放在它的焦点以内靠近焦点处，使通过放大镜的光线成近平行光束进入眼内，这样眼睛就可以不必加以调节，便在视网膜上得到清晰的像。放大镜所成的像是正立放大的虚像(即放大镜的成像情况是：$u<f$，$v<0$，成正立放大的虚像)，如图 5-26 所示。

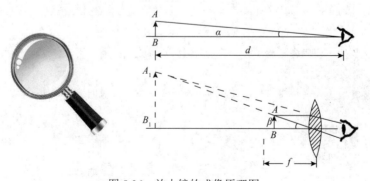

图 5-26　放大镜的成像原理图

(三)放大镜的角放大率

光线通过放大镜后对眼张的视角 β，跟物体直接放在眼的明视距离处对眼张的视角 α 的比值叫做放大镜的角放大率，用 M 表示，则

$$M = \frac{\beta}{\alpha}$$

实际上 β、α 都很小，可用正切值代替弧度值。即

$$M = \frac{\tan \beta}{\tan \alpha} = \frac{\dfrac{AB}{f}}{\dfrac{AB}{d}} = \frac{d}{f}$$

$$M = \frac{25\text{cm}}{f} \tag{5-9}$$

通常用的放大镜，焦距为 $1\sim10\text{cm}$，放大率为 $2.5\sim25$ 倍。焦距越短，放大倍数越大。

例 5-5　有一凸透镜，其焦距是 1cm，做放大镜使用，问其放大率是多少？

解：$f=1\text{cm}$

根据 $M = \dfrac{25\text{cm}}{f}$ 得放大镜的放大率为

$$M = \frac{25\text{cm}}{f} = \frac{25\text{cm}}{1\text{cm}} = 25$$

答：此放大镜的放大率为 25。

若要观察非常细微的物体，这样的放大倍数是远远不够的，需要使用放大率更大的光学仪器。

二、显　微　镜

显微镜是用来观察非常微细的物体及结构的精密光学仪器。它的放大率比放大镜大得多，是医务工作者常用的一种精密光学仪器。

(一)显微镜的结构

最简单的显微镜的光学结构是由一个物镜和一个目镜组成，两镜共一主光轴。目镜的焦距很短，物镜的焦距更短。

(二)显微镜的成像原理

微细物体 AB 调节到物镜焦点之外，且十分靠近物镜焦点的位置，在 AB 的异侧生成一个倒立、放大的实像 A_1B_1，并使 A_1B_1 位于目镜的焦点以内，且十分靠近目镜焦点的位置。A_1B_1 作为目镜的物体，经目镜生成一个正立、放大的虚像 A_2B_2 于眼睛的明视距离处。A_2B_2 就是物体 AB 经过两次放大后的像，如图 5-27 所示。

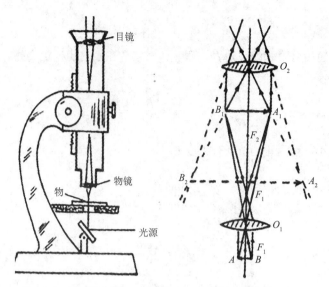

图 5-27　光学显微镜成像原理图

我们使用光学显微镜时，通过目镜所看到的是经过了物镜和目镜两次放大后的像 A_2B_2，A_2B_2 的视角比 AB 的视角要大得多，因此用显微镜可以使我们看清非常微小的物体或物体的细微结构，比如，用显微镜能看清血液中的红细胞和白细胞，还能看清细胞的结构。

(三) 光学显微镜的放大率

光学显微镜的放大率等于物镜的像放大率和目镜的角放大率的乘积

$$M_显 = K_物 M_目 \tag{5-10}$$

若物镜和目镜之间的距离是 L，即镜筒长为 L，则显微镜的放大率还可表示为

$$M_显 = \frac{dL}{f_物 f_目} \tag{5-11}$$

式中，d 为明视距离。此式表明，普通显微镜的放大率 $M_显$ 与 L、$f_物$、$f_目$ 有关，一般普通显微镜的镜筒长为 16cm 左右，$f_物$、$f_目$ 越小，显微镜的放大倍数越大。

例 5-6 一显微镜的镜筒长 16cm，目镜焦距 2cm，显微镜的放大率是 400 倍，求物镜的焦距。

解：$L = 16\text{cm}$，$f_目 = 2\text{cm}$，$M_显 = 400$

根据 $M_显 = \dfrac{dL}{f_物 f_目}$ 得

$$f_物 = \frac{dL}{f_目 M_显}$$

$$= \frac{25\text{cm} \times 16\text{cm}}{2\text{cm} \times 400}$$

$$= 0.5\text{cm}$$

答：物镜的焦距是 0.5cm。

一般光学显微镜的放大率有 1000 倍就足够了，若用紫外线来代替可见光，放大率可提高到 2000 倍，利用电子射线来代替可见光，放大率则将大大提高。

在光学显微镜下无法看清小于 0.2μm 的细微结构，这些结构称为亚显微结构或超微结构。要想看清这些结构，就必须选择波长更短的光源，以提高显微镜的分辨率。1932 年 Ruska 发明了以电子束为光源的透射电子显微镜，电子束的波长要比可见光和紫外光短得多，并且电子束的波长与发射电子束的电压的平方根成反比，也就是说电压越高波长越短。目前电子显微镜的分辨力可达 0.2nm。图 5-28 为电子显微镜。

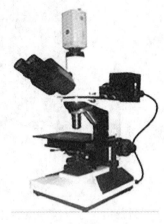

图 5-28　电子显微镜

三、内　窥　镜

（一）光导纤维内窥镜

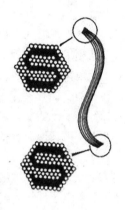

图 5-29　光导纤维导像
示意图

本章第 2 节已经介绍了光导纤维的传光原理。如果把许多光导纤维并成一束，几万根直径在 20μm 以下的光导纤维两端严格按一定顺序做有序排列，让进入光导纤维的光线满足入射角大于临界角，就可以用来导光导像了，如图 5-29 所示。当一个图像入射到光导纤维束端面上时，通过每根光导纤维对像元的传递，整个入射图像就从光导纤维束的一端传到另一端且保持图像不变。

医学上利用这个原理，把光导纤维制成观察内脏的纤镜——内窥镜。图 5-30 为医用内窥镜和实拍图像。

医用光导纤维内窥镜的作用：①**导光**，即把外部光源发出的光束导入内部器官内；②**导像**，即把内部器官腔壁的像导出体外，通过清晰的图像观察细小的病变。利用外部强冷光源，还能进行彩色摄影或彩色电视摄像，对病位做动态记录。图 5-31 为内窥镜及导光导像示意图。

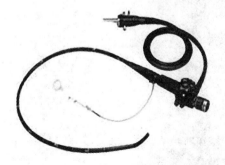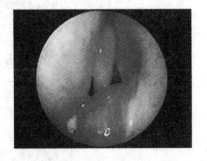

图 5-30　医用内窥镜和实拍图像

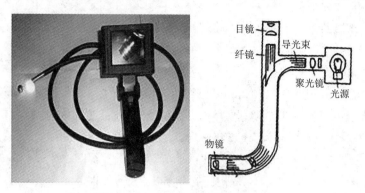

图 5-31　内窥镜及导光导像示意图

目前用光导纤维制成的胃镜、膀胱镜、食道镜、子宫镜等广泛地应用在临床诊断上。随着科学技术的发展，用于结肠、十二指肠及血管、肾脏和胆道等的纤镜也相继问世。纤镜目前已发展成为与 X 射线诊断仪器、电子诊断仪器同等重要的现代化诊断仪器，各类纤镜将为医学事业的发展开辟新途径。

(二)电子内窥镜

电子内窥镜于 1983 年开始应用于临床，是由内窥镜、电子摄像装置、电视监视器 3 个部分组成。电子内窥镜的内镜部分与纤维内窥镜形状相似，但它无光导纤维，而是微电子摄像系统。它与纤维内窥镜相比有以下优点：①图像清晰，色泽逼真，分辨率高，电子内窥镜图像经过特殊处理，将图像放大，对小病灶的观察尤为适合；②具有录像、储存功能，能将病变储存起来，便于查看及连续对照观察；③快速照相，减少内窥镜检查时间；④避免了光导纤维易于折断、导光亮度易于衰减、图像放大易于失真等缺点；⑤1 人操作，多人同时观看，便于疾病诊断、会诊、教学。

电子胃镜、电子十二指肠镜、电子结肠镜都属于电子内窥镜。电子内窥镜近几年发展很快，但由于其价格昂贵，生产工艺不如纤维内窥镜成熟，在一定时期内，尚难普及和取代纤维内窥镜的临床应用。图 5-32 是患者在做电子胃镜检查。

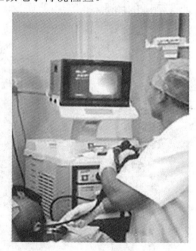

图 5-32　电子胃镜检查

知识链接

世界上第一个内窥镜

世界上第一个内窥镜是 1853 年法国医生德索米奥创制的。内窥镜是一种常用的医疗器械。由可弯曲部分、光源及一组镜头组成。使用时将内窥镜导入预检查的器官，可直接窥视有关部位的变化。

最早的内窥镜被应用于直肠检查。医生在病人的肛门内插入一根硬管，借助于蜡烛的光亮，观察直肠的病变。这种方法所能获得的诊断资料有限，病人不但很痛苦，而且器械很硬，造成穿孔的危险很大。尽管有这些缺点，内窥镜检查一直在继续应用与发展，并逐渐设计出很多不同用途与不同类型的器械。

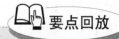

要点回放

1. 放大镜　为了增大视角，可以在眼睛前放一块凸透镜，这样使用的凸透镜叫做放大镜。放大镜的放大率为 $M = 25\text{cm}/f$。

2. 显微镜　显微镜是用来观察非常微细的物体及结构的精密光学仪器。最简单的显微镜是由一个物镜和一个目镜组成。显微镜的放大率 $M_显 = K_物 M_目$ 或 $M_显 = dL/f_物 f_目$。

3. 内窥镜　把光导纤维制成观察内脏的纤镜叫做内窥镜。医用内窥镜的作用：①**导光**，即把外部光源发出的光束导入内部器官内；②**导像**，即把内部器官腔壁的像导出体外，通过清晰的图像观察细小的病变。

第 6 章

原子物理基础及应用

原子物理学是了解物质的微观结构、探求物质的构成和物质发光的基础，人类在 19 世纪末就认识了原子的结构，20 世纪以来，通过对原子和原子核的研究，建立了原子和原子核的科学理论，利用原子物理学知识可以探测人体组织结构，进行临床医学诊断和治疗。

激光、X 射线和 γ 射线是怎样产生的？它们都有哪些特性？为什么在医学诊断和治疗中得到了广泛的应用？这些都与原子和原子核的结构和运动有关。本章我们将学习原子结构、激光、X 射线和原子核的放射性以及相关知识在医学上的应用。

第 1 节 原子结构、玻尔理论

学习目标

1. 掌握原子能级、基态、激发态和原子光谱的概念。
2. 熟悉原子的核式结构和玻尔原子理论。
3. 了解原子能级、原子发光原理和原子光谱。

一、原子的核式结构

物质是由各种微粒构成的，我们现在知道，在物理变化过程中的最小微粒叫分子，在化学反应中的最小微粒叫原子，分子是由原子构成的。那么，原子是由什么微粒构成的呢，原子的结构又是如何呢？1897 年汤姆孙发现电子之后，人们才知道原子中存在电子，原子是可分割的。20 世纪初，英国物理学家卢瑟福(1871—1937 年)和他的同事们根据 α 粒子散射实验，得出了原子的核式结构模型：认为**原子是由带正电荷的原子核和绕核旋转的带负电荷的电子组成的**。原子核的半径不到原子半径的万分之一(原子半径 $r_0=0.925\times10^{-10}$ m，原子核半径只有它的 $1/10^5\sim1/10^4$)，原子核位于原子中心，只占原子体积的极小部分，但集中了原子的全部正电荷和几乎全部原子的质量。原子核的正电荷数等于核外的电子数，正常情况下整个原子呈中性。

二、玻尔原子理论

原子是由原子核和核外电子构成的。那么，原子内的电子是怎样分布的，有什么运动规律呢？原子会发光，与原子的结构有关。原子发出的光谱是有规律的，不同的原子发出不同的光谱，原子光谱反映了原子的结构。1913 年，丹麦物理学家玻尔(1885—1962 年)在卢瑟福学说的基础上，根据普朗克(1858—1947 年)的量子理论，提出了玻尔原子理论，完善了原子的核式结构模型，成功地解释了原子光谱的规律，其主要内容是：

(1)原子的核外电子只能在一系列不连续的，即量子化的可能轨道上绕核旋转。原子只能处在不连续的分立的能量状态中，这些状态叫定态。

(2)电子在定态轨道上运动，不向外辐射能量，能量状态不变。在不同的定态轨道上运动，原子能量状态不同。

(3)原子从一种能量状态 E_2 跃迁到另一种能量状态 E_1 时，辐射或吸收一定频率的光子，光子的频率由两种状态的能量差决定，即

$$hv = E_2 - E_1 \qquad\qquad\qquad (6\text{-}1)$$

其中 h 叫普朗克常量，$h = 6.6260693 \times 10^{-34}$ J·s。

知识链接

科学研究的方法

科学探究的过程：提出问题、猜想与假设、设计实验与制订计划、进行实验与收集证据、分析与论证、评估。科学研究的方法可概括为：实验、解释实验的模型、再实验、修改模型。探究的过程是循环往复，没有终结的。我们对客观复杂世界所做的所有探究结论都是近似的，只能使这种近似的精确度日益增加，但永远做不出什么"真正"的我们称之为"真理"的结论。原子模型的建立也说明了这一点。1903 年，汤姆孙提出葡萄干面包模型，他认为正电荷均匀地分布于整个球体，电子稀疏地嵌在球体中。同年，长冈半太郎提出土星型模型，他认为正、负电荷不能相互渗透，提出围绕带正电的核心有电子环转动的原子模型。一直到 1912 年卢瑟福核式结构模型的提出，才使我们对自然的认识更接近于物理事实。

三、原子能级和原子发光原理

(一)原子能级

根据玻尔理论，电子在不同的轨道上运动，原子具有不同的能量，或者说原子处在不同的能量状态。我们把原子所处的能量状态叫**能级**。在正常状态下，原子处于能级的最低状态，此时原子的状态最稳定，这一状态叫做**基态**。如氢原子核外的唯一一个电子在正常状态下总是在最靠近核的第一轨道上运动(第一轨道半径 $r_0 = 0.529 \times 10^{-10}$m)，所以氢原子才最稳定。

如果给物体施以光照或加热等外界作用，原子在接收外来一定能量的光子(hv)后，可由基态跃迁到较高的能级上，这时称原子处于**激发态**，又叫做**受激态**。

当原子从基态或较低能级状态向较高的能级状态跃迁时，是吸收外界能量的过程。吸收的能量是：$E_2 - E_1 = hv$，v 是吸收的光子频率。

当原子从较高的能级状态跃迁到较低的能级状态或基态时，是放出能量的过程。放出的能量是：$E_2 - E_1 = hv$，v 是放出的光子频率。

图 6-1 是氢原子的能级图，通过能级图可以计算出氢原子发光的频率，符合氢原子光谱的规律。

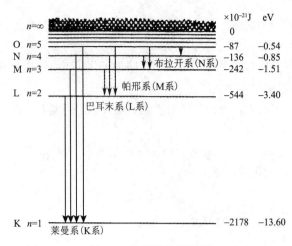

图 6-1　氢原子的能级图

(二)原子自然发光的原理

原子一般容易自发地从较高的能级状态向较低的能级状态跃迁,并向外辐射能量,放出频率为 $v=(E_2-E_1)/h$ 的光子,这就是原子自发辐射的发光原理。自发辐射发出自然光,如电灯的发光等。普通光源发出的光,不同原子和分子所发出的光是相互独立的,是不相干的。

(三)原子光谱的原理

根据玻尔理论,由式(6-1)得 $v=(E_2-E_1)/h$,又根据波长、波速、频率三者的关系,则有

$$\lambda=\frac{hc}{E_2-E_1} \tag{6-2}$$

因为原子中任一轨道都有确定的能量,相同原子受相同的激发就产生相同波长的光谱;不同原子就会产生不同波长的光谱线。

可见,光谱线的波长完全决定于原子结构,与原子结构一一对应,这就是原子光谱的产生和光谱分析的原理。

知识链接

玻尔

玻尔是丹麦物理学家,1885 年 10 月 7 日出生于哥本哈根。他原先读法学,1903 年在哥本哈根大学读物理,1911 年发表用电子论去解释金属性质的论文,并获得博士学位。同年去英国剑桥卡文迪什实验室工作,在汤姆孙手下学习与研究。1912 年春到曼彻斯特,在卢瑟福实验室工作,1913 年回国,1914 年任哥本哈根大学的物理教授,从 1920 年起,担任新成立的哥本哈根理论物理研究所所长。

玻尔是一位伟大的科学家和优秀的教育家。他提出的氢原子结构和氢原子光谱理论,奠定了原子物理学的基础。1962 年 11 月 18 日,他在卡尔斯堡寓所逝世。

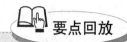

要点回放

1. 原子的核式结构　原子是由带正电荷的原子核和绕核旋转的带负电荷的电子组成的。

2. 玻尔原子理论　电子在不同的轨道上运动，原子具有不同的能量，当原子从低能级状态向高能级状态跃迁时，吸收能量；当原子从高能级状态跃迁到低能级状态时，放出能量。吸收（或放出）的能量是 $\Delta E = h\nu$。

3. 原子能级　电子在不同的轨道上运动，原子具有不同的能量，原子所处的能量状态叫能级。

4. 原子自然发光的原理　原子自发地从较高能级状态向较低能级状态跃迁，并向外辐射能量，放出频率是 $\nu = (E_2 - E_1)/h$ 的光子。

5. 原子光谱的原理　原子中任一轨道都有确定的能量，相同原子受相同的激发就产生相同波长的光谱；不同原子就会产生不同波长的光谱线。

第 2 节　激光及应用

学习目标

1. 掌握自发辐射、受激辐射和激光的概念。
2. 熟悉激光的特性和激光的生物效应。
3. 了解激光产生的原理，激光在医学上的应用及防护。

一、激光的产生

激光是 20 世纪 60 年代初产生的新型光源，它的出现引起了现代光学技术的重大变革，标志着人类对光的掌握和利用进入了一个崭新的阶段。激光由于具有亮度高、方向性好、单色性好、相干性好等特点，是其他光源发出的光所不能相比的，所以它一出现即受到广泛重视，发展很快，应用很广，已渗透到国防、工业、农业、医学和科学研究等部门，在国民经济各方面有着广泛的应用前景。

知识链接

激光史话

激光是受激辐射放大的简称，1964 年经钱学森教授建议而得此名。1917 年，爱因斯坦提出基本原理，预言受激辐射的存在和光放大的可能。1954 年，汤斯制成受激辐射微波放大器。1960 年 7 月，美国加利福尼亚州休斯航空公司实验室的研究员梅曼，在休斯空军实验室进行了人造激光实验，制成了世界上第一台激光机——红宝石激光器。不久氦氖激光器也研制成功。我国于 1961 年研制出第一台激光器。

现在激光在理论与技术两方面均得到迅速发展。各种不同形状、不同材料的激光器可以产生出不同功率、不同波长的激光。这些激光的范围包含从可见光至 X 射线的所有区域。激光已与多个学科相结合形成多个应用技术领域，如激光医疗、激光加工、激光雷达、激光全息技术等。这些交叉技术与学科的出现，大大地推动了科学技术的发展。

与激光发射有关的辐射跃迁包括吸收、自发辐射与受激辐射三种基本过程。

当光通过物质时，一个粒子吸收一个能量为 $h\upsilon=E_2-E_1$ 的光子而实现由低能级 E_1 向高能级 E_2 跃迁的过程称为**吸收**[图 6-2(a)]。能引起吸收的光子称激发光子，它对粒子起激发作用，其结果是入射光子被吸收。

处于高能级的粒子总是力图向低能级跃迁而趋于稳定，这种完全自发地从高能级的激发态向较低能态跃迁，同时释放出光子的过程称为**自发辐射**[图 6-2(b)]，其辐射光子的能量 $h\upsilon=E_2-E_1$ ($E_2>E_1$)。对于不同粒子或同一粒子在不同时刻所发出的光子的特性，即频率、相位、进行方向、偏振状态等都各不相同。显然这是一种随机过程，发出的是非相干的、向四面八方传播的自然光。这正是普通光源的发光机制。

一个处于高能级 E_2 的粒子受到一个能量 $h\upsilon=E_2-E_1$ 的光子"诱发"而跃迁到低能级 E_1，同时释放一个与之特性完全相同的光子的过程称为**受激辐射**[图 6-2(c)]。其结果是出射光比入射光增加 1 倍，而且是相干光。

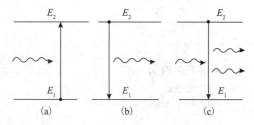

图 6-2   辐射跃迁的三种基本过程

受激辐射时发射出来的光子与外来光子的频率、发射方向、偏振方向等均相同。这样，一个外来光子引起受激辐射而变成了两个相同的光子，如果当这两个光子在媒质中传播时，再引起其他原子发生受激辐射，像滚雪球似的，会产生越来越多相同的光子，使光得到加强，或者说光被放大了，如图 6-3 所示。

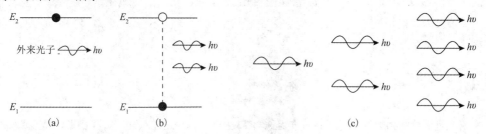

图 6-3   受激辐射的光放大示意图

由于受激辐射而得到加强（放大）的光叫做激光。采取适当的方法和装置，便能使受激辐射持续下去，形成稳定的激光。产生激光的装置叫做**激光器**。红宝石激光器示意图如图 6-4 所示。

现在制成的激光器有数百种之多。按工作物质物态的不同，可分为固体激光器、气体激光器、液体激光器、半导体激光器等；按工作方式的不同，可分为连续激光器和脉冲激光器，前者可连续地输出激光，后者则以脉冲方式输出。

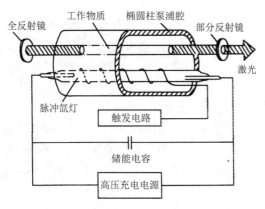

图 6-4　红宝石激光器示意图

表 6-1 列出了在医学上常用的几种激光器。

表 6-1　常用医用激光器及用途

类别	性能	工作方式	输出能量或功率	主要医学用途
固体激光器	红宝石	脉冲	0.05～500J	用于眼科、凝结、气化
	钕玻璃	脉冲	0.1～1000J	用于眼科(低能量) 肿瘤(高能量)
	掺钕钇铝石、榴石	连续、脉冲	30～100W	用于外科激光刀、照射
气体激光器	二氧化碳	连续	15～300W	用于皮肤科、妇产科、内科、骨科、肿瘤、照射、烧灼
	氦氖	连续	1～70mW	用于光针、外科、皮肤科、妇产科、照射、全息照相
	氦镉	连续	9～12mW	用于体腔表面、肿瘤、荧光诊断
	氩离子	连续	0.5～10W	用于眼科、外科激光刀、光针、全息照相
	氮	脉冲	0.1～1mJ	用于五官科、皮肤科照射和诊断
液体激光器	无机氧化磷	脉冲	80mW	照射、气化
	有机染料	脉冲	200mW	照射、气化
半导体激光器	砷化镓	脉冲	0.5～1.5mW	照射、气化

二、激光的特性

激光与一般光源发出的光相比较，具有以下特性。

(一)方向性好

激光是非常好的平行光源，散射的角度小，方向性好，能定向发射，可用于定位、导航、测距等。普通光源的一束光照射出去扩散得很厉害，如用探照灯的光照射到月球上去，光束的直径要扩散到几千公里。而一束平行激光照射出去，只有极轻微的扩散，它能从地球发射到月球上(38多万公里)后再反射回来被探测到。激光还能会聚成直径小于 $1\mu m$ 的光斑，能方便地对组织细胞施行切割和焊接手术。

(二)单色性好

谱线宽度是衡量单色性好坏的标志，谱线宽度越窄，颜色越纯，则单色性越好。激光的颜色单纯，频率单一，即单色性好。以前单色性最好的是氪灯，谱线宽度约 $5\times10^{-3}nm$。而氦氖激光器产生的激光，谱线宽度小于 $10^{-8}nm$，即单色性比氪灯提高了几十万倍，是精密测量和精密仪器的理想光源。

(三)亮度高

激光是一种能量大，亮度高的光源。一台数毫瓦氦氖激光器发出的激光的亮度比太阳光的亮度高数百倍。如果会聚强大的激光束照射物体，可以使被照部分在 1/1000s 内产生几千万摄氏度的高温。在极短暂的时间内能使组织凝结、碳化、气化，这是激光手术的基本机制。

(四)相干性好

激光是电磁波，在传播中，空间相遇的某一点会产生加强或减弱的明显叠加现象(叫相干性)。由于相位差一定，其相干性非常好，由此发展起来的激光全息技术，在医学上已广泛应用于牙科、眼科、肿瘤科等。

三、激光的生物效应

激光对生物组织所施加的作用，并存在于由此引发的一系列理化过程之中，称为激光的生物作用。生物组织因受激光照射而出现的生物机体的活动及其生理、生化过程发生改变的现象，称为激光的生物效应。激光与生物机体的相互作用及其机制很复杂，在医学领域，激光对被其照射的生物组织，若能直接造成不可逆性损伤称为强激光；若不能直接造成不可逆性损伤称为弱激光。激光的生物效应有以下几种。

(一)热效应

生物组织在激光照射下吸收光能转化为热能，温度升高，称为热作用。这是激光生物学中最重要的一个效应，激光治疗原理都是基于激光热效应的作用。强激光在临床上治疗有热致凝固、热致气化、热致碳化等类型。

(二)压强效应

激光照射在生物体上，可对生物组织产生压强、机械作用，即压强效应。将在生物组织受照处的光压和聚集在激光束焦点上的能量，转换成热能，使受照组织激起冲击波、热膨胀，产生空化作用。

(三)光化效应

生物组织受激光照射后，激光与组织相互作用，使组织发生化学变化的现象称为光化效应，主要有光致氧化、光致分解、光致聚合、光致敏化等类型。

(四)电磁场效应

激光是电磁波，激光对生物组织的作用就是电磁场对生物组织的作用，一般认为这一作用主要是电场所致。这种电磁场与组织的直接作用产生激励、振动和热等，可使生物大分子发生电离、极化，引起高温、高压，从而使生物组织受到破坏或损伤。

(五)弱激光的刺激作用

激光照射生物组织，而不直接引起组织发生不可逆性损伤，这种生物学剂量水平的激光称为弱激光。弱激光疗法主要是利用弱激光照射生物体产生的生物刺激效应调整机体的免疫系统、神经系统、血液循环系统和组织代谢系统等，使之病理状态恢复正常，从而达到治疗疾病的目的。例如，在创伤治疗中，弱激光通过直接照射创伤组织、血管内照射和穴位照射等方法产生生物刺激效应，调整机体创伤处相关的免疫系统、神经系统、血液循环和组织代谢系统等，促进创伤愈合、预防与治疗创伤感染和缓解创伤疼痛。

四、激光在医学上的应用

激光通过各种效应对生物组织产生作用，因而被广泛应用于基础医学研究、临床医学诊断和治疗。激光在医学上的应用主要有以下几点。

(一)激光在基础医学研究中的应用

激光为医学基础研究提供了新的技术手段。用激光作刺激源，可在分子水平上调整蛋白质和核酸的合成与活性，影响 DNA 的复制和各种酶的功能与活性。利用激光的生物效应可以对细胞的增殖、分化、遗传、发育、代谢及死亡过程进行研究，对组织的损伤进行修复；利用激光微探针分析技术，使标本的微区在激光束的照射下气化，用摄谱仪记录，从而实现对生物组织中的各种生理离子进行定性、定量分析；利用激光多普勒技术，可对人的口唇、舌尖等微循环系统与视网膜微血管的血流速度进行检测，用于血液流变学、病理学、免疫学等方面的研究。另外，激光扫描聚焦显微镜可大大提高分辨率，识别细胞的细微结构，用于细胞形态学、细胞生物学、神经科学、遗传学、药理学等领域的研究。

(二)激光诊断

由于激光具有极好的单色性、相干性与方向性，从而为临床诊断提供了新的方法与手段。在临床诊断中，激光干涉分析法可用于干涉条纹视力测定、视觉对比敏感度测量；利用激光衍射分析法测定红细胞的变形能力；利用激光透射分析法检查软组织的病变；利用激光偏振法可鉴别肿瘤细胞等。激光诊断技术为诊断学向非侵入性、微量化、自动化及实时快速方向的发展开辟了新途径。

知识链接

21世纪的激光技术

激光除广泛用于医学，在其他领域也有广泛应用。在工业上，激光被用于多种特殊的非接触加工，如打孔、焊接、切割等；在通信方面，我国已广泛采用光缆传输电信号，激光通信具有信息容量大、通信距离远、保密性高和抗干扰性强的优点；在计量科学上，激光被用来对微小长度、角度等进行精密测量；在军事上，我国激光雷达和激光武器的研制已取得了不少进展；除此之外，激光全息技术已发展成一门专门的学科。

(三)激光治疗

用激光治疗疾病的方法叫做激光治疗。它可用于内科、外科、妇科、眼科等多种疾病的治疗。按其治疗的方法可分为以下几种。

1. 激光理疗　激光理疗是利用弱激光的特性来治疗疾病的方法，主要有扩束照射和激光针灸两类。

(1)扩束照射：把激光进行扩束，使激光密度减小，对人体组织不产生强烈的破坏作用。用这样的激光照射具有镇痛、消肿、止痒、促进创面愈合等作用，对骨关节炎、纤维组织炎、皮炎、疖肿、湿疹等疗效很好。

(2)激光针灸：利用激光进行穴位照射，把聚集的激光束的小光点照射到人体的穴位上，会产生较强的"针感"，既给穴位一定的能量，有"灸"的作用，又给穴位以刺激，有"针"的作用。利用激光针灸可以治疗传统针灸所能治疗的一切疾病，且激光针灸具有安全、无痛、疗效高等优点。

2. 激光刀手术治疗　由于激光束可以产生高温、高压，在很短的时间内可使组织凝结、烧灼、碳化、气化等，可以进行各种手术。

(1)凝固和封闭手术：激光能量集中，能使被照组织变成凝胶状态、结疤，对组织进行凝固和封闭，阻塞和封闭血管及淋巴管，可用于治疗血管瘤和淋巴瘤。眼科用激光焊接视网膜脱离，视网膜裂孔封闭，是理想的手术治疗方法。

(2)切割和分离手术：激光在外科手术中叫激光刀，用激光刀可以进行各种手术。用激光对组织进行切割分离时间短，破坏小，出血少，切口愈合平滑整齐，操作简便，疗效好。目前常用大功率的 CO_2 激光器作外科激光刀。利用激光刀进行肿瘤切除时，因激光能够封闭中小血管和淋巴管，从而防止了肿瘤细胞通过它们转移。此外，激光手术刀还具有手术时间短、手术视野清晰、精确度高、操作方便、术后反应轻、副作用少等优点。

(3)烧灼和止血手术：中等功率的激光照射点温度高，在临床上激光是一种很好的烧灼工具。临床上利用激光烧灼法对慢性鼻甲部分烧灼，对慢性扁桃体炎患者的扁桃体实行灼除。激光照排聚焦烧灼对小而深的血管瘤、疣状痣、色素痣皮肤病有满意的疗效。激光的止血效果在临床上也较为满意。激光止血比常规的电灼法止血的失血量大大减少，而且止血速度快。临床上对顽固性鼻出血患者进行激光止血治疗，效果很好。

(4)对组织气化手术：用大功率的 CO_2 激光器产生激光，使病变组织立即气化，使大块组织蒸发消融，愈合快，不影响周围组织功能。临床上，可以用激光融解气化治疗的疾病有：表浅局限性毛细管肿瘤、色素瘤、疣状新生物、乳头状瘤、瘢痕疙瘩、炎性肉芽组织和小肿块、表浅血管纤维瘤等。

（5）眼科手术：激光问世以后，首先在眼科得到应用。世界各国用激光器做视网膜剥离手术的成功率已达80%以上。利用激光治疗眼病，只需在几毫秒内就可完成其过去认为难度大的手术。应用激光可治眼内炎、糖尿病视网膜病变、青光眼、近视眼、眼底血管瘤等。

（6）激光对肿瘤的手术治疗：激光对肿瘤的手术治疗，其突出优点是副作用小，能保证手术伤口不发生肿瘤细胞转移，复发隐患少。

激光在医学上的作用越来越受到重视。可以预言：激光-CT不久将会问世，这将为医学的发展开辟新的途径。

（四）激光的危害和防护

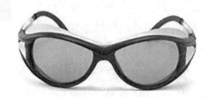

激光对人体是有危害的，主要是眼伤害，所以应采取防护措施：一方面要戴防护眼镜（图6-5）；另一方面应提高室内照明度，使医务人员瞳孔缩小，减少激光的进光量。同时，为了减少激光的反射，室内不能有金属物品，包括手表。

图6-5　激光防护眼镜

知识链接

激光武器

光的速度为3×10^8m/s，所以激光武器的速度是其他武器所无法比拟的。激光枪号称20世纪的无声枪，可使对方士兵双目失明。激光炮的能量大、命中率高，可轻易击毁敌方坦克、飞机、导弹，甚至卫星。美国在白沙导弹试验场，用功率最大的默兰克尔激光炮对赫赫有名的大力神导弹发射，不到2s，大力神导弹就"折戟沉沙"。此外，激光产品已成为现代武器的"眼睛"，光电子军事装备必将改变21世纪的战争格局。

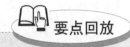

要点回放

　1. **激光产生的原理**　由于受激辐射而得到加强（放大）的光叫做激光。

　2. **自发辐射**　处于高能级的粒子总是力图向低能级跃迁而趋于稳定，这种完全自发地从高能级的激发态向较低能态跃迁，同时释放出光子的过程称为自发辐射。

　3. **受激辐射**　一个处于高能级E_2的粒子受到一个能量$h\nu=E_2-E_1$的光子"诱发"而跃迁到低能级E_1，同时释放一个与之特性完全相同的光子的过程称为受激辐射。

　4. **激光的特性**　激光具有方向性好、单色性好、亮度高、相干性好等特性。

　5. **激光在医学上的应用**　激光通过各种效应对生物组织产生作用，因而被广泛应用于基础医学研究、临床医疗诊断和治疗（激光理疗、激光刀手术治疗）。

第3节　X射线及应用

📖 学习目标

1. 了解 X 射线、管电流、管电压、X 射线强度、硬度、X 射线量和质的概念。
2. 熟悉 X 射线的特性、X 射线的生物效应。
3. 了解 X 射线的产生，X 射线在医学上的应用诊断、治疗及防护。

1895 年 11 月 8 日，德国著名物理学家伦琴在做稀薄气体放电实验时发现了一种射线，它不仅可以穿透普通光线不能穿透的纸板、木板、衣服和厚书，使表面涂有铂氰化钡结晶的纸板发生荧光，还可以穿透手掌，将骨骼的影像显示在荧光板上。当时不知道这种射线的本质，伦琴将它称为 X 射线，俗名 X 光，即未知射线的意思。1912 年，劳厄用晶体衍射实验证明了 X 射线类似于光波，是一种波长比紫外线更短的电磁波。后来人们为了纪念伦琴，称它为伦琴射线。1901年，伦琴获得首次颁发的诺贝尔物理学奖。

X 射线在医学诊断和治疗中有着广泛的应用，它与近代科技相结合，成为现代医学不可缺少的工具。X 射线诊断疾病的技术发展迅速，先后问世了计算机 X 射线摄影 CR、数字 X 射线摄影 DR、X 射线计算机断层摄影 X-CT 等技术，以及与之配套的设备，并在此基础上发展成为现代医学影像学。本节主要学习 X 射线的产生、性质、应用及防护知识。

一、X射线的产生

医用诊断 X 射线是由 X 射线机产生的，X 射线机主要由 X 射线管、变压器和控制器三部分构成，如图 6-6 所示。

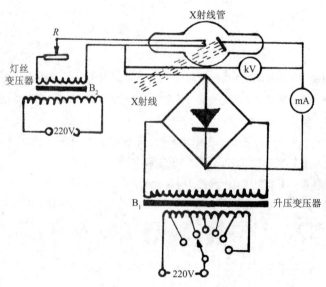

图 6-6　X 射线机原理线路图

1. X 射线管 由阴极、阳极和玻璃管壳等基本部件组成。阴极是钨制灯丝，通电炽热后产生热电子。灯丝的电流越大，温度越高，单位时间内放出的电子数就越多；阳极是用重金属钨(W)或铂(Pt)制成的，它是高速电子轰击的靶子，叫做阳靶。阴极和阳极同时都封闭在高度真空的玻璃管内。

2. 变压器 在 X 射线机中，升压变压器提供高压交流电，再经整流获得直流高压，加在 X 射线管两极并产生强大的电场。降压变压器提供低电压供给阴极灯丝工作。**加在阳极和阴极之间的直流高压叫做管电压**，以千伏(kV)为单位；**通过 X 射线管的电流叫做管电流**，它是由阴极灯丝通电发射电子形成的，以毫安(mA)为单位。

3. 控制器 由电钮、电表、电阻、自耦变压器和计时器等构成控制电路，主要调节 X 射线管两极的管电压和通过阴极灯丝的管电流，分别控制 X 射线的强度和硬度。由计时器调节曝光时间。

通常用高速电子撞击某些物质受阻而突然减速时都能产生 X 射线，因此，产生 X 射线必须具备两个条件：**一是有高速运动的电子流；二是有接收高速电子流轰击的障碍物(阳靶)。**

X 射线机接通电源后，给 X 射线管的阴极灯丝加热，灯丝炽热后产生大量的热电子。当在 X 射线管的阴极和阳极之间加上直流高压时，从灯丝发出来的电子在强大的电场力作用下，高速飞向阳极，轰击在阳靶上，突然受到阻碍而急剧地减速。此时发生能量转换，其中约 1% 的电子动能转化为光子向外辐射，这就是 X 射线，其余 99% 的电子动能则转换为热能。

二、X 射线的特性

X 射线的本质是电磁波，波长很短，为 $10^{-7} \sim 10^{-13}$m。它以光的速度沿直线传播，能发生反射、折射等现象。在电磁波辐射谱中，居 γ 射线和紫外线之间，肉眼看不见。

X 射线除具有上述一般物理性质外，还具有以下几方面的特性。

(一) 穿透本领强

X 射线波长很短，具有很强的穿透力，能穿透一般可见光不能穿透的各种不同密度的物质，在穿透过程中会受到一定程度的吸收。X 射线的穿透力与 X 射线的管电压密切相关，管电压越高，产生的 X 射线波长越短，穿透力越强；反之，管电压越低，产生的 X 射线波长越长，穿透力越弱。X 射线对低原子序数的元素构成的物质，如空气、水、纤维、肌肉等穿透性强，对高原子序数的元素构成的物质，如铅、骨骼等穿透性弱。其穿透力还与被照物体的密度和厚度等因素有关。这是 X 射线成像的基础。

(二) 荧光效应

X 射线能激发荧光物质(如硫化锌、铂氰化钡及钨酸钙等)，产生肉眼可见的荧光。即 X 射线作用于荧光物质时，使波长短的 X 射线转换成波长较长的荧光，这种转换叫做荧光效应。这一特性是进行透视检查的基础。

(三)光化学作用

涂有溴化银的胶片经 X 射线照射后,可以感光,产生潜影,经显影、定影处理后,感光的银离子(Ag$^+$)被还原成金属银(Ag),并沉淀于胶片的胶膜内,此时金属银的微粒在胶片上呈黑色。而未感光的溴化银在定影及冲洗过程中,从 X 射线胶片上被洗掉,因而显出胶片基的透明色。依金属银沉淀的多少,便产生了黑和白的影像。所以,光化学作用是 X 射线摄影的基础。

(四)电离作用

当 X 射线通过任何物质而被吸收时,都将产生电离作用,使组成物质的分子分解成为正负离子。X 射线通过空气时,可使空气产生正负离子而成为导电体。因为空气的电离程度,即其所产生的正负离子量同空气所吸收的 X 射线量成正比,所以,医学上常常利用 X 射线产生的电离作用来测量它的存在和强弱,并用于治疗某些疾病。

(五)X 射线的生物效应

X 射线射过机体而被吸收时,就同体内物质产生相互作用,使体液和细胞内引起一系列的化学变化,使机体和细胞产生生理和生物方面的改变。X 射线对机体的生物效应是用作放射治疗的基本原理。生物细胞经过一定量的 X 射线照射后,会受到损害、抑制甚至坏死。但是人体不同的组织对于 X 射线的敏感性不同,受到损害的程度也不一样。对那些敏感性较高的细胞,如正在分裂的癌细胞,受损程度就比较强,因而对于癌病变进行一定量的 X 射线照射,早期有明显的疗效。

三、X 射线的量与质

在医学诊断和治疗中,我们用 X 射线的强度和硬度来表示 X 射线的量和质。

(一)X 射线的强度

在医学中,**常用管电流和照射时间的乘积来反映 X 射线的量**,它反映了 X 射线的强度,单位为毫安·秒,符号 mA·s。管电流越大,则单位时间内轰击阳靶的电子数越多,产生的 X 射线量越大;X 射线照射时间越长,产生的 X 射线量越大。因此,**在管电压一定时,单位时间内 X 射线的量就是管电流的毫安数,叫做 X 射线的强度**。管电流的大小可以从串联在电路中的毫安表直接读出,因此,用管电流表示 X 射线的强度,既可方便测出,又便于使用调节。

(二)X 射线的硬度

每个 X 射线光子的能量,叫做 X 射线的硬度,又叫 X 射线的质。它主要与管电压有关,管电压越高,电子速度越大,X 射线的能量越大,则穿透力越强,X 射线就越硬,表明 X 射线的质越高。因此,可间接**用管电压的千伏数来表示 X 射线的硬度**,它既可方便测出,又便于使用调节。管电压千伏数越大,X 射线的质越高,硬度越大;管电压千伏数越小,X 射线的质越低,硬度越小。通常把 X 射线按硬度分成四类,见表6-2。

表 6-2　X 射线硬度分类

名称	管电压/kV	最短波长/×10⁻¹⁰m	用途
极软 X 射线	5～20	$5.2～0.62$	软组织摄影、表皮治疗
软 X 射线	20～100	$0.62～0.12$	透视和摄影
硬软 X 射线	100～250	$0.12～0.05$	软深组织治疗
极硬 X 射线	250 以上	0.05 以下	深部组织治疗

四、X 射线在医学上的应用

X 射线在医学上的应用分为诊断和治疗两方面。X 射线诊断和治疗已成为医学中不可缺少的重要技术，X 射线机是现代医院中重要的医用仪器设备之一。

（一）诊断

X 射线在诊断方面的应用主要是用于检查。X 射线的检查方法可分为普通检查和特殊检查两类。普通检查包括透视、X 射线摄影和造影，这是 X 射线检查中最早和最基本的应用。后来，在普通检查方法的基础上又创造了多种特殊摄影和各种造影检查方法，如 X 射线计算机断层摄影成像等，为医学影像技术开辟了新的途径。

1. 普通检查

（1）透视：透视是一种简便而常用的检查方法。人体内各种不同的组织或物质对 X 射线的吸收程度不同。同一强度的 X 射线，透过身体不同部位或不同物质后的强度也不一样。例如，骨组织吸收 X 射线就比肌肉组织要多，换言之，前者比后者透出的 X 射线强度就弱，如果将这些强弱不同的 X 射线投射到荧光屏上，就可以出现明暗不同的荧光像，这种**应用荧光屏显像的检查方法叫做 X 射线透视**。

透视时，需将患者被检部位置于 X 射线管与荧光屏之间，并靠近荧光屏，直接进行检查时，可以任意转动患者，从不同角度观察人体器官的形态和运动功能。透视可以观察肺、心脏、大血管和肠等器官的形态和功能。胃肠道钡剂或大肠钡剂灌肠检查均需在透视下进行，然后辅以摄影。四肢长骨与软组织对比明显，透视可用于检查较明显的骨折、脱位和异物，还可确定肿瘤位置、形状和大小等。

（2）摄影：摄影也是一种常用的主要检查方法。由于机体各部分吸收 X 射线的程度不同，透过身体的 X 射线投射到照相底片上将留下各部位明暗不同的像，这种**应用 X 射线胶片显像的检查方法叫做 X 射线摄影**。摄影可应用于任何部位，并能显示透视所不能发现的病变。

摄影应明确摄影目的和要求。摄影前必须移开受检范围内可造成妨碍的其他物品。摄影常用两个位置，即正位和倒位。有时需摄影斜位、节线位或其他位置。

上述普通检查的两种方式各有其优缺点。**透视的优点**：①可直接观察器官的运动功能；②可任意转动患者体位，从不同方向进行观察；③操作简单，立即得到结果；④费用少；⑤在透视下可进行骨折复位、异物摘除、心导管插入等操作。**缺点**：①影像不能作永久保存；②细微结构和厚密组织可能显影不清；③透视（时间过长时）所接受的 X 射线量多。**摄影的优点**：①人体细微结构和厚密组织均能显影清楚；②照片可记录保存。**缺点**：主要是不便于检查器官功能，费用较大。

（3）造影：由于人体内某些脏器与周围组织对 X 射线的吸收本领相差很小或吸收很弱，X 射线透过这些部位后，强度相差不多，通过荧光屏或照相底片时，明暗对比度就不明显，达不到看清楚脏器的目的。为了补救器官间缺乏自然对比对于 X 射线检查的限制，可采用人工方法，将造影剂引入需要检查的器官内或其周围，使之产生明显对比而显影，以达到检查的目的。这种**将对比剂引入器官，使其形态、大小显示在荧光屏或 X 胶片上的检查方法叫造影**。在长期的实践中，造影剂的质量和造影技术均有显著的提高。

2. X 射线计算机断层摄影诊断——X-CT　1969 年，人们把 X 射线摄影技术与计算机技术结合起来，设计出 X 射线计算机断层成像装置，这种检查方法称为 X **射线计算机断层成像，即 X-CT 检查**。X-CT 克服了以前传统 X 射线诊断的影像重叠、位置混淆和减弱效应等缺陷，用经过准直的窄束 X 射线，围绕身体某一部位作断层扫描，通过位于 X 射线管对侧同步转动的探测器接收透过断面的 X 射线，然后将这些 X 射线信息转变为电信号，再经模/数转换器转换成数字信号，输入计算机进行处理，重建图像后由显示器用不同的灰度等级显示出来，就成为一幅 X-CT 图像。其优点是：①诊断准确，图像层次分明；②诊断水平高，X-CT 检查可存储、可转录，不仅能观察形态变化，还可提供质变的数据，灵敏度也高，比通常的 X 射线检查高 100 倍以上；③简便、安全；④剂量低。X-CT 技术发展迅速，可应用于肝、脾、胰腺、肾、心脏、大脑等器官疾病的特殊诊断，能诊断许多过去不能诊断或难以确诊的疾病，所以，X-CT 检查是医学诊断上的一个飞跃。计算机 X 射线断层扫描仪示意图，见图 6-7。

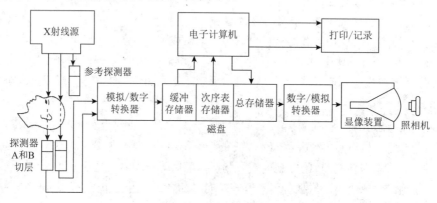

图 6-7　计算机 X 射线断层扫描仪方框图

(二)治疗

1. 放射治疗　临床放射生物学是放射肿瘤学的四大支柱之一。自从发现了 X 射线以后，X 射线对人体生物学作用的研究一直在进行中，并不断将临床放射生物学的研究成果应用于放射治疗的临床工作，促进了放射治疗的发展。

（1）手术前放射治疗：术前放疗可杀灭肿瘤周围亚临床病灶，缩小肿瘤而提高手术切除率，减少手术时肿瘤播散的可能。术前放疗目前在临床上常用于易发生局部复发或移植的肿瘤，如直肠癌的术前放疗。经大量临床研究证实，可降低盆腔淋巴结转移的阳性率，并可提高生存率。

（2）手术中放射治疗：放射治疗引起的正常组织损伤是限制增加放射剂量以达到最大程度杀灭肿瘤的重要因素。术中放射治疗是手术切除肿瘤后，对肿瘤床或残留病灶，甚至对未能切除的病灶直接用 X 射线一次照射。它的主要优点为：①手术直视下照射部位准确；②能够较确切地保护照射以外的组织器官；③适当选择高能 X 射线，可保护一定深度的正常组织；④比体外照射减少了容积剂量；⑤放疗的全身反应轻；⑥一次性照射，疗程时间短。

(3)手术后放射治疗：术后放射治疗常是根据手术和组织学检查，较精确地确定放射范围后进行的一种放射治疗。

2. 加热放疗　加热放疗是采用适当的高热与 X 射线放疗协同并用，发挥各自的优势。用于治疗恶性肿瘤，可产生良好的治疗效果。它已成为继手术、放疗、化疗、免疫疗法之后的第五种治癌方法。

3. 介入放射治疗　介入放射治疗学是近十多年迅速发展起来的一门融医学影像学和临床治疗学于一体的边缘学科。它涉及人体消化、呼吸、心血管、神经、泌尿、骨骼等多个系统疾病的诊断和治疗，尤其对以往认为不治或难治之症，如癌症、心血管疾病等开拓了新的治疗途径，且简便、安全、有效，并发症少。

(1)介入放射学的特点：在 X 射线影像学方法的引导下采取经皮穿刺插管，对患者进行血管造影，采集病理学、生理学、细胞学、细菌学、生化等检查资料，进行药物灌注、血管栓塞或扩张形成等"非外科手术"方法来诊断和治疗多种疾病。

(2)介入放射学的分类：介入放射治疗分血管性介入放射治疗和非血管性介入放射治疗两大类。

介入放射工作需要的仪器设备：配有电视透视系统的 X 射线机是开展介入放射工作的基本设备，另外穿刺针、各类导管以及注射器、止血弯钳、器械台、扩张器、栓塞材料等是必需的器械设备。

4. 直线加速器放射治疗　直线加速器是在第二次世界大战期间微波束研究的基础上发展起来的一种高能电子加速器。它有一个真空加速管，这个真空加速管的一端有一个电子源，另一端有一个靶。通过排列成直线的静电加速电极的一系列加速作用，把电子加速成高能电子束，高能电子束轰击阳靶产生高能 X 射线。高能 X 射线可用于体表、中层和深部肿瘤的治疗，又可用于手术中对肿瘤进行直接照射。它具有方向性好、穿透性强、利用率高、方便等优点。

(三)X 射线的防护

X 射线对人体组织有一定程度的损害，但只要我们了解 X 射线通过人体组织时产生的各种反应，采取一定的防护措施，充分利用现有物质的防护作用，尽量减少与 X 射线的直接接触，认真做好防护工作，则 X 射线的损害是完全可以避免的。

1. X 射线对人体的损害　当 X 射线通过人体组织时，根据通过 X 射线量的多少，人体对 X 射线的感受程度，会产生某些生理上的反应。这些反应的产生过程，使人体组织细胞和功能受到损害。

X 射线对人体的损害，多表现在由神经系统引起的功能失调、衰退，其全身性反应为疲劳、食欲缺乏、呕吐、头痛等。据认为，这是神经系统对 X 射线最为敏感的表现。淋巴组织与血液里的白细胞对 X 射线也很敏感，当受到过量的 X 射线照射后，淋巴细胞、白细胞就会出现发育障碍，影响人身健康。

2.X射线检查中的防护　由于X射线对机体的生物作用,所以在其照射过程中可产生各种程度的损害,其中一部分是累积性的,甚至成为不可恢复的慢性放射病,因此在X射线诊断工作中,必须采取防护措施。既要注意工作人员的防护,也要注意患者的防护。

对X射线的防护措施主要有:①增大人与X射线源之间的距离;②减少接触X射线的时间;③穿戴各种防护用具,如用铅密度为 3.3～6.2g/cm³ 的铅玻璃作荧光屏及防护眼镜,用含铅密度为 3.3～5.8g/cm³ 的铅橡皮制成的围裙、手套、挂帘、工作服等;④按国家规定建造合格的检查室,一般不小于25m²,高度不低于3.5m,四壁都有防护措施;⑤遵守操作规程和防护检查措施等(图6-8)。

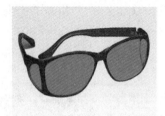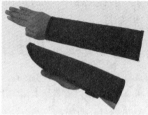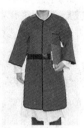

图 6-8　X射线的防护

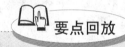要点回放

1.X射线的产生　用高速电子撞击某些物质受阻突然减速时产生X射线。

2.X射线的特性　X射线具有穿透本领强、荧光效应、光化学作用、电离作用、生物效应等特性。

3.X射线的生物效应　X射线射过机体而被吸收时,就同体内物质产生相互作用,使体液和细胞内引起一系列的化学变化,使机体和细胞产生生理和生物方面的改变。

4.X射线在医学上的应用　在医学上的应用分为诊断检查和治疗两方面。

5.X射线的防护　①增大人与X射线源之间的距离;②减少接触X射线的时间;③穿戴各种防护用具;④按国家规定建造合格的检查室;⑤遵守操作规程和防护检查措施等。

第4节　原子核和放射性及应用

学习目标

1. 掌握原子核、核力、核的电荷数、核的质量数、原子核衰变、核素和同位素的概念。
2. 熟悉原子核的组成、放射性核素的放射性。
3. 了解放射性核素在医学上的应用:诊断、治疗。

一、原子核结构

人们对物质结构的认识是逐步深入的。1803年,道尔顿创立原子论;1869年,门捷列夫发现元素周期表;1895年,伦琴发现X射线;1896年,贝克勒尔发现放射性物质;1911年,卢瑟福提出原子核式模型；1932 年，伊凡宁柯和海森伯创立了原子核的质子-中子结构学说等，使人们对原子核的认识更深入。

(一)原子核的组成

英国物理学家查德威克在 1932 年发现了中子，随后伊凡宁柯和海森伯科学地提出，**原子核是由质子和中子组成的**。质子就是氢原子核，它所带的正电荷在数值上和电子所带的负电荷相等，质量为 $1.6726×10^{-27}kg$，为电子质量的 1836.1 倍。中子不带电，质量为 $1.6749×10^{-27}kg$，为电子质量的 1836.8 倍。质子和中子除了带电不同外，质量、自旋等特性是一样的。质子和中子都叫做核子。

知识链接

原子及原子核的大小

原子核是在原子中心体积非常小的微粒，原子核的半径为 $10^{-15}～10^{-14}m$，比原子的半径（$10^{-10}m$）小得多，但整个原子的质量几乎都集中在原子核上。如果我们把原子看成是足球场那么大的话，原子核就像场中央的一棵草那么大。原子核所带的正电荷的电量和核外电子所带的负电荷的电量相等。

原子核是一个极复杂的系统。核子之间具有强大的相互吸引力，这个力不是静电力，也不是万有引力。核子之间的特殊引力叫做**核力**。核力是"短程力"，核力的作用范围约在 10^{-15} m 以内。实验表明：质子与质子之间，质子与中子之间，中子与中子之间的核力是基本相同的。

(二)原子核的电荷数和质量数

原子核的电荷数和质量数是表征原子核的两个重要特征。

1. 原子核的电荷数 原子核带正电荷，其电量是电子电量绝对值 e 的整数倍，即为 Ze。整数 Z 叫做该原子核的电荷数。

$$核电荷数（Z）= 核内质子数 = 原子序数$$

2. 原子核的质量数 原子核、质子、中子等微观粒子的质量，用克来量度显得单位太大。为了方便起见，国际上规定用原子质量单位来量度，把 ^{12}C 原子质量的 $\frac{1}{12}$ 作为一个原子质量单位，记为 u，见表 6-3。

表 6-3 原子质量单位、原子核的质量数

名 称	质量		质量数
	单位/克(g)	单位/原子质量单位(u)	
电子	$9.108×10^{-28}$	0.000549	0
质子	$1.6726×10^{-24}$	1.007276	1
中子	$1.6749×10^{-24}$	1.008665	1
氢原子	$1.6736×10^{-24}$	1.007825	1
氦原子	$6.6466×10^{-24}$	4.002603	4
碳原子	$1.9927×10^{-23}$	12.000000	12
氧原子	$2.6561×10^{-23}$	15.994915	16

　　可见，用原子质量单位 u 表示质子、中子及其他原子的质量都很接近整数。我们把这个最接近的整数叫做原子核的质量数(表 6-3)。**质量数实际上就是核内质子数和中子数的总和。**

$$质量数(A) = 核内质子数(Z) + 中子数(N)$$

　　用 X 代表元素，用 $_Z^A X$ 标记不同的原子核。如氢核标记为 $_1^1 H$，氦核标记为 $_2^4 He$，碳核标记为 $_6^{12} C$，氧核标记为 $_8^{16} O$ 等。在核物理学中，虽然电子、中子等不是原子核，但也可用这种方法标记，如将电子标记为 $_{-1}^0 e$，中子标记为 $_0^1 n$ 等。

二、核素和同位素

　　核物理学中把含有一定数量的质子和中子的原子核叫核素，用 $_Z^A X$ 标记。对于某种核素来说，质子数 Z 是已知的，所以核素可简记为 $^A X$，如 $_{92}^{235} U$ 可简记为 $^{235} U$。

　　一种元素可以含有多种核素。**同一元素电荷数 Z 相同，而质量数 A 不同的一组核素，叫做该种元素的同位素。** 或者说**同一元素的质子数相同而中子数不同的一组核素，叫做该种元素的同位素。** 同位素即排在周期表中的同一位置上。如氧的同位素有两种，即 $_8^{16} O$ 和 $_8^{17} O$。氮的同位素有两种，即 $_7^{14} N$ 和 $_7^{15} N$。

三、放　射　性

(一)天然放射性现象

　　1896 年，法国物理学家贝克勒尔在研究铀盐的性质时，首先发现铀盐能自发地放出看不见的射线，这些射线能穿过黑纸，使照相底片感光。之后法国物理学家皮埃尔·居里夫妇又发现镭、钋也能放射类似射线，而且强度比铀放出射线的强度更强。

　　铀、镭、钋等元素所**具有的发出放射线的性质叫做放射性。具有放射性的元素称为放射性元素。** 放射性元素有两种：一种是自然界原来存在的不断放出射线的元素，叫做**天然放射性元素**，除铀、镭、钋以外，后来又发现位于门捷列夫元素周期表末端的重元素都具有天然放射性；另一种是人工制造的能放射出射线的元素，叫做**人工放射性元素**。对于具有放射性的各种原子核统一叫做**放射性核素**。现在发现的核素已达 2600 余种，大部分是人造的，其中较稳定的只占约 1/10。

> **知识链接**
>
> #### 放射性的发现
>
> 　　**1896 年 2 月**，法国物理学家贝克勒尔听说了伦琴发现 X 射线后，就想看一看不能透过黑纸的日光能否激发出 X 射线，再透过黑纸激发出荧光来(现在我们知道这是不可能的)。一天恰好阴天，没有日光，他就把制备好的样品(一种铀盐)用黑纸包起来，放在抽屉里的照相底片上面。几天后，他怕底片有些漏光，便决定将其中一张冲洗一下，不料洗出后一看，晶体的像竟赫然在目。于是他赶紧仔细做实验，证明了感光是由样品含铀所致。铀确实发出了一种肉眼看不见的射线，这就是天然放射性的发现。**1903 年**，贝克勒尔与法国物理学皮埃尔·居里和居里夫人因发现放射线而荣获了诺贝尔物理学奖。

(二)三种射线及性质

1. 三种射线　放射性核素能够放射 α 射线、β 射线和 γ 射线。α 射线是带正电的具有很高速度的氦原子核 $^4_2$He 流,即 α 粒子流。β 射线是带负电的高速运动的电子流。γ 射线是不带电的波长比 X 射线还短的光子流。如图 6-9 所示是这三种射线在磁场中的偏转情况。

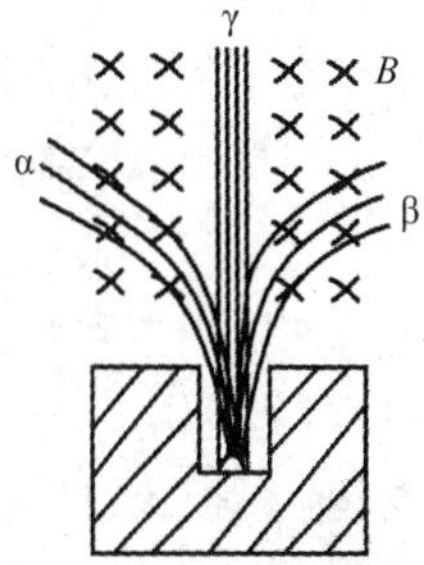

2. 放射性射线的主要性质

(1)具有较强的穿透本领,可以贯穿可见光所不能穿透的某些物体,如黑纸板。以 γ 射线的穿透本领最强,其次是 β 射线,再次是 α 射线。

图 6-9　三种射线示意图

(2)能激发荧光,如在硫化锌中掺入极微量的镭可制成夜光物质。

(3)能使照相底片感光。

(4)能使气体电离,α 射线电离作用最强,其次是 β 射线,再次是 γ 射线。

(5)射线足够强时,能破坏组织细胞。

(6)放射性元素在放射过程中不断地放出能量,能使吸收射线的物质发热,温度升高。

放射性元素的放射性还有一个重要特点,就是放射性与周围环境的物理条件和化学条件无关。无论是高温或高压,还是化合态或单质形式存在,放射性都是一样的,放出射线的性质也是一样的。

1908 年,卢瑟福发现盛有少量镭盐($RaCl_2$)的密闭容器里放出氦气和氡气。原因是镭核放射 α 粒子流,α 粒子吸收两个电子中和后,成为氦原子,产生氦气。镭核放射 α 粒子后变为氡原子核,中和后成为氡原子,产生氡气。氡的原子序数为 86,具有放射性。

放射性原子核自发地放射 α、β、γ 射线后转变成另一种原子核的过程,叫做原子核衰变。原子核衰变是放射现象的本质,是一种元素变成另一种元素的过程。

放射性核素发生 α 衰变和 β 衰变产生新核素的同时会辐射出能量,使核的能级发生变化而辐射光子流,即 γ 射线。原子核进行 γ 衰变时,元素在元素周期表中的位置不变。γ 射线是伴随 α 射线或 β 射线产生的。当放射性物质连续发生衰变时,各种原子核中有的发生 α 衰变,有的发生 β 衰变,同时伴随 γ 辐射。所以在核衰变过程中就有 α、β、γ 三种射线。

存在于自然界的天然放射性元素比较稀少,只有元素周期表末端的一些元素,而人工获得的放射性元素较多,它们的放射性同位素在医学上的应用十分广泛。

四、放射性同位素在医学上的作用

放射性同位素在医学上的应用分为临床诊断和治疗两个作用。

(一)诊断

在医学上主要利用放射性核素的示踪原子作用。放射性同位素能放射出容易探测的射线,显示一种特殊信号标记，它的踪迹易被放射性探测仪器观测出来。又由于同种元素的放射性同位素与稳定同位素具有完全相同的化学性质，当两者混在一起时，可借以测出稳定同位素在各种变化过程中的变动情况。放射性同位素总有放射线相伴随，用它作为标志，可以起到"指示踪迹"的作用。放射性同位素的这种作用叫做**示踪原子作用**。它能用于脏器扫描显像、功能测定、体内微量物质定量分析、追踪体内代谢物质变化等。

示踪原子的应用有两个突出优点：

(1)容易辨认，方便简单，不需进行大手术即可进行体外测量。例如，要了解磷在人体内的代谢变化，可把放射性磷的制剂引入人体内，利用探测器追踪就能准确地测出各个组织吸收磷的情况。要诊断甲状腺疾病，可口服适量的 $Na^{131}I$，在病理状态下，碘代谢发生变化，用 γ 照相机或扫描仪显像，可诊断甲状腺的病情。

(2)示踪原子灵敏度高。用放射性示踪原子方法可以检查出 $10^{-14} \sim 10^{-18}$g 的放射性物质。

(二)治疗

利用放射性同位素射线的穿透性及其对机体组织的破坏作用治疗疾病，能抑制和破坏组织，如破坏癌组织，以达到治疗的目的。常用的治疗方法有以下几种：①体外照射治疗，例如，^{60}Co 照射治疗，^{60}Co 能放出很强的 γ 射线从体外进行照射，是治疗深部肿瘤和恶性肿瘤的主要方法；②内照射治疗，例如，将 ^{131}I 引入体内，随代谢过程汇集于甲状腺，通过破坏甲状腺癌细胞达到治疗目的，用 ^{32}P 治疗骨骼、肝、脾及淋巴的病变和肿瘤组织，可以破坏和抑制病变组织的生长；③敷贴治疗，利用 ^{32}P、^{90}Sr 等放射核素敷贴于患部，对治疗眼科和皮肤科疾病有一定作用；④放射性胶体治疗，把放射性胶体注入体腔，放射性元素胶体敷于体腔表面，对该处的局部组织肿瘤进行照射而达到控制肿瘤的目的。

医学上利用放射性同位素，既要对放射性同位素物质进行严格的选择，又要注意控制进入体内的剂量，否则将影响诊断和治疗效果，甚至危及生命。通常选用的放射性同位素要考虑同位素的性质、半衰期和能否迅速排出体外等因素。总之，要遵守操作规程，注意安全。

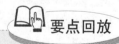

要点回放

1. **原子核的电荷数** 原子核带正电荷，其电量是电子电量绝对值 e 的整数倍，即为 Ze。整数 Z 叫做该原子核的电荷数。

2. **原子核的质量数** 用原子质量单位 u 表示原子的质量，取最接近的整数 A 为原子核的质量数。质量数实际上就是核内质子数和中子数的总和。

3. **原子核的组成** 由质子和中子组成。质子和中子都叫做核子。

4. **放射性** 具有发出放射线的性质叫做放射性。具有放射性的元素称为**放射性元素**。放射性元素有两种：一种是自然界原来存在的不断放出射线的元素，叫做天然放射性元素；另一种是人工制造的能放射出射线的元素，叫做人工放射性元素。

5. **原子核衰变** 放射性原子核自发地放射 α、β、γ 射线而转变成另一种原子核的过程，叫做原子核衰变。

6. **核素** 核物理学中把含有一定数量的质子和中子的原子核叫核素，用 $^A_Z X$ 标记。

7. **同位素** 同一元素的质子数相同而中子数不同的一组核素，叫做该种元素的同位素。

8. **放射性同位素在医学上的应用** 分为诊断和治疗两个作用。

第 5 节　磁共振及应用

学习目标

1. 掌握磁共振、旋进、纵向弛豫时间 T_1、横向弛豫时间 T_2 和核密度的概念。
2. 熟悉磁共振及磁共振的弛豫过程。
3. 了解磁共振谱及磁共振成像的应用。

1946 年，美国斯坦福大学的布洛赫等用感应法和哈佛大学的普西尔等用吸收法，几乎同时分别独立地测得了石蜡和水的磁共振吸收。这为人们在探索物质微观结构的规律提供了一项重要的研究技术。由于布洛赫和普西尔在探索物质微观结构领域作出的重大贡献，于 1952 年共同获得诺贝尔物理学奖。此后，磁共振现象首先在理化领域中得到广泛应用。自 20 世纪 70 年代开始，在分子生物学、医学、药学和遗传学等领域中得到了迅速发展。磁共振成像（magnetic resonance image，MRI）作为一种获得人体空间信息的新技术，被誉为诊断医学上的一次革命。

一、磁 共 振

核磁共振（nuclear magnetic resonance，NMR）是物质原子核磁矩在外磁场 $\boldsymbol{B}_0$ 的作用下，能级发生分裂，并在外加射频场的能量条件下产生能级跃迁的现象。原子核由质子和中子组成，而质子和中子跟电子一样，都不停地做自旋运动，即原子核在做自旋运动。自旋运动可形成环形电流，环形电流会产生磁场，自旋核产生磁矩。这样，当自旋核处于一个外磁场中时，外磁场和自旋核磁矩的相互作用，自旋核的轴向将与外磁场方向成一角度，使核子在自身旋转的同时，又以外磁场方向为轴进行**进动**，又称为**旋进**。如旋转陀螺在地球引力场中进动一样。自旋核在外磁场的作用下具有能量，能量是量子化的，也就是说自旋核在外磁场中进动时，它的运动状态不是随意的，只能在特定方向产生进动。当原子核自旋的方向不同时，形成的环形电流的磁场方向也不同，则核在外磁场中具有的能量也不同。磁共振示意图如图 6-10 所示。

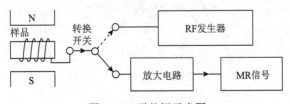

图 6-10　磁共振示意图

经研究表明，氢原子核在外磁场中具有两个分立的能级。当氢核磁矩的进动方向与外磁场同向时，氢核处在"上旋"运动状态，能量低，即氢核处在低能级的稳定平衡状态；当氢核磁矩的进动方向与外磁场反向时，氢核处在"下旋"运动状态，能量高，即氢核处在高能级的激发态（图 6-11）。

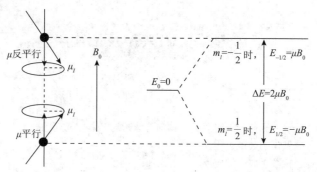

(a)氢核磁矩在外磁场B_0中的取向　　(b)氢核磁矩的能级产生塞曼分裂

图 6-11　氢核在外磁场中的磁矩和能级分裂

在垂直于外磁场 **B_0** 的方向对氢核发射一个射频电磁波，当激励的电磁波的频率所决定的能量与氢原子核两相邻能级之间的能量差相等时，处在低能级"上旋"运动状态的氢核被激励，吸收射频电磁波的能量后，跃迁到高能级的"上旋"运动状态，称为**共振吸收**。停止射频电磁波照射，处在高能级激发态的氢核将会跃迁回低能级、同时向外发射电磁波 RF，称**共振发射**。整个吸收与发射的过程称为**磁共振**，简称 MR。

二、有关的物理量

组成物体的大量的原子核磁矩的矢量总和称为磁化强度矢量 **M**。从客观上看，组成物体的原子核系统的磁矩是杂乱无章的，每个磁矩的方向都是随意的，磁矩间的磁性相互抵消，对外不表现磁性。但当它处在外磁场 **B_0** 中时，其方向取两种平衡状态：即平行或反平行于外磁场。若氢核系统处于外磁场中，平行于磁场的分量多于反平行于磁场的分量，使得物体的核磁矩不能完全相互抵消，于是在外磁场方向产生一个宏观磁化强度矢量 **M**。

在平衡状态下，磁化强度矢量 **M** 与外加磁场 **B_0** 的方向一致，磁化强度矢量的 z 分量 $M_z=M_0$，M_z 被称为纵向分量，此时不存在横向磁化强度矢量 M_{xy}。在垂直于 B_0 的方向施加射频电磁波，如果足够多的能量被自旋核吸收，原子核从低能级状态跃迁到高能级状态(激发态)，则有可能使自旋核达到饱和状态，即 $M_z=0$，$M_{xy}=M_0$。射频脉冲发射结束后，自旋核将自动、自发地由高能级状态恢复到原状态(平衡状态)，处于非热平衡状态的原子核系统将逐渐恢复为热平衡状态，这一过程叫做**弛豫过程**。

弛豫过程是原子核系统由高能态转变为低能态释放能量的过程。在这一过程中，系统的磁化强度矢量的两个分量将发生相对独立的变化。z 分量即纵向分量 M_z 将逐渐增大，恢复到平衡状态时的 M_0，此过程称为**纵向弛豫过程**，这个过程是氢核与周围物质进行热交换，最后达到热平衡，故又叫自旋-晶格弛豫过程；xy(平面)分量即横向分量 M_{xy} 将逐渐减少，直至 $M_{xy}=0$，此过程称为**横向弛豫过程**，这个过程是同种核相互交换能量的过程，故又叫自旋-自旋弛豫过程。

(一)纵向弛豫时间

纵向磁化强度矢量从零恢复至最大值的 63%时所需的时间为 T_1，称为**纵向弛豫时间 T_1**，简称 T_1 弛豫时间。

(二)横向弛豫时间

横向磁化强度矢量从最大值减小至最大值的 37% 处时所需的时间为 T_2，称为**横向弛豫时间** T_2，简称 T_2 弛豫时间。

(三)核密度

单位体积的氢核数目，即核密度用 ρ 表示，是指所研究的原子核系统核密度的大小。

人体各种组织含有大量的水和碳氢化合物，氢核的磁共振灵敏度高、信号强，所以首选氢核作为人体成像核。MR 信号强度与样品中氢核密度 ρ 有关，人体中各种组织器官含水比例不同，即含氢核数的多少不同，MR 信号强度就有差异，利用这种差异作为特征，把各种组织区分开，这就是氢核密度的 MR 图像。

人体不同组织的 T_1、T_2 值是不相同的，利用这种差异，用各组织的 T_1、T_2 值来建立人体组织的分布图像，这就是 T_1、T_2 加权图像。人体正常组织与病变组织的含水量和 T_1、T_2 值均有所不同，所以可以从图像中把病变组织识别出来，从中还可以判断病变的不同发展阶段，为临床诊断提供依据。MR 信号的强度取决于参与共振的氢核数目和 T_1、T_2 的值，所以人体组织中氢核密度 ρ、T_1、T_2 的差异可以用来产生图像的对比度，这就是磁共振成像临床诊断的物理学依据。

三、磁 共 振 谱

以发生共振吸收的强度为纵坐标、共振频率的相对值为横坐标，可以得到共振吸收强度随共振频率变化的曲线，称为**磁共振谱**。磁共振波谱分析技术是利用分子的化学位移来测定分子组成及空间构型的一种检测方法。从理论上来看，磁共振时，共振频率只有一个，或者说对应的谱线很窄，因此对应的谱线波长也只有一个。但实际上，存在一些因素使谱线具有一定的宽度，这样，就使磁共振信号有许多特征，可以从谱线的宽度、形状和面积，谱线的精细结构来了解原子核的性质和原子核所处的环境。目前，已制定了万种以上的有机化合物的标准谱图。对于一个样品，只要测出它的共振谱图，然后跟标准谱图对照，即可确定样品的成分和结构。例如，在药学方面，除用于药物的定性分析和结构分析外，还用于定量分析。若将复方阿司匹林(APC)的磁共振谱图，与阿司匹林、非那西汀和咖啡因的共振谱图进行对照，便可测出 APC 中三种药物的含量。

四、磁共振成像

磁共振成像是一种获得人体空间信息的新技术，能发现人体生理和生化方面的早期变化，从而改变了由以往病理解剖学来表达疾病的传统观念。

磁共振成像的基本原理　利用一定频率的电磁波向处于磁场中的人体照射，人体中各种不同组织的氢核在电磁波的作用下发生磁共振，吸收电磁波的能量，跃迁到高能态，停止电磁波照射后，氢核发生从高能级的非平衡态向原来平衡态恢复的弛豫过程，把吸收的能量以电磁波的形式发射出来,MRI 系统的探测线圈探测到这些从人体中的氢核发出来的电磁波信号,经计算机处理进行图像重建,得到由各组织的 T_1、T_2 和 ρ 等成像参数决定的人体断层图像,这就是磁共振成像。

实践表明,核系统辐射能量的强度与核密度 ρ 成正比。因此,在磁共振图像中,能通过质子密度的差别把各种组织区分开来,又因人体不同组织的弛豫时间 T_1 和 T_2 均不相同;病变组织与正常组织的 T_2(或 T_1)具有明显的差别,如表 6-4 所示。因此通过 T_1、T_2 的测量可判断病变发展的情况。这样,人体的病变组织可从磁共振图像中予以识别,从而提供病理诊断信息。

表 6-4　人体不同组织及部分病变组织的 T_1、T_2 值

组织	T_1/ms	T_2/ms
肌肉	400±40	50±10
肝	380±20	40±20
肝转移病灶	570±190	40±10
肝脓肿	1180	100
胰	290±20	60±40
胰腺癌	840	40
胰腺炎	300	150
腮腺	350	30
腮腺肉瘤	620	40

磁共振成像技术跟 X-CT 比较,X-CT 解决了医学影像的重叠和混乱的难题,获得了诊断准确率很高的清晰图像,但它是单一参数的成像技术,所以其图像基本上是解剖学的。磁共振成像则是有几个参数(T_1、T_2 和 ρ 等)的成像技术,由于参数多,所成的像中含有更多受检体生理和化学特性的信息,即不仅能获得人体器官和组织的解剖图像,而且能显示出器官和组织在化学结构上的变化,可得到器官和组织的功能方面的信息。

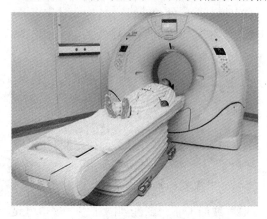

磁共振成像是使用既能穿透人体,又不引起电离辐射损伤的电磁波作为"光源"来对人体进行"透视"的方法,使用方便、灵活,能对人体各部位,各器官的冠状、矢状、横断面进行观察并能任意旋转、切割和窥视。临床实践证实,磁共振成像技术对检测坏死组织、局部出血、各种恶性肿瘤及病变性疾病特别有效,软组织对比度明显,使诸多过去被认为是疑难病的诊断成为可能(图 6-12)。

图 6-12　磁共振成像

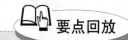

1. 核磁共振(NMR)　是物质原子核磁矩在外磁场 B_0 的作用下，能级发生分裂、并在外加射频场的能量条件下产生能级跃迁的现象。

2. 弛豫过程　射频脉冲发射结束后，自旋核将自动、自发地由高能级状态恢复到原状态(平衡状态)，处于非热平衡状态的原子核系统将逐渐恢复为热平衡状态，这一过程叫做弛豫过程。

3. 纵向弛豫时间　纵向磁化强度矢量从零恢复至最大值的 63%时所需的时间为 T_1，称为纵向弛豫时间 T_1，简称 T_1 弛豫时间。

4. 横向弛豫时间　横向磁化强度矢量从最大值减小至最大值的 37%处时所需的时间为 T_2，称为横向弛豫时间 T_2，简称 T_2 弛豫时间。

5. 核密度　核密度用 ρ 表示，是指所研究的原子核系统核密度的大小。

6. 磁共振谱　以发生共振吸收的强度为纵坐标、共振频率的相对值为横坐标，可以得到共振吸收强度随共振频率变化的曲线，称为磁共振谱。

7. 磁共振成像的基本原理　利用一定频率的电磁波向处于磁场中的人体照射，人体中各种不同组织的氢核在电磁波作用下发生磁共振，吸收电磁波的能量，跃迁到高能态，停止电磁波照射后，氢核发生从高能级的非平衡态向原来平衡态恢复的弛豫过程，把吸收的能量以电磁波的形式发射出来，MRI 系统的探测线圈探测到这些从人体中的氢核发出来的电磁波信号，经计算机处理进行图像重建，得到由各组织的 T_1、T_2 和 ρ 等成像参数决定的人体断层图像，这就是磁共振成像。

参 考 文 献

胡炳元, 刘盛煜, 郑其明, 2009. 物理(化工农医类). 北京: 高等教育出版社

李长驰, 2007. 医用物理学. 北京: 科学出版社

李长驰, 梁淼林, 2014. 医用物理. 北京: 人民卫生出版社

宋大卫, 2007. 医用物理学. 2 版. 北京: 人民卫生出版社

杨素英, 2007. 医用物理学. 北京: 科学出版社

附　　录

附录1　国际单位制

国际单位制是 1960 年第 11 届国际计量大会通过，其国际代号为 SI，它是以 m-kg-s-A(米-千克-秒-安培)为基础的单位制。

(一)国际单位制的基本单位

基本量名称	单位名称	单位符号	基本量名称	单位名称	单位符号
长度	米	m	热力学温度	开尔文	K
质量	千克	kg	物质的量	摩尔	mol
时间	秒	s	发光强度	坎德拉	cd
电流	安培	A			

(二)国际单位制的辅助单位

辅助量名称	单位名称	单位符号
平面角	弧度	rad
立体角	球面度	sr

附录2　常见物理量的符号及国际单位制

物理量名称	符号	单位名称	单位符号	
			中文符号	国际单位制符号
长度	l、s	米	米	m
质量	m	千克(公斤)	千克	kg
时间	t、T	秒	秒	s
热力学温度	T	开尔文	开	K

续表

物理量名称	符号	单位名称	单位符号	
			中文符号	国际单位制符号
物质的量	M	摩尔	摩	mol
面积	S、A	平方米	米^2	m^2
体积	V	立方米	米^3	m^3
速度	v、V	米每秒	米/秒	m/s
加速度	a	米每二次方秒	米/秒^2	m/s^2
平面角	θ	弧度	弧度	rad
角速度	ω	弧度每秒	弧度/秒	rad/s
频率	f、ν	赫兹	赫	Hz
密度	ρ	千克每立方米	千克/米^3	kg/m^3
周期	T	秒	秒	s
振幅	A	米	米	m
力	F、f	牛顿	牛	N
压强	P	帕斯卡	帕	Pa
能、功、热量	E、A、Q	焦耳	焦	J
功率	P、N	瓦特	瓦	W
声强级	L	贝尔	贝	B
黏滞系数	η	帕斯卡秒	帕·秒	Pa·s
流量	Q	立方米每秒	米^3/秒	m^3/s
表面张力系数	a	牛顿每米	牛/米	N/m
电流	I	安培	安	A
电量	Q、q	库仑	库	C
电势、电压、电动势	u、U、ξ	伏特	伏	V
电阻	R、r	欧姆	欧	Ω
电容	C	法拉	法	F
电阻率	ρ	欧姆米	欧·米	Ω·m
电场强度	E	伏特每米	伏/米	V/m

物理量名称	符号	单位名称	单位符号	
			中文符号	国际单位制符号
磁通量	Φ	韦伯	韦	Wb
磁感应强度	B	特斯拉	特	T
电感	L	亨利	亨	H
焦度	Φ	屈光度	屈光度	D
放射性强度	A	贝克勒尔	贝克	Bq
照射量	X	库仑每千克	库/千克	C/kg
吸收剂量	D	戈瑞	戈	Gy

附录3　常用物理量常数

物理量	常数
万有引力常量	$G = 6.67 \times 10^{-11} \text{N} \cdot \text{m}^2/\text{kg}^2$
重力加速度	$g = 9.80665 \text{m/s}^2$
真空中的光速度	$c = 3.0 \times 10^8 \text{m/s}$
绝对零度	$0\text{K} = -273.15 ℃$
标准大气压	$P_0 = 1.013 \times 10^5 \text{Pa}$
电子电量	$e = 1.6 \times 10^{-19} \text{C}$
电子静止质量	$m_e = 9.1 \times 10^{-31} \text{kg}$
质子静止质量	$m_p = 1.67 \times 10^{-27} \text{kg}$
质子单位质量	$u = 1.6605655 \times 10^{-27} \text{kg}$
普朗克常量	$h = 6.63 \times 10^{-34} \text{J} \cdot \text{s}$
玻尔第一轨道半径	$r_0 = 0.529 \times 10^{-10} \text{m}$
静电力常量	$k = 8.987776 \times 10^9 \text{N} \cdot \text{m}^2/\text{C}^2$
电子伏特	$1\text{eV} = 1.60 \times 10^{-19} \text{J}$

附录4　十进制数的倍数和分数的词头名称和国际符号

分数与倍数	词头名称	国际符号	分数与倍数	词头名称	国际符号
10^{18}	艾	E	10^{-1}	分	d
10^{15}	拍	P	10^{-2}	厘	c
10^{12}	太	T	10^{-3}	毫	m
10^{9}	吉	G	10^{-6}	微	μ
10^{6}	兆	M	10^{-9}	纳[诺]	n
10^{3}	千	k	10^{-12}	皮[可]	p
10^{2}	百	h	10^{-15}	飞[母托]	f
10^{1}	十	da	10^{-18}	阿[托]	a

附录5　希腊字母表

大写	小写	汉语读音	大写	小写	汉语读音
A	α	阿尔法	N	ν	纽
B	β	贝塔	Ξ	ξ	克西
Γ	γ	伽马	O	o	奥密克戎
Δ	δ	德耳塔	Π	π	派
E	ε	艾普西隆	P	ρ	洛
Z	ζ	截塔	Σ	σ	西格马
H	η	艾塔	T	τ	陶
Θ	θ	西塔	Υ	υ	宇普西隆
I	ι	约塔	Φ	φ	斐
K	κ	卡帕	X	χ	喜
Λ	λ	兰布达	Ψ	ψ	普西
M	μ	米尤	Ω	ω	奥墨伽

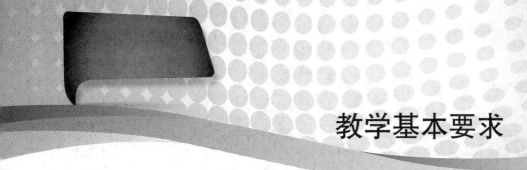

教学基本要求

一、课程性质和任务

物理是研究物质运动的一般规律和物质基本结构的科学，是其他自然科学和当代技术发展的重要基础。它为医学及护理学的发展提供了理论、方法和先进的医用仪器，是一门与医学和护理学有着密切联系的重要文化基础课。

本书包括第 1 章"力学基础及应用"，第 2 章"振动和波及应用"，第 3 章"液体、气体的性质及应用"，第 4 章"电磁学基础及应用"，第 5 章"光学基础及应用"，第 6 章"原子物理基础及应用"。

课程的任务是：使学生掌握必要的物理基础知识和基本技能，为相关专业课程的学习与综合职业能力培养奠定必要的物理基础。使学生认识物理对医学发展、科技进步，对文化、经济和社会发展的影响，帮助学生形成正确的世界观、人生观和价值观。

二、课程教学目标

(一)知识教学目标

1. 掌握力的平行四边形法则，自由落体运动，牛顿运动定律，机械能守恒定律等概念和规律，并熟悉其在日常生活和医护工作中的应用。

2. 掌握简谐振动，共振，机械波，波长、频率和波速的关系；乐音、噪声和健康的关系；超声波的特性和作用；了解声波的传播，声强、声强级和听觉区域、叩诊和听诊、声波多普勒效应的医学应用、超声波的产生和接收、超声波在医学诊断和治疗中的应用。

3. 掌握正压和负压的定义及其在临床医护工作中的应用；空气湿度的定义，湿度的意义及调节方法；熟悉球形液面附加压强、毛细现象和气体栓塞的成因及其在生命科学中的意义；了解液体流动的基本规律，血液流动，血压及血压的测量方法。

4. 掌握电源电动势，闭合电路欧姆定律，正弦交流电的产生及变化规律，安全用电等概念、规律和常识；熟悉三相四线制供电线路，电磁波谱、红外线、紫外线和微波在医疗工作中的应用；了解电场、电场强度、电势和电势能，磁场、电磁感应等概念和现象以及电疗、磁疗、电磁辐射与环境污染。

5. 掌握光的折射，全反射，透镜成像规律，眼睛的光学结构、成像及调节，视角与视力及异常眼及其矫正，熟悉放大镜、显微镜和内窥镜等的成像原理和作用。

6. 了解原子核式结构、玻尔原子理论、激光、X 射线、原子核放射性、磁共振等现代物理知识在医疗工作中的应用。

(二)能力培养目标

1. 培养学生运用所学物理知识,分析和解决医护工作相关的实际问题的能力。

2. 通过实验教学,使学生具备规范、熟练的基本操作技能。

3. 培养学生具有一定的自学能力;培养学生举一反三,融会贯通,发现问题、分析问题、解决问题的能力。

(三)品质教育目标

1. 通过对生命现象的认识,树立辩证唯物主义的世界观,养成珍爱生命、健康卫生的生活习惯。

2. 培养学生实事求是的科学态度,严谨细致、团结协作的工作态度和遵守纪律、爱护公物(仪器设备)的优良品质。

3. 培养学生刻苦钻研、勇于探索、敢于创新的良好学风。

三、教学时间建议

教学内容	建议学时		
	理　论	实　践	合　计
绪论　力学基础及应用	10	2	12
振动和波及应用	7	1	8
液体、气体的性质及应用	12	2	14
电磁学基础及应用 (其中"*磁场、电磁感应"为选修内容)	14(*4)	2	16(*4)
光学基础及应用	7	1	8
*原子物理基础及应用(为选修内容)	*10		*10
合计	60(*14)	8	68(*14)

备注:总学时为 68 学时。其中必修学时:54 学时;选修学时(带"*"号):14 学时

四、教学内容与要求

教学内容	教学要求			教学活动参考	教学内容	教学要求			教学活动参考
	了解	熟悉	掌握			了解	熟悉	掌握	
绪论					三、学习"医用物理"的正确态度和方法			√	例子讲解
一、物理学研究的对象和内容			√	理论讲授	**第1章　力学基础及应用**				
二、物理学和医学的关系	√			多媒体演示	第1节　力				

续表

教学内容	了解	熟悉	掌握	教学活动参考
一、力			√	理论讲授
二、重力、弹力和摩擦力		√		多媒体演示
三、机体的力学性质	√			理论讲授
第2节 共点力的合成与分解				
一、共点力、合力和分力及力的合成与分解			√	理论讲授
二、力的平行四边形法则		√		多媒体演示、分组实验
三、力的合成和分解在医学临床上的应用	√			多媒体演示
第3节 牛顿运动定律				
一、质点、位移、即时速度和加速度			√	理论讲授
二、自由落体运动			√	多媒体演示
三、牛顿运动定律及应用			√	多媒体演示、讨论
第4节 功和能				
一、功和功率			√	理论讲授
二、机械能		√		理论讲授
三、机械能的转化和守恒定律			√	多媒体演示
四、能量守恒定律	√			理论讲授
第2章 振动和波及应用				
第1节 振动				
一、简谐振动			√	多媒体演示
二、振动的振幅、周期和频率			√	理论讲授
三、共振		√		多媒体演示、演示实验
第2节 波动				
一、机械波、横波和纵波	√			多媒体演示
二、波长、周期和波速的关系			√	理论讲授

教学内容	了解	熟悉	掌握	教学活动参考
第3节 声波				
一、声波的传播		√		多媒体演示
二、声强、声强级和听觉区域	√			理论讲授
三、乐音、噪声和健康			√	理论讲授
四、叩诊和听诊	√			多媒体演示
五、声波的多普勒效应的医学应用	√			理论讲授
第4节 超声波				
一、超声波的产生和接收		√		理论讲授
二、超声波的特性和作用			√	理论讲授
三、超声波在医学中的应用	√			多媒体演示
第3章 液体、气体的性质及应用				
第1节 液体、气体的压强				
一、液体的压强			√	理论讲授
二、气体的压强	√			理论讲授
三、大气压、正压和负压及其在临床医护工作中的应用			√	多媒体演示
第2节 液体的表面性质				
一、液体的表面张力	√			演示实验、多媒体演示
二、浸润和不浸润			√	演示实验、多媒体演示
三、球形液面的附加压强			√	理论讲授
四、毛细现象			√	多媒体演示
五、气体栓塞			√	理论讲授
第3节 液体的流动及应用				
一、理想液体的流动			√	理论讲授
二、实际液体的流动	√			理论讲授

续表

教学内容	了解	熟悉	掌握	教学活动参考	教学内容	了解	熟悉	掌握	教学活动参考
三、血液的流动			√	多媒体演示	五、安全用电常识			√	理论讲授
第4节 空气的湿度					第5节 电磁波				
一、饱和气与饱和气压			√	理论讲授	一、电磁波		√		理论讲授
二、空气的湿度			√	理论讲授、分组实验	二、电磁波谱			√	理论讲授
第4章 电磁学基础及应用					三、红外线、紫外线及微波在医护工作中的应用			√	理论讲授
第1节 静电场					四、电磁辐射与环境污染	√			理论讲授
一、电场、电场强度	√			理论讲授	**第5章 光学基础及应用**				
二、电势能、电势和电势差	√			理论讲授	第1节 光的折射、全反射				
三、静电		√		多媒体演示	一、光的折射		√		多媒体演示
第2节 直流电					二、全反射		√		多媒体演示
一、电动势		√		理论讲授	第2节 透镜成像				
二、闭合电路欧姆定律			√	多媒体演示、分组实验	一、透镜			√	理论讲授
三、直流电在医学上的应用	√			理论讲授	二、透镜成像的几何作图法		√		多媒体演示
*第3节 磁场、电磁感应					三、透镜成像的性质和应用		√		理论讲授
一、磁场、磁感应强度	√			理论讲授	四、透镜成像公式法			√	理论讲授、分组实验
二、磁场对电流的作用力			√	多媒体演示	第3节 眼睛的光学性质				
三、电磁感应			√	多媒体演示	一、眼睛的光学结构	√			理论讲授
四、自感现象	√			多媒体演示、分组实验	二、眼睛成像和眼的调节			√	理论讲授
第4节 交流电					三、视角与视力			√	理论讲授
一、正统交流电的产生及变化规律		√		多媒体演示	四、异常眼及其矫正			√	多媒体演示
二、交流电的周期、频率、最大值和有效值			√	理论讲授	第4节 几种光学仪器				
三、交流电三相四线制供电线路	√			理论讲授参观	一、放大镜			√	理论讲授
四、电疗和磁疗	√			多媒体演示	二、显微镜		√		理论讲授

续表

教学内容	教学要求			教学活动参考	教学内容	教学要求			教学活动参考
	了解	熟悉	掌握			了解	熟悉	掌握	
三、内窥镜	√			多媒体演示	二、X射线的特性		√		理论讲授
第6章　原子物理基础及应用					三、X射线的量与质	√			理论讲授
第1节　原子结构、玻尔理论					四、X射线在医学上的应用	√			多媒体演示
一、原子的核式结构	√			理论讲授	第4节　原子核和放射性及应用				
二、玻尔原子理论		√		理论讲授	一、原子核结构	√			理论讲授
三、原子能级和原子发光原理	√			理论讲授	二、核素和同位素	√			理论讲授
第2节　激光及应用					三、放射性		√		理论讲授
一、激光的产生	√			理论讲授	四、放射性同位素在医学上的应用	√			理论讲授
二、激光的特性		√		理论讲授	第5节　磁共振及应用				
三、激光的生物效应	√			理论讲授	一、磁共振	√			理论讲授
四、激光在医学上的应用	√			多媒体演示	二、有关的物理量	√			理论讲授
第3节　X射线及应用					三、磁共振谱	√			理论讲授
一、X射线的产生	√			理论讲授	四、磁共振成像	√			多媒体演示

五、教学方法建议

教师应根据教学目标，结合教学的实际情况，灵活地、创造性地选择教学模式、教学方法。可采用讲授、演示、实验、讨论、参观等形式开展教学。

教学过程中应重视实践活动，突出职业能力培养。教学要求中所设计的实践活动，供教师参考，教师还可以根据专业需求、职业能力培养的需要，自行设计实践活动内容。

教师应重视现代教育技术与课程的整合，努力推进现代教育技术在物理教学中的应用，更新观念，改变传统的教学方法，充分发挥计算机、互联网等现代媒体技术的优势，合理运用多媒体教学课件，为学生学习提供丰富多样的学习资源、学习工具和学习环境。

六、考核与评价

本书的教学考核与评价应体现检查、诊断、反馈、激励、导向和发展的功能，尤其要注重发挥诊断、激励和发展的功能，以达到本课程教学目标的要求。

要坚持终结性评价与过程性评价相结合、定性评价与定量评价相结合、教师评价与学生评价相结合的原则，注重考核与评价方法的多样性和针对性，并结合学生的态度和情感进行。教师可根据不同专业、不同学生的特点，采用多样化、开放式的评价方法。如采用笔试、实验操作、行为观察、成长记录档案、实践活动等方式综合评价学生的学习与发展水平，要充分体现以学生发展为本，以职业能力的形成为核心的职业教育评价理念，更多地关注学生做了什么，已经掌握了什么，获得了哪些进步，具备了什么能力。同时积极创设学生参与评价活动的氛围和条件，让学生通过记录学习过程，记录有代表性的事实，展示自己学习的进步。

全国中等职业教育数字化课程建设规划教材

供中职医药卫生类各专业使用

医用物理实验指导与单元练习

（第2版）

YIYONGWULI SHIYANZHIDAO YU DANYUANLIANXI

主　编　李长驰

副主编　王延康　张辉群

编　者　（按姓氏汉语拼音排序）

樊　萍（安徽省淮南卫生学校）

胡　健（安徽省淮南卫生学校）

李长驰（汕头市卫生学校）

连锴城（揭阳卫生学校）

罗钦雄（汕头市卫生学校）

渠立清（阳泉市卫生学校）

王延康（广东省湛江卫生学校）

吴玉波（新疆巴音郭楞蒙古自治州卫生学校）

肖小婷（汕头市卫生学校）

张辉群（汕头市卫生学校）

赵晨煌（太原市卫生学校）

科学出版社

北　京

内 容 简 介

本书是全国中等职业教育数字化课程建设规划教材。本书共 6 章，第 1 章为力学基础及应用，第 2 章为振动和波及应用，第 3 章为液体、气体的性质及应用，第 4 章为电磁学基础及应用，第 5 章为光学基础及应用，第 6 章为原子物理基础及应用。本书配有多媒体教学课件及《医用物理实验指导与单元练习》。本书的编写贴近专业，注重实用，将物理学基本知识与生命科学和临床医学实践紧密结合，通过视频和图片，把医学临床实际应用情景导入课堂，充分体现物理学知识和技能在临床医护工作中的应用，以及物理学知识和医学知识的有机融合，从而有效地激发学生的学习兴趣，提高教学的针对性。

本书可供中职医药卫生类各专业使用。

图书在版编目（CIP）数据

医用物理：含医用物理实验指导与单元练习 / 李长驰主编.—2 版.—北京：科学出版社，2018.6

全国中等职业教育数字化课程建设规划教材

ISBN 978-7-03-055913-5

Ⅰ. 医… Ⅱ. 李… Ⅲ. 医用物理学-中等专业学校-教材　Ⅳ. R312

中国版本图书馆 CIP 数据核字（2017）第 308346 号

责任编辑：张立丽　郭学雯 / 责任校对：彭珍珍

责任印制：赵　博 / 封面设计：铭轩堂

科 学 出 版 社 出版

北京东黄城根北街 16 号
邮政编码：100717
http://www.sciencep.com

石家庄众旺彩印有限公司 印刷
科学出版社发行　各地新华书店经销

*

2007 年 9 月第　一　版　开本：787×1092　1/16
2018 年 6 月第　二　版　印张：15
2020 年 9 月第十五次印刷　字数：356 000

定价：38.00 元（全二册）

（如有印装质量问题，我社负责调换）

目　　录

第 1 部分

实 验 指 导

绪 论

一、实验的意义及要求

物理学是一门建立在实验基础上的科学。物理概念的建立以及物理定律的发现，都是以实验事实为依据的。已经建立起来的物理定律或理论，也必须经得起严格的科学实验的检验才能被确认。另外，人的认识过程总是从感性到理性，而且理论知识还必须应用于实际，所以，无论对物理学的发展还是学习物理学，实验都是非常重要的。

通过实验，同学们不仅能生动地感知物理现象以加深对物理概念的认识，更重要的是能使他们理解和掌握运用观察和实验的手段处理物理问题的基本程序和技能(包括仪器的使用，数据的读取和分析，书写实验报告等)，培养观察能力、思维能力和操作能力，从中启迪慧心，激发灵感，树立敢于质疑、敢于创造的良好学风，培养严谨细致的科学态度和实事求是的工作作风。

物理实验是物理学教学的一个重要组成部分，也是有关课程实验的基础，应该十分重视，认真学好。要求同学们做到：

(1)实验前必须认真预习，对每次实验作全面了解。包括明确实验目标，弄清实验原理，了解仪器性能，知道实验步骤，设计记录实验数据的表格。

(2)实验时应做到手脑并用，勤于动手，善于思考。正确使用仪器，按合理步骤操作，并仔细观察实验现象，正确读取被测量的数值及单位，实事求是地记录，绝不能乱凑或篡改数据。

(3)实验结束后要整理器材，归复原状；要对所得数据进行分析处理，得出合理的结论，并独立完成实验报告，回答要求的问题。

二、测量与误差

(一)测量

在科学实验与生产中，经常要对各个物理量进行测量，以便定量地研究它们之间的关系。所谓测量，就是将被测量的物理量同做标准的同类物理量进行比较的过程，观察被测量的物理量是标准物理量的多少倍。

1. 直接测量 例如，用米尺量长度、天平称质量、停表计时间、温度计测温度、电流表测电流、电压表测量电压等，都是从仪器上直接读出该物理量的大小，这种测量方法称为直接测量。

2. 间接测量 在测定某一物理量时，不能从所使用的测量仪器上直接读出该物理量的大小，而需要测定一些其他的物理量，然后通过一定的关系式计算得到，这种测量方法称为间接测量。

(二) 误差

当对某一物理量进行测量时，由于受到仪器、测量方法、人的感觉器官及其周围环境的限制，测量是不能无限精确的，测量值与客观存在的真实值之间总有一定的差异，测量值只能是真实值的近似值，所以任何测量都存在误差，把真实值与测量值之差叫做测量误差。误差存在于一切测量之中，而且贯穿测量过程的始终。

1. 系统误差　仪器制造不够精良或装置调节不妥，使数据不可能读得很准确；测量原理本身不够严密或测量方法和理论的要求有出入等；外界环境固定的、单方面的干扰；观察者的视觉、听觉等感觉器官的限制，以及观察者本身的不良习惯和缺乏实验训练等原因而产生的误差叫做系统误差。相同的实验条件下进行多次测量时，每次测量值总是比真实值偏大或偏小某一固定的数值。系统误差无论在数值的大小或符号(正负)上都是固定的，故这种误差也称为固定误差。

在实验中，如何消除系统误差呢？**原则上可以通过改善仪器、改进测量方法、纠正个人的偏向等方法来消除系统误差。**例如，测量前仪器应当指零而未指零，如果这样的话，就应将仪器调零或者将"零读数"在所测得的数值中加上或减去。

2. 偶然误差　由偶然的或不确定的因素所造成的每一次测量值的无规则的涨落，称为偶然误差，也叫随机误差。

产生偶然误差的原因如下：

(1)观察感觉器官(视觉、听觉)的限制，以及手脚灵活程度的限制等，使得观察结果有时比较大、有时比较小。例如，在读数时眼睛没有正对刻度而造成的误差，为视觉误差；当读数处在刻度分度之间，由估计而引起的误差，为读数误差。

(2)实验条件的起伏和周围环境的影响，如温度和气压的起伏、地基的震动、光线的闪动、电磁场的干扰等，使观察结果时大时小。

偶然误差的特点是在相同的实验条件下进行多次测量时，各测量值有的比真实值偏大，有的比真实值偏小。偶然误差无论在数值的大小或符号上都是不固定的，似乎是纯属偶然的。但若测量次数增多，测量结果中也显示出一定的规律性，它服从一定的统计规律，即符号相反、大小相等的误差出现的概率是相同的，绝对值小的误差较绝对值大的误差出现的概率大，**偶然误差的算术平均值随着测量次数的增加而越来越趋向于零等。**

在实验中，如何消除偶然误差呢？可通过适当增加测量的次数并取其平均值来减少偶然误差。

3. 误差的表示

(1)绝对误差：待测物理量的真正大小叫真值。测量值与真实值间总有一个差值，这个差值的绝对值叫做绝对误差。真实值无法测得，而被人们公认的精确测量值比较接近于真实值，所以我们用公认值代表真实值来求绝对误差。用 A 表示公认值，N 表示测量值，则绝对误差 ΔN 为

$$\Delta N = |A - N|$$

(2)相对误差：用绝对误差往往不能表达实验结果的好坏。我们用绝对误差与公认值的比 $\Delta N/A$ 来表示实验的准确程度，叫做相对误差，一般用百分比来表示，又叫百分误差。

4. 有效数字　测量的精确程度取决于仪器的精密程度，仪器的最小刻度反映的量值越小，测量就越精确。由最小刻度线直接读出的数是准确、可靠的，叫做**可靠数字**。但是待测的量往往不会正

好是最小刻度的整数倍，而是落在两个刻度线之间，这时应该怎样读数呢？我们可以把最小刻度间的间距，凭肉眼分成 2 个、5 个或 10 个等份，估计读数所占的份数，然后把这一位数读出。由于这一位数是估计出来的，是不可靠的，所以叫做**可疑数字**。

估计出的这一位可疑数字连同前几位可靠数字，在测量中都是有效的，即从左边第一个不是零的数字起，包括最后一位估测出来的数字，都叫做**有效数字**。

实验 1　相对湿度的测定

实验目标

1. 了解干湿泡湿度计的结构。
2. 掌握用干湿泡湿度计测量空气相对湿度的方法。

一、实验器材

水，干湿泡湿度计。

二、实验原理

测量空气相对湿度的常用仪器是干湿泡湿度计，如实验图 1-1 所示。

干湿泡湿度计由一块长方形木板上并列着两只刻度相同、长度相同的温度计组成，其中一只温度计裸露在空气中，叫干泡温度计，用来测空气的温度；另一支叫湿泡温度计，它下面的玻璃泡上包着纱布，纱布下面浸在水槽里，由于毛细现象，水顺着纱布上升，纱布总是湿的。

如果空气中的水恰处于饱和状态，湿泡温度计的水分不蒸发，两只温度计的读数就相同了，表示相对湿度是 100%；如果空气中的水汽没有饱和，湿泡温度计纱布上的水分就会蒸发，蒸发致冷效应使湿泡温度计的示数低于干泡温度计的示数。两温度计的温度差，称为干湿泡温差。当空气干燥，相对湿度较小时，蒸发得快，湿泡温度下降得多，干湿泡的温差就大；当空气潮湿，相对湿度较大时，蒸发得慢，湿泡温度下降得少，干湿泡的温差就小。即：**干湿泡的温差越小，相对湿度越大；干湿泡的温差越大，相对湿度越小。**

可见，干湿泡的温差与相对湿度密切相关。科学家根据实验数据，将不同温度时，不同的干湿泡温度差对应的相对湿度计算出来，绘制成实验表 1-1。我们只要读出干湿泡湿度计上两支温度计的读

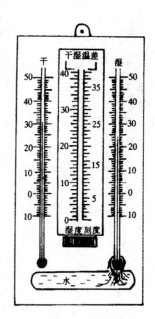

实验图 1-1　干湿泡湿度计

数，从实验表 1-1 中很快就可查得此处空气的相对湿度。一般的干湿泡湿度计上都附有一个类似于实验表 1-1 的数表。

实验表 1-1 由干、湿泡温度计所示温度求空气相对湿度　　　　　　　　（单位：%）

湿泡温度计 所示温度/℃	干、湿泡温度计的温度差/℃									
	1	2	3	4	5	6	7	8	9	10
0	75	53	33	16	1					
1	76	55	37	20	6					
2	77	57	40	24	11					
3	78	59	43	28	15	3				
4	80	61	45	31	19	8				
5	81	63	48	34	22	12	2			
6	81	65	50	37	26	15	6			
7	82	66	52	40	29	19	10	2		
8	83	68	54	42	32	22	14	6		
9	84	69	58	45	34	25	17	10	3	
10	84	70	58	47	37	28	20	13	6	
11	85	72	60	49	39	31	23	16	10	
12	86	73	61	51	41	33	26	19	13	5
13	86	74	63	51	43	35	28	22	16	8
14	87	75	64	54	45	38	31	24	18	11
15	87	76	65	57	47	40	33	27	21	16
16	88	77	66	68	49	42	35	29	23	18
17	88	77	68	59	51	43	37	31	26	21
18	89	78	69	60	52	45	39	33	28	23
19	89	79	70	61	54	47	40	35	30	25
20	89	79	70	62	55	48	42	36	31	26
21	90	80	71	63	56	50	44	38	34	29
22	90	81	72	64	57	51	45	40	35	30
23	90	81	73	65	58	52	46	41	36	32
24	90	82	74	66	60	53	48	43	38	34
25	91	82	74	67	61	55	49	44	39	35
26	91	83	75	68	62	56	50	45	41	36
27	91	83	76	69	62	57	51	46	42	38
28	91	83	76	69	63	58	52	48	43	39
29	92	84	77	70	64	58	53	49	44	40
30	92	84	77	71	65	59	54	50	45	41
31	92	85	78	71	65	60	55	51	46	42
32	92	85	78	72	66	61	56	51	47	43
33	92	85	79	73	67	62	57	52	48	44
34	93	86	79	73	68	62	58	53	49	45
35	93	86	79	74	68	63	58	54	50	46
36	93	86	80	74	69	64	59	55	51	47
37	93	86	80	75	69	64	60	56	52	48
38	93	87	81	75	70	65	60	56	52	49
39	93	87	81	76	70	65	61	57	53	49
40	93	88	81	76	71	66	62	58	54	50

三、实验步骤

1. 观察干泡温度计和湿泡温度计的读数是否相等，如果不相等，记下误差。

2. 把水槽注水约占容积的 2/3，并将纱布条浸入水槽中。操作中应注意手不要离温度计的玻璃泡太近，以减小人体温度对实验的影响。分别将湿度计放置于实验室通风和不通风处。

3. 观察湿泡温度计的读数变化，待稳定后分别读出干泡温度计和湿泡温度计的示数，求出温差，记录于表中。

4. 分别从相对湿度表中查出对应温度和温差的相对湿度。

四、实验数据与计算

地点		干泡温度/℃	湿泡温度/℃	干湿泡温度差/℃	相对湿度
实验室	通风处				
	不通风处				

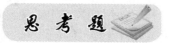

所测相对湿度对人体健康是否合适？如过大或过小，人们有什么感觉？

实验 2　血压计的使用

实验目标

1. 熟悉汞柱式血压计的构造。
2. 掌握用汞柱式血压计测量血压的方法。

一、实验器材

汞柱式血压计(实验图 2-1)，听诊器。

二、实验原理

通过打气球打气，当绑在手臂上的充气袋内的气体压强大于待测人体的收缩压后，肱动脉被压闭，血管中没有血液通过，从听诊器中听不到声音。

放气，当充气袋内的压强等于或者稍低于待测人体的收缩压时，血液的一部分可冲过已放松但还未张开的肱动脉，形成湍流，**在听诊器中可听到响声。**

再放气，当充气袋压强等于或者稍低于待测人体的舒张压时，充气袋作用于血管的压强无法再封住血管，血流由断续流动恢复为连续流动，由湍流变为层流，从**听诊器中听到的声音突然变弱或者消失。**

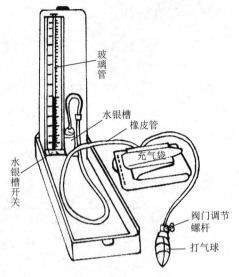

实验图 2-1　汞柱式血压计

三、实验步骤

1. 检查校验

(1)将汞柱式血压计放平后，按压盒一端的锁定钮，使其上盖弹开。

(2)揭开上盖，直至与底盒垂直并自行锁定为止。

(3)取出充气袋和打气球，检查其连通部位是否脱离或异常。

(4)打开水银槽开关，把U形压强计底部的阀门杆拨向"通位"。

(5)旋紧打气球阀门，试向充气袋适量充气，应无漏气声，上升的汞柱也应始终稳定，可判定血压计正常。旋松打气球阀门，将气放完待用。

2. 测量血压

(1)将充气袋裹扎在待测者左(右)上肢肘窝肱动脉处，并与心脏保持同一高度。

(2)将听诊器探头塞在充气袋下，使感受面贴着肱动脉处，戴上听诊器，此时可听到血流的搏动声。

(3)旋紧打气球阀门，用打气球向充气袋打气加压至肱动脉搏动音消失，中断血流。再继续打气加压，使其压强再增大4kPa左右(相当于30mmHg左右)。

(4)慢慢放气减压，使汞柱慢慢下降，从听诊器听到第一声搏动时，此时所对应的汞柱示数为收缩压。

(5)继续慢慢放气减压，当搏动声突然变弱或消失而转变为连续的血流声时，此时所对应的汞柱示数为舒张压。

(6)重复(1)~(5)步骤，测量3次，求平均值，采用收缩压/舒张压的格式记录结果。

3. 整理仪器

排尽充气袋余气；血压计向右倾斜45°时关闭水银槽开关。将各部件平整地放入盒内盖好。

四、实验数据与计算

次数	1	2	3	平均值	实验结果记录
收缩压/kPa					
舒张压/kPa					

思考题

1. 使用血压计时，上盖为什么一定要垂直于底盒?

2. 血压测量处为什么要与心脏保持同一高度?

实验 3　万用表的使用

实验目标

1. 了解万用表的结构和基本原理。
2. 掌握用万用表测电阻、直流电压和交流电压、直流电流的方法。

一、实验器材

指针式万用表、直流低压电源、交流电源、固定电阻、开关、导线若干。

二、实验原理

(一)指针式万用表的基本构造和用途

万用表是能测量多种电学量的仪表。表面分表盘、功能转换装置和表笔连线插孔三部分(实验图 3-1)。表盘上有相应电学量的刻度线、指针和功能转换开关，使万用表能按需选择电学量及其量程；表笔连线供万用表与外电路连接之用。它通常能测量电阻、直流电压、交流电压、直流电流等，是电路测试和检查电器元件的常用仪器。

(二)指针式万用表的使用方法

1. 测电阻　应先将万用表的转换开关置于适当的电阻挡量程上，再把两表笔短接，调整调零旋钮，使指针指在"0"Ω处，然后用表笔紧密接触待测电阻两端。在"Ω"刻度线上进行读数，乘上所选倍数，即为待测电阻值。

2. 测直流电压　应把选择开关置于直流电压挡的某一适当量程上，表跟被测部分并联，红表笔接高电势点，黑表笔接

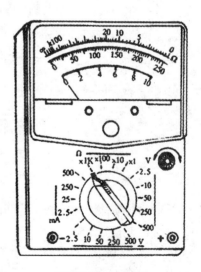

实验图 3-1　万用表

低电势点，在相应刻度线上读数。量程的选用要稍大于实际电压的估计值。若不能估计被测电压范围，则应先拨到高量程电压挡，如指针偏度很小，再换较小的量程。

3. 测交流电压　应把选择开关置于交流电压挡的某一适当量程上，表跟被测部分并联，无须区分表笔的正负，量程的选用与测量直流电压的量程选择方法类似。

4. 测直流电流　应把选择开关置于直流电流挡的某一适当量程上，把万用表串入待测电路中；并使电流从红表笔流进，黑表笔流出，在相应刻度线上读数。量程的选用要稍大于实际电流的估计值。若不能估计被测电流范围，则应先拨到高量程电流挡，如指针偏度很小，再换较小的量程。

三、注意事项

1. 表盘上"Ω"刻度线的刻度顺序系由右到左，与其他电学量刻度线顺序正好相反。

2. 使用前观察指针是否在零位，有偏离须调零后再用(测电阻时，每换一次挡位，都要进行调零。测量电压、电流时用机械调零旋钮调零)。

3. 随时注意改测电学量时必须换挡、换量程。

4. 万用表处于"Ω"和"A"工作状态时，严禁和带电电路及器件并接。

5. 测量时，注意手不要碰到表笔的金属触针，以保证安全和测量准确；使用后要把表笔从试笔插孔中拨出，并且不能把选择开关置于欧姆挡，应将选择开关置于空挡(off)或交流电压最高挡，以防漏电和下次使用误操作而损坏仪表。长期不用时应将电池取出。

四、实验步骤

1. 测量电阻

(1)选择万用电表适当的欧姆挡量程，调节欧姆调零旋钮，使指示针指在电阻刻度的零位上。

(2)分别测量 R_1、R_2、R_3、R_4、R_5 的阻值，记录于表格中。

(3)将 R_1、R_2、R_3 串联[实验图 3-2(a)]；将 R_4、R_5 并联[实验图 3-2(b)]。

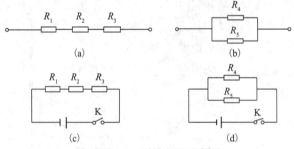

实验图 3-2　测量电阻示意图

(4)分别测量 R_1、R_2、R_3 串联的总电阻和 R_4、R_5 并联的总电阻，记录于表格中。

2. 测量直流电压

(1)分别按实验图 3-2(c)和实验图 3-2(d)连接电路。

(2)选择万用表适当的直流电压挡量程。

(3)测量 R_1、R_2、R_3、R_4、R_5 上的电压，记录于表格中。

(4) 分别测量 R_1、R_2、R_3 串联的总电压，R_4、R_5 并联的总电压，记录于表格中。

3. 测量直流电流（保留以上电路连接）

(1) 选择万用电表适当的直流电流挡量程。

(2) 测量通过 R_1、R_2、R_3、R_4、R_5 的电流，记录于表格中。

(3) 测量通过实验图 3-2(c) 和 (d) 干路的总电流，记录于表格中。

4. 测量交流电压

(1) 选择万用电表适当的交流电压挡量程。

(2) 测量实验室内交流电源的输出电压，记录数据。

五、实验数据的记录和数据处理

电阻	R_1	R_2	R_3	R_4	R_5	R_1、R_2、R_3 串联	R_4、R_5 并联
						（总电阻、总电压、干路电流）	
电阻值/Ω							
电压值/V							
电流值/A							

交流电压：＿＿＿V。

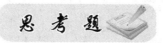

思 考 题

1. 测量电流时，万用表为什么只能串联在电路中而不能并联？

2. 用万用表测量电流和电压时，为什么每次都要选择大于估计值的挡位？

实验 4　紫外线灯的安装及常见故障的排除

实验目标

1. 了解紫外线灯的灯管、镇流器、启辉器的结构和作用。

2. 熟悉紫外线灯的工作原理。

3. 掌握紫外线灯电路的安装方法。

4. 了解紫外线灯电路常见故障的排除。

一、实验器材

紫外线灯管、启辉器、镇流器、保险盒、开关、导线、插头、万用表。

二、实验原理

1. 紫外线灯的基本结构　紫外线灯由灯管、启辉器、镇流器、灯座等部分组成。

(1)灯管　紫外线灯的灯管由灯丝、灯头和石英玻璃管等部分组成。管内有微量的氩气和稀薄的水银蒸气，当灯接入电路后，水银蒸气导电，放出紫外线。灯管是紫外线灯电路的主要组成部分。

(2)启辉器　启辉器由氖泡、小电容、绝缘底座和外壳等部分组成。启辉器的氖泡能自动接通和切断电路，因而并联在氖泡上的小电容主要有两个作用：一是与镇流器线圈形成 LC 振荡电路，以延长灯丝的预热时间和维持脉冲电动势；二是吸收干扰其他电子装置的杂波。

(3)镇流器　镇流器又叫限流器，由铁芯和电感线圈组成。镇流器的主要作用是限制通过灯管的电流和产生脉冲电动势，使紫外线灯点亮和工作。镇流器的规格也要和灯管功率相配套。

(4)灯座　常用灯座有插入式(弹簧式)和开启式两种。灯座用于固定灯管和连通紫外线灯电路，灯座要与灯管上的灯头相配套。

2. 紫外线灯的工作原理　紫外线灯工作的全过程分启辉和工作两种状态(实验图 4-1)。

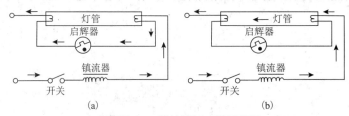

实验图 4-1　紫外线灯工作原理图

当紫外线灯接通电源后，启辉器的两个电极间开始启辉放电，使 U 形双金属片受热膨胀与静触片接触，此时，电源、镇流器、灯丝和启辉器构成闭合回路，使阴极得到预热，预热时间一般为 1～3s[实验图 4-1(a)]。同时，在启辉器的两个电极接通后启辉放电就消失了，双金属片因冷缩而与静触片分开。就在两个电极分开的瞬间，电路中电流突然消失，于是镇流器两端产生一个为电源电压 4～5 倍的感应电动势，这个脉冲电动势加在灯管两端，使灯管内的气体电离而引起弧光放电，辐射出紫外线和紫光等。启动以后，镇流器起着限流的作用，保证紫外线灯正常工作[实验图 4-1(b)]。

三、紫外线灯电路的常见故障、故障发生的原因和排除方法

1. 当紫外线灯电路的电源接通，启辉器不跳动，灯管不工作

(1)供电部门因故停电或电源电压太低。可使用万用表检查电源电压。

(2)电路中有断路或接触不良。用万用表的欧姆挡检查灯丝、镇流器是否断路，若断路须更换新器件。用小改锥轻触，检查有无接触不良(必要时用万用表检查)。取下启辉器，用导线搭接电路，若紫外线灯能工作则说明是启辉器损坏，更换启辉器，否则就不是启辉器故障。

2. 新灯管接入电路后灯丝立即烧断

(1)电路接线错误。对照电路图检查接线。

(2)镇流器短路。可用万用表检查镇流器。

(3)灯管质量有问题。若(1)、(2)无误，但合上开关灯管立即冒出白烟而烧毁，这是由灯管严重漏气引起的，应更换灯管。

3. 合上开关，灯管两端发红，中间无紫光出现，灯管不能正常工作

启辉器不起作用。应更换启辉器。

4. 通电后，启辉器的氖泡一直在跳动，而灯管不能正常工作或很久才能工作

(1)电源电压过低，可用万用表检查。

(2)灯管衰老。

(3)镇流器与灯管不配套。检查镇流器规格与灯管功率是否配套。

(4)启辉器故障。

若出现此类故障，应迅速检修，否则会影响灯管寿命。

5. 使用过程中，镇流器的蜂音很大

(1)电源电压过高，用万用表检查。

(2)镇流器位置安装不当，变换位置即可。

(3)镇流器质量较差或长时间使用后内部松动，夹紧镇流器铁芯钢片即可。若降压、变位、夹紧镇流器的铁芯钢片仍不能减小蜂音，可考虑更换镇流器。

6. 使用过程中，出现镇流器过热或绝缘物外溢

(1)镇流器质量差，应更换。

(2)电源电压过高，可用万用表检查。

(3)启辉器故障，检查启辉器内部电容是否被击穿，氖泡内金属片是否搭接。

7. 在断电后，紫外线灯管中仍有微光

(1)接线错误，错把开关接在零线上。应重新正确接线。

(2)开关漏电，更换开关。

四、实验步骤

1. 按照要求清理工具器材。

2. 用万用表测量灯管灯丝、镇流器的电阻。

3. 按实验图连接电路。

4. 检查电路无误后通电，观察紫外线灯的启动过程。

5. 教师设置紫外线灯故障，让学生练习排除紫外线灯电路的故障。

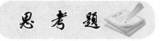

1. 紫外线灯电路的镇流器和启辉器各有哪些作用？

2. 紫外线灯和日光灯有何异同？

实验 5　凸透镜焦距的测定

实验目标

1. 掌握聚焦太阳光测定凸透镜焦距的方法。
2. 掌握透镜公式法测定凸透镜焦距的方法。

一、实验器材

光具座、凸透镜、光屏(毛玻璃)、光源(蜡烛)、直尺。

二、实验原理

凸透镜能把平行于主轴的入射光线会聚于主轴上的一点，这个点叫做凸透镜的焦点。薄透镜的焦点到透镜光心的距离叫做焦距，用 f 表示；物体到透镜的距离叫做物距，用 u 表示；生成的像到透镜的距离叫做像距，用 v 表示(实验图 5-1)。则有

$$\frac{1}{u} + \frac{1}{v} = \frac{1}{f}$$

这就是透镜成像的公式。实验中如测量了物距 u 和像距 v，根据透镜成像公式，即可计算出透镜的焦距 f。

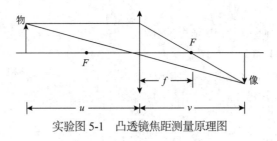

实验图 5-1　凸透镜焦距测量原理图

三、实验步骤

1. 聚焦太阳光测定凸透镜焦距

可认为太阳光是平行光，把凸透镜正对着太阳，在凸透镜后面放一张白纸，调节透镜与白纸间的距离，直到白纸上的光斑最小为止，此光斑所在位置就是凸透镜的焦点。这时用直尺量出凸透镜和光斑间的距离，此距离就近似地等于凸透镜的焦距。

2. 透镜公式法测焦距

(1) 如实验图 5-2 所示，把蜡烛、凸透镜、光屏(毛玻璃)依次安装在光具座上。调节透镜光心、

光屏中心、蜡烛焰心等高，透镜光轴与光具座平行，光屏与光具座相互垂直。

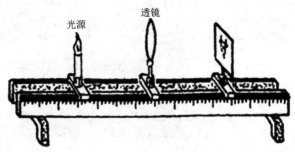

光源　　　透镜

实验图 5-2　实验装置图

(2) 调节蜡烛和光屏间的距离，使蜡烛的倒像清晰地呈现在光屏上，量出蜡烛到透镜光心的距离(物距)u 和光屏到透镜光心的距离(像距)v，记录于表中。

(3) 改变蜡烛的位置，调节光屏与透镜间的距离使像清晰，测量物距和像距。

(4) 仿照步骤(3)，再测一次物距和像距。

(5) 分别计算出凸透镜的焦距，求平均值。

四、实验数据的记录和计算

1. 聚焦太阳光测得的凸透镜的焦距 $f=$ ＿＿＿＿ cm。

2. 透镜公式法测焦距。

次数	物距 u/cm	像距 v/cm	焦距 f/cm	凸透镜焦距测量平均值/cm
1				
2				
3				

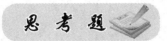

聚焦太阳光法和公式法测薄透镜的焦距，各有何优缺点?

第2部分

单元练习

第1章　目标检测和练习题

第1节　目标检测题

1. 关于力的说法正确的是（　　）

    A. 可以离开施力物体而独立存在　　　　B. 可以离开受力物体而独立存在

    C. 对于力，应既说明大小，又指明方向　　D. 对于力，应只说明大小，可以不用指明方向

2. 一木块放在水平桌面上，关于它们之间的静摩擦力，下列说法正确的是（　　）

    A. 只要接触面粗糙，就一定有静摩擦力

    B. 接触面越粗糙，静摩擦力越大

    C. 木块对桌面的压力大，静摩擦力一定大

    D. 静摩擦力的大小随水平拉力或推力的增大而增大，并有一个最大值

3. 关于重力，下列说法正确的是（　　）

    A. 物体只有静止时才受重力的作用

    B. 物体只有落向地面时才受重力的作用

    C. 重心总在物体上，不可能在物体外

    D. 物体受到重力的大小与物体的质量成正比

4. 关于重力的方向，下列说法正确的是（　　）

    A. 重力的方向垂直向下　　　　　　　　B. 重力的方向竖直向下

    C. 重力的方向与接触面成直角　　　　　D. 重力的方向平行于接触面

5. 关于力的作用效果说法正确的是（　　）

    A. 力是维持物体运动状态的原因　　　　B. 力仅可以改变物体的形状

    C. 力仅可以改变物体的运动状态　　　　D. 力是改变物体运动状态和形状的原因

6. 质量为200kg的物体，在一个水平牵引力的作用下，沿水平面匀速滑动，求物体受到的滑动摩擦力是多少(已知物体与接触面的滑动摩擦系数为0.3)？

7. 已知某弹簧受到的拉力是60N，在该力的作用下，弹簧伸长了10cm，求弹簧的劲度系数是多少？

第 2 节 目标检测题

1. 两个力的合力最大值是 10N，最小值是 2N，这两个力的大小是_____和_____。

2. 下列说法错误的是（ ）

   A. 力的合成和分解都遵循力的平行四边形法则

   B. 力的合成遵循力的平行四边形法则

   C. 力的分解不遵循力的平行四边形法则

   D. 力的分解是力的合成的逆运算

3. 关于合力与分力，下列说法正确的是（ ）

   A. 合力一定大于每一个分力

   B. 合力至少大于其中一个分力

   C. 合力可以比两个分力都大，也可以比两个分力都小

   D. 合力不能与其中一个分力相等

4. 重量分别为 5N 和 10N 的正方形物体 A、B 叠放在水平地面上，A 在 B 的上面。则物体 B 对地面的压力大小和方向分别为（ ）

   A. 10N，垂直向下   B. 5N，垂直向上

   C. 15N，竖直向上   D. 15N，竖直向下

5. 用两根绳子吊起一重物，使重物保持静止，若逐渐增大两绳之间的夹角，则两绳对重物的拉力的合力变化情况是（ ）

   A. 不变   B. 减小

   C. 增大   D. 无法确定

6. 对静止于地面上的重为 G 的木块，施加一个竖直向上的逐渐增大的力 $F(F$ 总小于 $G)$，下列说法正确的是（ ）

   A. 木块对地面的压力随 F 增大而增大

   B. 木块对地面的压力随 F 增大而减小

   C. 木块对地面的压力和地面对木块的支持力是一对平衡力

   D. 木块对地面的压力就是木块的重力

7. 请你简述临床上如何利用力的合成与分解来治疗颈椎病或其他一些疾病？

第 3 节 目标检测题

1. 某人用力推一下静止的小车，车开始运动，继续用力推，车加速前进，可见（ ）

   A. 力是产生位移的原因   B. 力是维持物体运动的原因

   C. 力是改变物体运动状态的原因   D. 力是维持物体运动速度的原因

2. 下列说法正确的是（ ）

   A. 物体加速度的方向与合外力的方向相同

   B. 物体所受合外力越大，速度越大

  C. 物体速度的方向与合外力的方向相同

  D. 只要物体受到外力作用，就一定产生速度

3. 下列说法正确的是（　　）

  A. 作用力和反作用力使物体平衡

  B. 地球对重物的作用力比重物对地球的作用力大

  C. 先有作用力，然后才有反作用力

  D. 作用力和反作用力同时产生，同时存在，同时消失

4. 对惯性大小的认识，正确的是（　　）

  A. 物体运动时比静止时惯性大

  B. 物体加速运动时比匀速运动时惯性大

  C. 同一物体在静止状态下和运动状态下的惯性均相同

  D. 物体静止时没有惯性

5. 质量是 10kg 的护理车在水平面上用 80N 的水平力推动它，受到的阻力是 20N，产生的加速度是（　　）

  A. 6m/s^2 B. 8m/s^2 C. 10m/s^2 D. 16m/s^2

6. 关于自由落体运动，以下说法正确的是（　　）

  A. 质量大的物体自由下落时的加速度大

  B. 自由落体运动是初速度为零，加速度为 g 的竖直向下的变加速直线运动

  C. 物体竖直向下的运动一定是自由落体运动

  D. 物体只在重力作用下从静止开始下落的运动叫做自由落体运动

7. 老年人和体弱者由站位突然蹲下去，为什么常会感到眩晕，甚至出现两眼发黑现象？

8. 某物体静止于水平面上，说出物体受到哪几个力的作用？如果该物体静止于斜面上，则该物体受到哪几个力的作用？

第4节　目标检测题

1. 一物体受到与竖直方向成 30° 的 100N 的拉力作用，在水平方向上通过的位移为 20m，所用的时间是 10s。则拉力在水平方向上的分力是____N，所做的功为____J，功率是____W。

2. 一质量为 1kg 的物体静止在 10m 高处，若不计空气阻力，物体的重力势能（相对于地面，下同）是____J，动能是____J，机械能是____J；若让其自由下落到 2m 处时，物体的重力势能是____J，动能是____J，机械能是____J；落到地面（未接触地面瞬间）时，物体的重力势能是____J，动能是____J，机械能是____J。

3. 下列说法错误的是（　　）

    A. 力和在力的方向上发生的位移是做功的两个必要因素

    B. 功可以有"正""负"值；重力对物体做负功，表示物体克服重力做了功

    C. 功是物体能量变化的量度

    D. 功率是表示做功多少的物理量

4. 下列说法正确的是（　　）

    A. 动能是矢量，有正负值

    B. 动能和重力势能统称为机械能

    C. 由物体与地球相对位置所决定的能量叫做动能

    D. 物体从高处自由落下，其动能和重力势能在相互转化的过程中是守恒的

5. 一物体受到与水平方向成 60° 的 10N 的拉力作用，在水平方向上通过的位移为 10m，则拉力所做的功为（　　）

    A. 0J   B. 100J   C. 10J   D. 50J

6. 下面现象中符合机械能守恒条件的是（　　）

    A. 物体沿粗糙斜面上升

    B. 小球从空中自由下落

    C. 降落伞匀速下降

    D. 沿粗糙斜面匀速滑下

7. 用 5m/s 的初速度竖直上抛质量为 50g 的物体，不计空气阻力，求此物体达到最大高度时所用的时间？（g 取 $10m/s^2$）

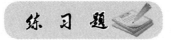

练 习 题

一、名词解释

1. 弹性形变

2. 质点

3. 加速度

4. 自由落体运动

5. 分子热运动

二、填空题

1. 力是物体对物体的作用，力不能离开_____而独立存在；力的三素是_____、_____和_____；力的作用效果是_____。

2. 对于质量分布均匀并且有规则形状的物体，重力的作用点可认为作用在物体的_____上；重力的方向总是_____。

3. 求几个力的合力叫力的合成，它遵守_____定则。具体内容是：_____

_____。

4. 若以初速度方向为正方向，匀减速直线运动中加速度为_____值；一辆车行驶速度为 15m/s，踩刹车后 5s 内停了下来，则汽车的加速度 $a =$_____。

5. 肌肉的弹性是指_____。

6. 表示质点的_____的物理量，叫做位移。一球从 2m 高处竖直下落，到达地面后竖直反弹到 1m 高处，则小球在这过程中通过的路程是____m，发生的位移的大小是____m，方向为____。

7. 一颗在 1m 高处飞行的子弹，质量为 10g，运动速度为 800m/s，其动能为_____J；若以地面为参考平面，它具有的重力势能为_____J。

三、选择题

1. 关于重力的方向，下列说法正确的是(　　)

　　A. 重力的方向一定垂直于接触面

　　B. 重力的方向一定垂直于水平面

　　C. 重力的方向与接触面无关

　　D. 重力的方向与运动状态有关

2. 5N 和 7N 的两个力的合力不可能是(　　)

　　A. 3N　　　　　　　　B. 2.5N　　　　　　　　C. 10N　　　　　　　　D. 13N

3. 正在空中飞行的子弹(忽略空气)所受到的力有(　　)

　　A. 重力

　　B. 重力、火药爆炸产生的气体推力

　　C. 重力、向前冲的力

　　D. 重力、惯性力

4. 牛顿第三定律说明了(　　)

　　A. 力的作用离不开物体

　　B. 作用力和反作用力大小相等，方向相反，作用在一条直线上

    C. 作用力和反作用力的效果可以相互抵消

    D. 作用力与反作用力可以是性质不同的力

5. 下列说法正确的是(　　)

    A. 加速度的大小是由速度决定的

    B. 加速度是速度的变化量

    C. 加速度是描述速度变化大小的物理量

    D. 加速度是描述速度变化快慢的物理量

6. 某人用力推一下静止的小车，车开始运动，继续用力推，车加速前进，可见(　　)

    A. 力是产生运动的原因　　　　　　　　B. 力是维持运动的原因

    C. 力是改变物体运动状态的原因　　　　D. 力是产生速度的原因

7. 对于做直线运动的物体，下列说法正确的是(　　)

    A. 物体所受的合外力越大，加速度越大

    B. 物体所受的合外力越大，速度越大

    C. 物体的加速度越大，速度越大

    D. 物体所受的合外力越来越小时，物体一定做减速运动

8. 正功和负功取决于(　　)

    A. 力的方向　　　　　　　　　　　　　B. 位移的方向

    C. 力的性质　　　　　　　　　　　　　D. 力和位移方向间的夹角

9. 下列选项中除 A 外，其他都不计空气阻力，机械能守恒的是(　　)

    A. 跳伞运动员带着张开的降落伞匀速下落

    B. 向前上方斜抛出的小球

    C. 物体受到拉力作用沿着光滑的斜面上升

    D. 物体在斜面上匀速下滑

10. 木块沿着斜面匀速下滑，木块所受的力为(　　)

    A. 重力　　　　　　　　　　　　　　　B. 摩擦力、支持力

    C. 重力、摩擦力　　　　　　　　　　　D. 重力、支持力、摩擦力

四、判断题

1. 运动是绝对的，静止是相对的。(　　)

2. 做匀加速直线运动的物体，其速度越来越大。(　　)

3. 静止的物体没有惯性。(　　)

4. 合外力为零的物体一定保持静止状态。(　　)

5. 静摩擦力随着拉力的变化而变化，并有一个最大值。(　　)

6. 摩擦力不一定是阻力。(　　)

7. 动能和重力势能统称为机械能。(　　)

8. 功是物体内能变化的量度。(　　)

五、计算题

1. 某护士推护理车在水平路上前行，水平推力是 80N，摩擦力是 20N，如果护理车的质量是 5kg，

则护理车的加速度是多大?

2. 一质量为 200kg 的重锤,从高出工件 5m 处自由下落,求:①锤在 5m 高处的重力势能;②重锤下落到高出工件 2m 处的重力势能和动能;③重锤接触工件瞬时的动能是多少?

第2章　目标检测和练习题

第1节　目标检测题

1. 在简谐振动中,回复力大小跟____成正比,而方向与____相反。

2. 振动物体离开平衡位置的____叫做振动的振幅,发生共振的条件是_____。

3. 物体在策动力作用下的振动叫做____,该振动的频率____策动力的频率,而跟物体的____频率无关。

4. 关于简谐振动,下列说法正确的是(　　)
   A. 简谐振动是一种匀加速运动
   B. 回复力总是指向平衡位置
   C. 在简谐振动中,回复力与位移成反比
   D. 在简谐振动中,加速度的大小跟位移大小成正比且方向相同

5. 做简谐振动的物体通过平衡位置时,具有最大值的物理量是(　　)
   A. 加速度   B. 速度
   C. 位移   D. 平均速度

6. 简谐振动的振幅为 A,则振动 1 周期通过的路程为(　　)
   A. 0   B. $2A$ C. $4A$ D. A

7. 弹簧振子在 8cm 范围内振动,2s 内完成 10 次全振动,则其振幅、周期、频率分别为(　　)
   A. 8cm   5s   0.2Hz   B. 4cm   5s   0.2Hz
   C. 4cm   0.2s   5Hz   D. 8cm   0.2s   5Hz

8. 产生共振的条件是(　　)
   A. 物体做等幅振动   B. 策动力频率大于物体固有频率
   C. 策动力频率小于物体固有频率   D. 策动力频率跟物体固有频率相等

9. 如图 2-1 所示，A 球振动后，通过水平细绳迫使 B 球、C 球振动（A 球固有频率与 C 球相同而与 B 球不同），则下列说法正确的是（　　）

   A. B 球的振幅最大

   B. A 球的振幅比 B 球的振幅小

   C. C 球的振幅比 B 球的振幅小

   D. C 球的振幅比 B 球的振幅大

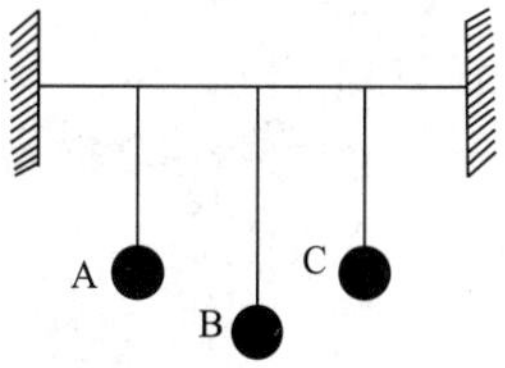

图 2-1

第 2 节　目标检测题

1. 机械波产生的条件有二，一是_____，二是_____。

2. 波在一个周期内所传播的距离叫做____，用____符号表示，单位是____。

3. 振动方向跟波的传播方向_____的波，叫做纵波。纵波的波形特征是_____相间。

4. 在同一介质中，波速是固定的。波的频率越高，波长越____；反之，频率越低，波长越____。在不同介质中，同一振源激起的波，其频率____同，波长____因而波速____。

5. 下面概念正确的是（　　）

   A. 振动在介质中的传播，叫做机械波　　　　B. 有了机械振动一定有机械波

   C. 有了机械波必定有机械振动　　　　D. 介质质点的迁移形成了机械波

6. 机械波由一种介质进入第二种介质时，不变的物理量是（　　）

   A. 波长　　　　　　　　　　　　　　　B. 频率

   C. 波速　　　　　　　　　　　　　　　D. 以上全部

7. 关于公式 $v = \lambda f$，下列说法正确的是（　　）

   A. 此关系式说明，提高波源频率 f，它激发的波的波速 v 也增大

   B. 关系式中的 3 个量，对于同一机械波，通过不同的介质时，只有频率 f 不变

   C. 此关系式说明，波长 2m 的声音比波长 1m 的声音传播速度大 1 倍

   D. 此关系式说明，同一波源在不同介质中的波长是相同的

8. 在空气中波长为 17m，传播速度为 340m/s 的声波在骨骼中传播（速度为 3400m/s）时的波长是（　　）

   A. 0.5m　　　　　　　B. 20m　　　　　　　C. 1.7m　　　　　　　D. 170m

9. 800kHz 的无线电波，它的波长是多少（无线电波的波速为 $v = 3 \times 10^3$m/s）

10. 频率是 256Hz 的波，它在骨密质中的波长是多少？（它在骨密质中的波速为 $v = 3600$m/s）

第3节　目标检测题

1. 能够在听觉器官引起声音感觉的机械波叫____，通常也叫声音。声音能在____、____、____中传播，但不能在____中传播。

2. 音调是指声音的____。人们对音调的感觉客观上决定于振动的____。

3. "震耳欲聋"反映了声音的____很大；"声音刺耳"反映了声音的____很高；我们能够分辨出各种不同乐器的声音，是因为它们的_____不同。

4. 噪声对人的身心健康有____，防止噪声的方法有_____、_____和_____。

5. 最常用的双耳听诊器由____、____和____三部分组成。

6. 下列说法正确的是（　　）

　　A. 声音能在真空中传播

　　B. 乐音能促进人的身心健康

　　C. 音调、声响和音品叫做乐音的三要素

　　D. 噪声是无法控制的

7. 已知声波在水中的传播速度大于在空气中的传播速度，某声波从空气进入水中，则下面答案正确的是（　　）

　　A. 频率与波长都变大　　　　　　　　　　B. 频率与波长都变小

　　C. 频率不变，波长变长　　　　　　　　　D. 频率不变，波长变短

8. 一台机器噪声的声强级是80dB，两台这样的机器在一起，其噪声的声强级是（　　）

　　A. 80dB　　　　　B. 160dB　　　　　C. 0dB　　　　　D. 以上答案都不是

9. 夜深了，请你将电视的音量调小一些，这是指调节声音的（　　）

　　A. 音调　　　　　B. 响度　　　　　C. 音色　　　　　D. 以上答案都不是

10. 二胡是我国劳动人民发明的一种弦乐器。演奏前，表演者经常要调节弦的松紧程度，其目的是调节弦发声时的（　　）

　　A. 音调　　　　　B. 响度　　　　　C. 音色　　　　　D. 以上答案都是

11. 防止噪声的方法有（　　）

　　A. 控制和消除噪声源　　　　　　　　　　B. 控制噪声的传播

　　C. 个人防护　　　　　　　　　　　　　　D. 以上答案都是

12. 下列哪些现象是多普勒效应引起的（　　）

　　A. 远去的汽车声音越来越小

　　B. 炮弹迎面飞来，声音刺耳

　　C. 火车离你而去，音调变高

　　D. 大风中，远处人的说话声时强时弱

第4节　目标检测题

1. 超声波的频率范围是____Hz以上；超声波的主要作用有____、____和____。

2. 产生超声波的方法很多，目前医用超声仪器中常用____材料的_____效应来获得。利用_____效应能产生超声波，利用_____效应能接收超声波。

3. 超声波和声波相比，超声波的波长____，能够沿直线传播，因而可以定向发射。

4. 超声波对液体和固体的_____都很强，而在空气中____则很快。

5. 下列说法正确的是（　　）

　　A. 超声波的频率范围是 20～2000Hz

　　B. 超声波在气体、液体和固体中均有很强的穿透性

　　C. 利用超声波的热作用可进行碎石治疗

　　D. 超声波在空气中传播衰减很快

6. 超声波的特性是（　　）

　　A. 方向性好、声强大、有热作用

　　B. 方向性好、声强大、穿透性强

　　C. 有机械作用、热作用和空化作用

　　D. 具有压电效应

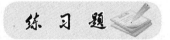

练 习 题

一、名词解释

1. 简谐振动

2. 机械波

3. 共振

4. 噪声

二、填空题

1. 一个弹簧振子在 2cm 范围内振动, 振动的快慢是 1s 内做 10 次全振动, 则振动的振幅是____cm, 振动的周期是____s, 振动的频率是____Hz。

2. 质点做简谐振动时, 如果质点的振动频率是 200Hz, 振幅是 0.5cm, 则它的振动周期是____s; 1 周期内所经过的路程是____cm。

4. 物体在策动力作用下的振动叫做____振动, 物体做____振动的频率等于策动力的频率, 而跟物体的____频率无关。

3. 在同一介质中, 波速是一定的。波的频率越高, 波长越____。反之, 频率越低, 波长越____。

4. 波在 1 个周期内所传播的距离叫做____, 频率为 100Hz, 传播速度为 3400m/s 的声波, 其波长是____m。

5. 振动方向跟波的传播方向在一直线上的波叫做____波。波型特征是_____相间。

6. 声波是____波。声波在介质传播的过程中, 它的强度在传播方向上逐渐减弱, 这种现象叫做声波的____减。

7. 悦耳动听，给人以舒适感觉的声音，叫做____音；乐音对人体的身心健康有____，噪声对人的身心健康有____，防止噪声的方法有_____、_____和_____。

8. 超声波的特性是_____、_____、_____，主要作用有_____、_____和_____。超声波用于透热治疗时，强度一般控制在_____W/m²。

9. 最常用的双耳听诊器由_____、_____和_____三部分组成。

三、选择题

1. 关于简谐振动，下列说法正确的是（　　）

A. 回复力大小与振动位移成正比，方向相同

B. 回复力大小与振动位移成反比，方向相反

C. 回复力满足公式 $F = -kX$

D. 回复力大小不变

2. 弹簧振子在 2s 内完成 1 次全振动，通过的路程是 16cm，则其振幅、周期、频率分别为（　　）

A. 16cm　　5s　　0.2Hz　　　　　　　　B. 4cm　　0.5s　　2Hz

C. 4cm　　2s　　0.5Hz　　　　　　　　D. 8cm　　0.2s　　5Hz

3. 产生共振的条件是（　　）

A. 物体做阻尼振动

B. 物体做等幅振动

C. 策动力频率大于振动物体的固有频率

D. 策动力频率等于振动物体的固有频率

4. 下面概念正确的是（　　）

A. 有了机械振动必定有机械波

B. 振动在介质中的传播，叫做机械波

C. 介质质点的迁移形成了机械波

D. 机械振动在介质中的传播，叫做机械波

5. 下列说法错误的是（　　）

A. 声音不能在真空中传播

B. 乐音能促进人的身心健康

C. 音调、音强和音色叫做乐音的三要素

D. 噪声对人的健康有不良影响

6. 下列关于超声波说法错误的是（　　）

A. 在液体和固体中有很强的穿透性

B. 频率在 2000Hz 以上

C. 利用其热作用可进行透热治疗

D. 有机械作用、热作用和空化作用

四、判断题

1. 简谐运动是匀变速运动。（　　）

2. 周期、频率是表征物体做简谐运动快慢程度的物理量。（　　）

3. 振幅等于振子运动轨迹的长度。（　　）

4. 简谐振动的回复力是恒力。（　　）

5. 弹簧振子每次经过平衡位置时，振动位移为零、动能最大。（　　）

6. 在机械波中各质点不随波的传播而迁移。（　　）

7. 能够在听觉器官引起声音感觉的机械波称为声波。（　　）

8. 频率低于 20Hz 的波叫做次声波。（　　）

9. 声音的高低叫做音调。（　　）

10. 声波是纵波，能在固体、液体、气体中传播。（　　）

11. 从公共卫生学角度分析，通常把一切影响人们正常生活、工作、休息的声音都列在噪声范畴。
（　　）

12. 利用超声波空化作用可对材料进行钻孔、研磨、粉碎等处理。（　　）

13. 叩诊是以体内直接发出的声振动来进行诊断的一种检查方法。（　　）

14. 多普勒效应说明波源的频率发生变化。（　　）

五、计算题

在空气中，波长为 17m，传播速度为 340m/s 的声波在骨骼中传播时的频率是多少？

六、问答题

说出听诊和叩诊的区别。

第 3 章　目标检测和练习题

第 1 节　目标检测题

1. 液体的压强随深度增加____，在同一深度，液体向各方向的压强____，不同的液体，压强还与____有关。

2. 下列用正压的是（　　）

　　A. 拔火罐　　　　　　　　　　　　B. 静脉输液

　　C. 引流器　　　　　　　　　　　　D. 吸痰器

3. 气体压强产生的原理（　　）

　　A. 气体的重量是压强的来源

　　B. 容器的重量是压强的来源

　　C. 容器盖子的重量是压强的来源

　　D. 大量的气体分子做无规则运动，与容器壁不断地碰撞的结果

4. 收缩压是+13.33kPa，表示（　　）

　　A. 主动脉中血液的压强只有 13.33kPa

　　B. 主动脉中血液的压强比当时当地的大气压强高出 13.33kPa

　　C. 主动脉中血液的压强比当时当地的大气压强低 13.33kPa

　　D. 以上均有可能

5. 一试管中装有一定质量的某种液体，当将倾斜的试管扶到竖直位置时，该液体对试管底部的压强（　　）

　　A. 逐渐增大　　　　　　　　　　　　　B. 逐渐减小

　　C. 保持不变　　　　　　　　　　　　　D. 以上均有可能

6. 下列现象中，与大气压无关的是（　　）

　　A. 自来水笔吸墨水　　　　　　　　　　B. 塑料吸管吸汽水

　　C. 茶壶的壶嘴和壶身一样高　　　　　　D. 茶壶盖上必须留一个小孔

7. 一杯口完好的玻璃杯，使其注满水后在杯口用一硬纸片盖住，倒过来后，水不会流出来，这说明（　　）

　　A. 水把纸粘住了　　　　　　　　　　　B. 纸片把水托住了

　　C. 大气对纸片有向上的压强　　　　　　D. 纸片很轻

第2节　目标检测题

1. 液体和气体接触的薄层称为_____，液体和固体接触的薄层称为_____。

2. 液体表面有自动收缩到____的趋势。液体表面层相邻部分间的引力称为液体的____；液体表面张力的大小与液面的分界线长度成____。能使液体表面张力系数减小的物质叫做____表面物质。

3. 水能附着在玻璃上称为____现象，水不能附着在石蜡上称为____现象。

4. 浸润液体在细管中____及不浸润液体在细管中____的现象叫做毛细现象。普通手术缝合线先经过蜡处理，是为了破坏____作用，杜绝细菌感染。

5. 球形液面具有_____压强。其方向总是指向____。

6. 下列说法正确的是（　　）

　　A. 水对玻璃是不浸润液体

　　B. 能使液体表面张力系数增大的物质叫做表面活性物质

　　C. 不浸润液体在细管中上升的现象叫做毛细现象

　　D. 患者和工作人员从高压氧舱中出来，应有适当的缓冲时间，以免出现气体栓塞现象

7. 下列属于浸润现象的是（　　）

　　A. 水中出来的鸭子羽毛不潮湿　　　　　B. 荷叶上水珠滚动

　　C. 湿布很难擦净玻璃　　　　　　　　　D. 钢笔在蜡纸上写不出字

8. 在半膨胀的肺中，若肺泡的平均半径为 5×10^{-5} m，肺泡的表面张力系数为 50×10^{-3} N/m，则肺泡中的附加压强为（　　）

　　A. 4×10^3 Pa　　　　　　　　　　　　B. 1×10^3 Pa

　　C. 2×10^{-3} Pa　　　　　　　　　　　D. 2×10^3 Pa

第3节　目标检测题

1. 我们把完全没有____和____的流体叫做理想流体。

2. 单位时间内流过某一横截面的液体的体积叫做该截面处的____。

3. 理想流体在同一水平管中做稳定流动时，管子粗处，流速____，压强____；管子细处，流速____，压强____。

4. 黏滞性液体在粗细均匀的水平管中做层流时，遵守____定律，公式为____。

5. 流体流动时，若流速不大，则做分层流动，相邻液层之间只发生相对滑动，互不掺混，这种流动叫做____。当流速超过某一数值时，层流被破坏，发生紊乱的流动状态，相邻流层间不但有滑动，还有掺混，同时发出声音，并有可能出现旋涡，这种流动叫做____。

6. 血液在血管内流动时对血管壁产生的____，叫做血压。

7. 医学上常以大气压强为准，把高于(当时当地)一个大气压强的压强叫____压，低于(当时当地)一个大气压强的压强叫____压。如主动脉的平均血压是+13.33kPa，表示_____。

8. 下列说法正确的是(　　)

A. 正压和负压是指压强为正值和负值

B. 湍流就是层流

C. 理想液体在管中做稳定流动时，在管子细的地方，流速大，压强小

D. 血液从左心室射出，其压强在向前流动的过程中保持不变

9. 液体的温度升高，黏度一般(　　)

A. 不变 B. 减小 C. 增大 D. 不定

10. 下列说法错误的是(　　)

A. 血压计由开口压强计、打气球和充气袋等三部分组成

B. 测量血压时，把气袋缚在患者上臂肱动脉处，并与心脏保持同一高度

C. 记录血压采用分数式，即舒张压/收缩压

D. 血压在小动脉处降低最多

11. 静脉注射所用针筒内径为 2cm，而针尖内径仅 1mm，护士手推速度是 1×10^{-3}m/s，则葡萄糖注射液进入静脉时的速度是多少？

12. 老年人患动脉硬化会对脉压产生什么影响？为什么？

13. 向两张靠近的纸的中间吹气，你会发现纸没有分开而是靠得更近。动手做一做，思考一下产生这个现象的原因。

第4节　目标检测题

1. 饱和气压与液体的____、____有关；空气中水蒸气越接近饱和，相对湿度越____。

2. 用干湿泡湿度计测量相对湿度时，干、湿泡温度计的温度差越大，表明相对湿度越____。

3. 人最适宜的相对湿度大约为____。

4. 如果干湿泡湿度计两温度计示数相等，则此时的相对湿度为____。

5. 下列说法错误的是（　　）

    A. 空气中水蒸气越接近饱和状态，相对湿度越大

    B. 用干湿泡湿度计测量空气的相对湿度时，干泡温度计显示的是当时当地空气的温度

    C. 某一温度时，空气中所含水蒸气的压力叫做这一温度下的绝对湿度

    D. 对同种液体，温度不同时，饱和气压随温度的升高而增大

6. 饱和气压的大小取决于（　　）

    A. 液体的种类   B. 温度的高低

    C. 液体的温度和体积   D. 液体的种类和温度

7. 在某一温度下，空气的绝对湿度是 $P=0.468\text{kPa}$，水的饱和气压是 2.34kPa，则空气的相对湿度是（　　）

    A. 0.2   B. 2%   C. 20%   D. 4.0

8. 什么是空气的绝对湿度和相对湿度？两者之间存在什么关系？

9. 简述干湿泡湿度计的结构及工作原理。

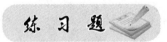

练 习 题

一、名词解析

1. 正压与负压

2. 道尔顿分压定律

3. 表面活性物质

4. 毛细现象

5. 气体栓塞

6. 理想液体

7. 流量

8. 连续性原理

9. 饱和气与饱和气压

二、填空题

1. 液体压强的计算公式____。一块上表面面积为 2m² 的水平石板被淹没在水面下 50m 深处，石板上表面受到水的压强为____Pa，石板上表面受到水的压力为____N。

2. 表面层分子间的分子力合力主要表现为____。液体表面有自动收缩到____的趋势。液体表面张力的大小与液面的分界线长度成____。

3. 浸润液体在小容器中液面呈____形，不浸润液体在小容器中液面呈____形。

4. 理想液体在水平管中做稳定流动时，在管子截面积大的地方，流速____，压强____；截面积小的地方，流速____，压强____。

5. 血压计由____、____和____等三部分组成。测量血压时，把气袋缚在患者上臂肱动脉处，并与____保持同一高度。某患者舒张压为 10.99kPa，收缩压为 16.55kPa，应记录为____。

6. 饱和气压与液体的____、____有关，越容易挥发的液体饱和气压越____。

7. 肺泡内壁分泌一种主要成分为二棕榈酰卵磷脂的，在半膨胀的肺中，若肺泡平均半径 5×10^{-5}m，肺泡表面张力系数为 50×10^{-3}N/m，则肺泡中附加压强为____Pa。

三、选择题

1. 在常温下，下列可视为理想流体的是（　　　）
   A. 水　　　　　　　　　B. 甘油　　　　　　　　C. 血液　　　　　　　　D. 蜂蜜

2. 关于液体流动的规律，下列说法正确的是（　　　）
   A. 液体流动时流速与横截面积成正比
   B. 水平流管中横截面积小的地方，压强小
   C. 水平流管中横截面积小的地方，压强大

D. 稳定流动中的某个点的速度可以随时间而改变

3. 下列说法错误的是(　　　)

　　A. 绝对不可压缩和完全没有黏性的液体，叫做理想液体

　　B. 血液不是理想液体

　　C. 理想液体在管中做稳定流动时，在管子细的地方流速大，压强大

　　D. 理想液体是为了使液体流动研究简化而提出来的一个理想模型

4. 下列说法正确的是(　　　)

　　A. 水是玻璃的不浸润液体

　　B. 浸润液体在细管中下降的现象叫做毛细现象

　　C. 普通手术缝合线先经过蜡处理，是为了破坏毛细作用，杜绝细菌感染

　　D. 患者和工作人员从高压氧舱中出来，应有适当缓冲时间以免出现浸润现象

5. 不影响液体黏度的因素是(　　　)

　　A. 液体的性质　　　　　　B. 液体的纯度　　　　　　C. 液体的温度　　　　　　D. 液体的体积

6. 下列现象中(　　　)不是由表面张力引起的。

　　A. 水中的气泡呈球形

　　B. 玻璃细杆顶端被烧熔后变成圆弧形

　　C. 草叶上的露珠呈球形

　　D. 小木块悬浮在水面上静止不动

7. 下列说法错误的是(　　　)

　　A. 空气中水蒸气越接近饱和，相对湿度越大

　　B. 空气中所含水蒸气的压强叫做这一温度下的相对湿度

　　C. 空气中所含水蒸气的压强叫做这一温度下的绝对湿度

　　D. 在同一温度下，绝对湿度大时，相对湿度也大

四、判断题

1. 对同种液体，温度不同时，饱和气压随温度的升高而增大。(　　　)

2. 能使液体表面张力系数增大的物质叫做表面活性物质。(　　　)

3. 湍流区别于层流的特性之一是它能发出声音。(　　　)

4. 正压和负压是指压强为正值和负值。(　　　)

5. 中医拔火罐是正压原理的应用。(　　　)

6. 在稳定流动的情况下，同一管子里液体流速和管子的截面积成正比。(　　　)

7. 单位时间内流过某一横截面积的液体体积，叫做液体在该截面处的流量。(　　　)

8. 空气中水蒸气越接近饱和，相对湿度越大。(　　　)

9. 人最适宜的相对湿度是90%。(　　　)

10. 不浸润液体在细管中下降的现象叫做毛细现象。(　　　)

11. 人体中主动脉血管截面积大，毛细血管截面积小，所以血液在毛细血管的流速比在主动脉血管的流速大。(　　　)

12. 用干湿泡湿度计测量相对湿度时，干、湿泡温度计的温度差越大，表明相对湿度越大。(　　　)

五、计算题

1. 静脉注射所用针筒内径为 1cm，而针尖内径仅 0.1cm，护士手推速度是 1×10^{-3} m/s，则葡萄糖注射液进入静脉时的速度是多大？

2. 水在横截面积为 24cm^2 的自来水管中稳定流动时，流速是 20cm/s，该管接有一根横截面积为 8cm^2 的细管，求细管处的流量和流速各是多少？

3. 在半膨胀的肺中，肺泡的平均半径为 6×10^{-5}m，假设表面活性物质使肺泡的表面张力系数变为 50×10^{-3}N/m，求肺泡中的附加压强。

4. 某一温度下，空气的绝对湿度是 $p = 0.468$kPa，水的饱和气压是 2.34kPa，则空气的相对湿度是多少？

第4章　目标检测和练习题

第 1 节　目标检测题

1. 在真空中，两个点电荷间的作用力，跟它们____成正比，跟它们____成反比，作用力的方向在它们的____，这就是库仑定律。

2. 电场是存在于周围空间的一种特殊____，场强的方向规定为____在该点的受力方向。电场的基本特性是____。

3. 下列说法正确的是（　　）

　A. 电场线起于负电荷，止于正电荷

　B. 电势是反映电场力的性质的物理量

　C. 对电场中确定的两点来说，电势差的值因零电势的选择不同而发生改变

　D. 电场中各点电势是沿着电场线方向逐点降低的

4. 两个点电量分别为 Q_1 和 Q_2，若在真空中的距离 r 减少为原来的 1/2，则 Q_1 和 Q_2 间静电力的大小为原来的（　　）

　A. 0.5 倍　　　　　　　　B. 1 倍　　　　　　　　C. 2 倍　　　　　　　　D. 4 倍

5. 真空中有一电量为 2×10^{-1}C 的点电荷 A，离点电荷 0.01m 处的场强大小是____N/C；若在该处放一电量为 2×10^{-10}C 的检验电荷 B，则检验电荷受到的电场力大小为____N。

6. 在电场中某点有一个 $q = 1.6 \times 10^{-8}$C 的检验电荷，它所具有的电势能 $\varepsilon = 6.4 \times 10^{-7}$J，则该点的电势为____V。若把检验电荷的电量减少为原来的 1/4，则该点的电势为____V。若把检验电荷取走，则该点的电势为____V。

第 2 节　目标检测题

1. 闭合电路里的电流，跟电源的电动势成____比，跟整个电路里的电阻成____比，这就是闭合电路的欧姆定律。

2. 发生____路时，电路中的电流达到最大值，以致会对电路造成危害；电路中串接规格适合的____就是防止的措施之一。

3. 下列有关电源电动势的说法，错误的是（　　）

　A. 电源的电动势在数值上等于不接用电器时电源正、负两极间的电压

　B. 电源的电动势反映了电源将其他形式的能转化为电能的本领大小

　C. 电源的电动势就是电压

　D. 电源的电动势等于电路中内、外电压之和

4. 下列说法错误的是（　　）

　A. 悬浮或溶解在电介质溶液中的带电微粒在外加电场作用下定向迁移的现象，叫做电泳

　B. 在直流电场作用下，液体通过毛细管或多孔吸附剂等物质的现象，叫做电渗

　C. 利用直流电把药物离子经过皮肤直接导入体内的方法，叫做直流离子透入疗法

　D. 记录脑电波变化的结果，叫做心电图

5. 许多人造卫星都用太阳能电池供电，太阳能电池由许多片电池板组成，某电池板的开路电压是 600mV，短路电流是 30mA，这块电池板的内电阻是（　　）

　A. 60Ω　　　　　　　　B. 40Ω　　　　　　　　C. 20Ω　　　　　　　　D. 10Ω

6. 如图 4-1 所示的电路中，当单刀双掷开关 K 掷到位置 1 时，外电路的电阻为 14.0Ω，测得电流 I_1 为 0.20A，当 K 扳到位置 2 时，外电路的电阻为 9.0Ω，测得电流 I_2 为 0.30A。求电源的电动势和内电阻。

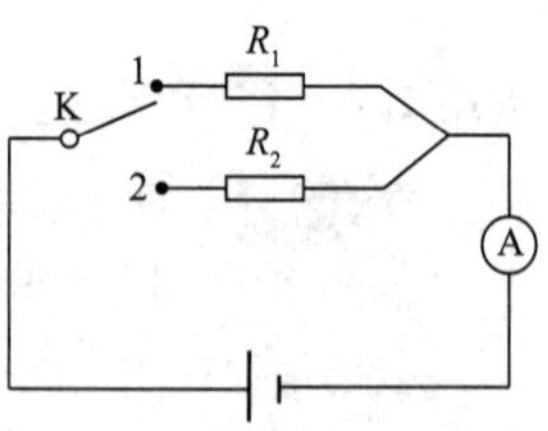

图 4-1

第 3 节　目标检测题

1. 存在于磁体或电流周围空间的一种特殊物质叫做____；物理学中规定小磁针____极在磁场中某点所指的方向就是该点的磁场方向。磁场的基本特性之一，是对放入其中的____或____有力的作用。

2. 判断通电导体在磁场中的受力方向用____定则，判定闭合电路的一部分导体做切割磁感线运动时，导体中产生的感应电流的方向用____定则。

3. 一根直导线长 0.1m，在磁感应强度为 0.1T 的匀强磁场中以 10m/s 的速度匀速运动，则导线中产

生的感应电动势的说法，错误的是(　　)

A. 一定为 0.1 V　　　　　　　　　　B. 可能为零

C. 可能为 0.01 V　　　　　　　　　　D. 最大值为 0.1 V

4. 下列说法正确的是(　　)

　A. 磁感线上每一点的切线方向都跟该点的磁场方向一致

　B. 电流周围磁场的方向和电流方向的关系可用安培左手定则来判定

　C. 磁体的磁场和电流的磁场有着本质的区别

　D. 穿过磁场中某一个面的磁感线条数，叫做穿过这个面的磁通量

5. 下列说法错误的是(　　)

　A. 穿过电路的磁通量发生变化，电路中就会产生感应电流

　B. 感应电流的磁场总是阻碍引起感应电流的磁通量的变化

　C. 紫外线灯的电路主要由灯管、镇流器和启辉器组成

　D. 由于导体本身的电流变化而产生感应电动势的现象，叫做自感现象

6. 如图 4-2 所示为通电导线在磁场中的受力图，将图中所缺画的电流或受力方向标画出来。

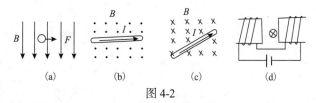

图 4-2

7. 匀强磁场的磁感应强度 $B = 0.10T$，方向垂直纸面向外(图 4-3)，导线 ab 的有效长度 L 为 0.50m，以 6m/s 的速度沿金属框向左做匀速运动，导线 ab 的电阻 r 为 0.40Ω，金属框电阻不计，电阻 R 为 0.6Ω。求：(1)感应电动势的大小；(2)感应电流的大小。

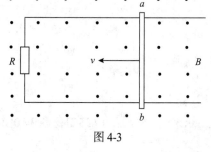

图 4-3

第 4 节　目标检测题

1. 大小和方向都随时间做周期性变化的电流叫做____电；我国日常生活中使用的交流电的周期和频率分别是____和____。

2. 我国三相四线交流电供电线路中，相电压为____V，线电压为____V。在照明电路中，火线和零线可以用试电笔来判断，当笔尖与火线接触时，笔内氖灯____。

3. 常见的人触电情况有：(1)____；(2)____；(3)____；(4)____；(5)____。

4. 触电对人体的伤害程度取决于(　　)

　A. 电流的途径，人体状况

B. 电流的大小，人体电阻，通电时间的长短，电流的频率

C. 电流的大小，触电时间

D. 电流的大小，电流的频率，电流的途径和触电时间

5. 下列说法错误的是（　　）

A. 按正弦函数规律变化的交流电的图像是一条正弦曲线

B. 矩形线圈在匀强磁场中匀速转动就可以产生交流电

C. 对交流电凡是没有特别说明的，都是指它的有效值

D. 三相四线供电线路中相线与相线间的电压叫相电压

6. 下列说法错误的是（　　）

A. 因触及带电体而使人体通过较大电流，以致引起人身伤害甚至死亡的现象叫做触电

B. 触电对人体的伤害程度决定于通过人体电流的大小、频率、途径和时间的长短

C. 人靠近高压带电体，高压带电体击穿空气放电而造成人体触电叫做击穿触电

D. 通常规定 12V 为安全工作电压

7. 什么叫做短路和断路？为减少短路事故造成的损失，应采用什么措施？

第 5 节　目标检测题

1. 变化的____和____交替产生，由近及远在空间传播的过程，叫做电磁波。

2. 手机是通过____传递信息的。

3. 关于电磁波，下列说法正确的是（　　）

A. 电磁波的传播速度比光速小

B. 电磁波在真空中不能传播

C. 微波、无线电波、红外线、紫外线都属于电磁波

D. 根据公式 $c = \lambda f$ 可以推断，频率越高的电磁波，波速越大

4. 嫦娥一号卫星的微波探测仪可探测"月壤"发出的频率为 3.0GHz、7.8GHz、19.35GHz 和 37.0GHz 的微波辐射，下列说法正确的是（　　）

A. 微波属于电磁波

B. 微波是可见光

C. 这四种微波在真空中波长一样

D. 这四种微波在真空中传播速度不同

5. 下列说法正确的是（　　）

A. 紫外线是德国物理学家里特于 1801 年发现的

B. 红外线的波长比紫外线短

C. 一切物体都在辐射紫外线

D. 红外线最显著的特性是消毒作用

6. 下列关于紫外线的说法错误的是（　　）

    A. 太阳、弧光灯等发出的光中都含有紫外线

    B. 医院里常用紫外线灯照射病房和手术室消毒

    C. 紫外线可以促进骨骼钙化，具有抗佝偻病的作用

    D. 紫外线的生物效应主要是光电效应

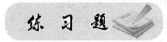

练 习 题

一、名词解释

1. 电场强度

2. 电源电动势

3. 磁通量

4. 自感现象

5. 交流电

6. 触电

二、填空题

1. 电场是存在于周围空间的一种特殊物质，电场中某处场强的方向，规定为在该点____的受力方向。磁场为存在于____和____周围的一种特殊物质，磁场中某点的磁场方向，规定为放在该点的小磁针静止时____的指向。

2. 真空中放置两个点电荷，电量各为 q_1 与 q_2。它们相距 r 时静电力大小为 F。若将它们的电量分别减为 $\dfrac{q_1}{2}$ 和 $\dfrac{q_2}{2}$，距离也变为 $\dfrac{r}{2}$，则它们之间的静电力大小是____。

3. 电荷在电场中所具有的势能，叫做____，放在电场中某点的电荷具有的____跟它的____的比值，叫做这一点的电势。电场中各点电势是沿着电场线方向逐点____。电势是一个相对量，通常把____和____的电势选择为零。

4. 电场线的特点是：①____；②____；③____。

5. 能使电路两端保持，并向电路供给____的装置叫做电源。电源的电动势在数值上等于____，电源电动势的大小表征了电源把____本领的大小。

6. 当外电路时，R 趋近于零，此时电路中的____达到最大值，以致____会对电路造成危害，所以应防止短路的发生。电路中串接规格适合的____就是措施之一。

7. 悬浮或溶解在电介质溶液中的带电微粒，在外加电场作用下定向迁移的现象，叫做____。

8. 当闭合电路的一部分导线在磁场中做磁感应线运动时，或当穿过闭合电路的磁通量____时，闭合电路中就有电流产生，这种现象叫做____，产生的电流叫做____。

9. 线圈的自感系数通常称为自感或电感，它主要与线圈的_____、_____、_____以及线圈有无铁芯等因素有关。

10. 我国工农业生产和日常生活中使用的交流电，其周期是____s，频率是____Hz；对交流电，若没有特别说明，指的都是它的____值；在照明电路中，火线对地的电压是____V。

11. 触电是指____。常见的人体触电情况有：(1)____；(2)____；(3)____；(4)____；(5)____。

三、选择题

1. 电视机的荧光屏表面经常有许多灰尘，这主要是因为（   ）

    A. 灰尘的自然堆积

    B. 玻璃具有较强的吸附灰尘的能力

    C. 电视机工作时，屏表面温度较高而吸附灰尘

    D. 电视机工作时，屏表面有静电而吸附灰尘

2. 关于电场强度和电势，下列说法错误的是（   ）

    A. 对于给定的电场，场中各点的场强具有确定的大小和方向

    B. 电场中，沿电场线方向，场强一定越来越弱

    C. 在匀强电场中，场强处处相等

    D. 电场中各点电势沿电场线方向逐点降低

3. 下列有关电源电动势的说法，错误的是（   ）

    A. 电源的电动势在数值上等于不接用电器时电源正负两极间的电压

    B. 电源的电动势反映了电源将其他形式的能转化为电能的本领大小

    C. 电源的电动势就是电压

    D. 电源的电动势等于电路中内、外电路的电压之和

4. 阻值为 10Ω 的用电器和内阻为 0.1Ω 的电源组成串联电路，若通过用电器的电流为 1A，则电源的电动势为（   ）

    A. 10V   B. 9.9V   C. 10.1V   D. 11V

5. 如果闭合电路中的感应电动势很大，那一定是因为（   ）

    A. 穿过闭合电路的磁通量很大

    B. 穿过闭合电路的磁通量变化很大

    C. 穿过闭合电路的磁通量的变化很快

    D. 闭合电路的电阻很小

6. 关于磁场中某点的磁感应强度，下列说法错误的是（   ）

    A. 由 $B=F/IL$ 可知，B 与 F 成正比，与 IL 的乘积成反比

B. B 反映了该处磁场的强弱和磁场本身的一种属性

C. B 的大小与 IL 的乘积无关，由磁场本身决定

D. B 的方向与通电导线的受力方向相同

7. 下列说法正确的是（ ）

A. 电压触电是指有电流通过人体

B. 触电对人体的伤害程度仅取决于通过人体的电流大小

C. 脚着绝缘鞋就一定不会触电

D. 通常规定 36V 以下的电压为安全电压

8. 关于交流电，下列说法正确的是（ ）

A. 大小随时间做周期性变化的电流叫做交流电

B. 我国日常生活中使用的交流电的周期和频率分别是 0.02s 和 50Hz

C. 交流用电器上标明的额定电压或额定电流都是指其最大值

D. 我国三相四线交流电供电线路的相电压为 380V，线电压为 220V

四、判断题

1. 静电是由摩擦产生的。（ ）

2. 预防静电危害的基本方法是尽快把静电引走，避免越积越多。（ ）

3. 紫外线是由低温物体辐射出来的，杀菌能力强。（ ）

4. 红外线的显著特性是热效应大。（ ）

5. 匀强电场的电场线是一些在空间分布均匀，互相平行的直线。（ ）

6. 判断磁场对电流的作用力的方向，用左手定则。（ ）

7. 镇流器在紫外线灯电路中起升压、限流作用。（ ）

8. 在闭合电路中，路端电压随负载电阻的增大而减小。（ ）

9. 电路中感应电动势的大小与穿过这一电路的磁通量的变化率成正比。（ ）

10. 变化的电场和磁场交替产生，由近及远在空间传播的过程，叫做电磁波。（ ）

五、计算题

1. 在真空中，有一电量为 2×10^{-5}C 的点电荷 A，试求：

(1) 离点电荷 0.1m 处的场强的大小是多大？

(2) 若在该处放一电量为 -10^{-10}C 的检验电荷 B，则检验电荷受到的电场力为多大？方向如何？

2. 在静息状态时，细胞膜外聚集正电荷并均匀分布，膜内也聚集等数量的负电荷并均匀分布，从而使得膜内外有电势差存在。如果电势差为 8.0×10^{-2}V，试求：

(1) 选膜内电势为零时，膜外电势是多大？

(2)使带电量为 1.6×10^{-19}C 的钠离子从膜外进入膜内，是什么力做功？做了多少功？

3. 有一内阻为 0.1Ω 的电源电动势为 2V，将其与电阻为 9.9Ω 的用电器串联，则通过用电器的电流是多大？用电器两端的电压是多大？

4. 在练习题图 4-1 所示电路中，电源电动势 $\varepsilon=15$V，内电阻 $r=5\Omega$，电阻 $R_1=25\Omega$，当 K 闭合后，伏特表的读数是 9V，试求：

(1)K 断开时伏特表的读数；

(2)K 闭合后外电路总电流；

(3)电阻 R_2 的大小。

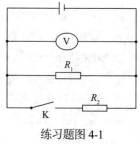

练习题图 4-1

5. 如练习题图 4-2 所示，闭合回路中的一段 4cm 长的直导线，在 $B=0.6$T 的匀强磁场中，以 $v=4$m/s 的速度垂直切割磁感线，运动方向和导线垂直。

(1)在图中标出导线中感应电流的方向；

(2)求导线中产生的感应电动势。

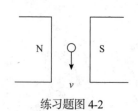

练习题图 4-2

第 5 章 目标检测和练习题

第 1 节 目标检测题

1. 光的折射定律可表述为_____。

2. 当两种介质相比较时，我们把光在其中传播速度较小的介质叫做___，光在其中传播速度较大的介质叫做___。

3. 产生全反射的条件是①___；②___。

4. 诗词中有许多描述光学现象的诗句，如"潭清疑水浅"说的就是光的___现象；"池水映明月"说的就是光的___现象。

5. 白光通过三棱镜后，在光屏上出现了_____七色排列的光带。这叫_____现象。

6. 下列现象中，不属于光的折射现象的是（   ）

   A. 斜射入水中的筷子，从水面上看，水下部分向上弯折了

   B. 在太阳光照射下树木出现了树的影子

   C. 从水中看岸边的景物，景物比实际变高了

   D. 盛了水的碗，看上去好像变浅了

7. 光从空气斜射入水，下列答案正确的是（   ）

   A. 一定能产生全反射现象

   B. 一定不能产生全反射现象

   C. 可能不产生全反射现象

   D. 可能产生全反射现象，也可能不产生全反射现象

8. 如图 5-1 所示的四个光路能正确表示光线由玻璃射入空气的是（   ）

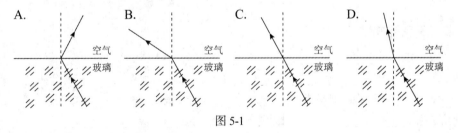

图 5-1

9. 下列现象，属于光的色散现象的是（   ）

   A. 小孔成像　　　　B. 水中月亮　　　　C. 雨后彩虹　　　　D. 海市蜃楼

10. 如图 5-2 所示，只给出了光线的折射光线，请画出并注明入射光线的大致方向。

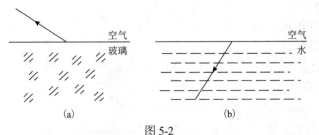

(a)　　　　　　　　　　(b)

图 5-2

第 2 节　目标检测题

1. 中央比边缘____的透镜，叫做凸透镜。凸透镜能使光线偏向中央而会聚，又叫做____透镜。

2. 透镜焦距的倒数，叫做透镜的____；某近视眼镜的透镜的焦距是–0.5m，则透镜的焦度是____D，眼镜的度数是____。

3. 关于透镜，下列说法正确的是（　　）

　　A. 凸透镜和凹透镜都有实焦点

　　B. 凸透镜对光线有会聚作用，因此通过凸透镜的光线都一定会聚在焦点

　　C. 凸透镜只对平行光有会聚作用

　　D. 平行于主轴的光，通过凸透镜后一定过焦点

4. 下列光路正确的是（　　）

　　A. 平行于主光轴的光线通过凸透镜后平行于主光轴

　　B. 通过焦点的光线通过凸透镜后交于焦点

　　C. 通过光心的光线沿原直线方向前进，不改变方向

　　D. 以上光路都错误

5. 有一透镜的焦距是 1m，现将一物体放在透镜前 1.5m 处，则像距是（　　）

　　A. 1m　　　　　　　　B. 1.5m　　　　　　　　C. 2m　　　　　　　　D. 3m

6. 有一凸透镜的焦距为 20cm，物体到透镜的距离为 30 cm，求像到透镜的距离？像的放大率？这个像是实像还是虚像？像是正立的还是倒立的？像是放大的还是缩小的？

第 3 节　目标检测题

1. 简约眼是指_____。

2. 眼睛的调节是指_____；正常人眼睛的远点在____；青年人正常眼的近点约在____；眼睛的明视距离是指_____，表示为 $d =$ ____。

3. 视角是指_____，眼的分辨本领是指_____。

4. 下列说法错误的是（　　）

　　A. 眼睛的光学系统可简化为能调节焦距的凸透镜和代表视网膜的一个屏幕

　　B. 眼睛能改变晶状体焦距的本领，叫做眼的调节

　　C. 青年人正常眼睛的近点约为 10cm

　　D. 正常眼睛的明视距离是无限远处

5. 下列说法错误的是（　　）

　　A. 物体两端对于人眼光心所引出的两面条直线的夹角 α，叫做视角

　　B. 视角就叫做视力

　　C. 眼睛能分辨的最小视角叫做眼的分辨本领

　　D. 某同学眼睛能分辨的最小视角是 10 分，其国际标准视力是 0.1

6. 人用眼睛直接观察物体，物体应放在眼的（　　）

    A. 眼睛的焦点以内　　　　　　　　　　　B. 焦点与 2 倍焦点之间

    C. 2 倍焦距以外　　　　　　　　　　　　D. 25cm 处

7. 视力越好，表示（　　）

    A. 视角越大　　　　　　　　　　　　　　B. 眼睛能分辨的两点间的距离越大

    C. 眼睛能分辨的最小视角越大　　　　　　D. 眼睛能分辨的最小视角越小

8. 关于近视眼，下列说法正确的是（　　）

    A. 眼不经调节时，平行射入眼睛的光线会聚于视网膜后

    B. 眼球前后径过短

    C. 少数高度近视与遗传有关，多数近视主要是不良用眼习惯造成的

    D. 矫正的办法是佩戴用凸透镜做成的眼镜

第 4 节　目标检测题

1. 放大镜是凸透镜成像规律中 u____f 时的成像性质的应用。一放大镜的焦距为 2.5cm，则放大镜的放大率为___。

2. 显微镜是用来_____的精密光学仪器。最简单的显微镜是由一个物镜和一个目镜组成，一显微镜的物镜焦距是 0.5 cm，目镜焦距是 2 cm，物镜和目镜的距离是 20 cm，则显微镜的放大率是___。

3. 使用放大镜时，物体应放在放大镜的_____处；使用显微镜时，物体应放在显微镜的物镜_____处。

4. 医用光导纤维内窥镜作用是：①导光，即_____；②导像，即_____。

5. 下列说法错误的是（　　）

    A. 凸透镜叫放大镜

    B. 为了增大视角，可以在眼睛前放一凸透镜，这样使用的凸透镜叫做放大镜

    C. 最简单的显微镜的光学结构是由一个物镜和一个目镜组成

    D. 医用内窥镜的作用是导光导像

6. 显微镜的成像是（　　）

    A. 物镜和目镜都把物体放大成实像

    B. 物镜和目镜都把物体放大成虚像

    C. 物镜放大成实像，目镜放大成虚像

    D. 物镜放大成虚像，目镜放大成实像

7. 放大镜的放大率是（　　）

    A. d/f　　　　　　　　　　　　　　　　B. v/u

    C. α/β　　　　　　　　　　　　　　　D. $M_{显}=dL/f_{物}f_{目}$

8. 一显微镜镜筒长 20cm，物镜焦距 0.5cm，显微镜的放大率为 500 倍，则目镜的焦距是多少？

练 习 题

一、名词解释

1. 全反射

2. 临界角

3. 光的色散

4. 简约眼

5. 眼的调节

6. 眼的分辨本领

二、填空题

1. 当光从空气以45°入射角入射到某介质时，其折射角为30°，则该介质的折射率为____。

2. 产生全反射的条件是____。

3. 任意两种介质相比较，光在其中传播速度较小的介质叫做____介质，光在其中传播速度较大的介质叫做____介质。光密介质的折射率较____，光疏介质的折射率较____。

4. 能在物体同侧生成正立、放大虚像的透镜是____；能在物体同侧生成正立、缩小虚像的透镜是____。

5. 眼睛的光学系统可简化____；正常眼的远点在____；眼睛的明视距离为____。

6. 某眼睛的最小视角为1分，其国际标准视力为____，国家标准对数视力为____。

7. 近视眼是____，矫正的方法是____；有一近视眼镜为-500度，则其凹透镜的焦度为____D，焦距为____m。

三、选择题

1. 下列说法正确的是（   ）
   A. 光线由空气进入水可产生全反射现象
   B. 光线由水进入空气可产生全反射现象
   C. 光线由空气进入水一定能产生全反射现象

　　D. 光线由水进入空气一定能产生全反射现象

2. 下列说法正确的是（　　　）

　　A. 近视眼镜是凸透镜　　　　　　　　　　　B. 远视眼镜是凸透镜

　　C. 老花眼镜是凹透镜　　　　　　　　　　　D. 放大镜是凹透镜

3. 下列说法错误的是（　　　）

　　A. 空气的光学性质和真空的光学性质很接近，空气的折射率可近似取为 1

　　B. 真空与一切介质比较，都可称得上是光密介质

　　C. 两种介质相比较，光密介质的折射率较小，光疏介质的折射率较大

　　D. 从光密介质射入光疏介质的入射光线全部反射而无折射的现象叫做全反射

4. 下列现象，属于光的色散现象的是（　　　）

　　A. 小孔成像　　　　　　　　　　　　　　　B. 水中月亮

　　C. 雨后彩虹　　　　　　　　　　　　　　　D. 海市蜃楼

5. 我国唐朝的张志和在《玄贞子》中记载了著名的"人工虹"实验："背日喷乎水，成虹霓之状"
　　形成这种现象是由于（　　　）

　　A. 光的直线传播　　　　　　　　　　　　　B. 光的色散

　　C. 光的反射　　　　　　　　　　　　　　　D. 凸透镜成像

6. 一显微镜镜筒长 16cm，目镜焦距 2cm，物镜的焦距 0.5cm，则显微镜的放大率是（　　　）

　　A. 25　　　　　　　B. 200　　　　　　　C. 16　　　　　　　D. 400

四、判断题

1. 玻璃是光密介质。（　　　）

2. 远视眼是平行射入眼睛的光线会聚于视网膜后。（　　　）

3. 眼睛所成的像是正立、等大的实像。（　　　）

4. 散光眼是进入眼睛不同方位的光线，不能同时会聚在视网膜上。（　　　）

5. 物体两端对于人眼光心所引出的两条直线的夹角叫做视角。（　　　）

6. 眼睛能分辨的最大视角叫做眼的分辨本领。（　　　）

7. 视角就叫做视力。（　　　）

8. 某同学眼睛能分辨的最小视角是 1 分，其国际标准视力是 1.0。（　　　）

五、计算作图题

1. 凸透镜的焦距是 20cm，物体放在透镜前 15cm 处。

　　(1) 像距透镜多远？像的放大率是多少？

　　(2) 用几何作图法作出成像光路图。

2. 一显微镜镜筒长 16cm，目镜焦距 2cm，显微镜的放大率为 400 倍，则物镜的焦距是多大？

六、简答题

简述医用光导纤维内镜的作用。

第6章　目标检测和练习题

第1节　目标检测题

1. 原子是由带正电荷的____和绕核旋转的带负电荷的____组成；原子核的____数等于核外的____数，正常情况下整个原子呈中性。

2. 玻尔的原子模型假说主要内容是：原子只能处于一系列_____的定态中，由一种定态跃迁到另一种定态时，要_____一定频率的光子，光子的频率是____。

3. 下列说法错误的是（　　）

　　A. 原子只能处在不连续的分立的能量状态中，这些状态叫定态

　　B. 在正常状态下，原子处于能级的最低状态，此时原子的状态最稳定

　　C. 当原子从较低的能级状态向较高的能级状态跃迁时，是吸收外界能量的过程

　　D. 原子一般容易自发地从较低能级状态向较高能级状态跃迁,并向外辐射能量

4. 电子从氢的 $n=2$ 轨道（$E_2=-3.4eV$）跃迁到 $n=1$ 轨道（$E_1=-13.6eV$）时，辐射的能量是多少电子伏特？

第2节　目标检测题

1. 物质发光时有____辐射和____辐射两种情况。____辐射发出的光是自然光，____辐射发出的光是激光。

2. 激光具有____、____、____和相干性好的特性。

3. 戴防护眼镜、提高室内照明度、室内不摆放金属物品等都是防护____的有效措施。

4. 激光的产生是（　　）

　　A. 自发辐射　　　　　　　　　　　B. 受激辐射

　　C. 自然发光　　　　　　　　　　　D. 高压直流电的作用

5. 下列说法错误的是（　　）

　　A. 普通光源如白炽灯、日光灯等发出的自然光，其发光过程都是受激辐射

　　B. 利用激光针灸作用可以治疗传统针灸所能治疗的一切疾病，且激光针灸具有安全、无痛、疗

效高等优点

　C. 应用激光可治糖尿病、视网膜病变、青光眼、近视眼、眼底血管瘤等

　D. 激光对人体是有危害的，主要是眼伤害

第 3 节　目标检测题

1. X 射线的产生必须具备两个条件：一是_____；二是_____。

2. 在管电压一定时，单位时间内 X 射线的量就是管电流的毫安数，叫做 X 射线的____；每个 X 射线光子的能量，叫做 X 射线的____，又叫做 X 射线的质。

3. X 射线管内形成的电流叫____，X 射线管两端的电压叫____。

4. 下列说法错误的是（　　）

　A. 应用荧光屏显像的检查方法叫做 X 射线摄影

　B. 将对比剂引入器官，使其形态、大小显示在荧光屏或 X 胶片上的检查方法叫造影

　C. X 射线对人体组织有一定程度的损害

　D. 增加人与 X 射线源之间的距离、减少接触 X 射线的时间和穿戴各种防护用具是 X 射线防护的主要措施

第 4 节　目标检测题

1. 国际上规定把 ^{12}C 原子质量的____分之一作为一个原子质量单位（记为 u）。用 u 表示的质子、中子及其他原子的质量都很接近整数,我们把这个最接近的整数叫做原子核的质量数（A）。质量数（A）=核内____数（Z）+____数（N）。

2. 原子核是由____和____组成。

3. 下列说法错误的是（　　）

　A. 原子核是由质子和电子组成

　B. 原子核的电荷数和质量数是表征原子核的两个重要特征

　C. 核电荷数 = 核内质子数 = 原子序数

　D. 同一元素电荷数相同，而质量数不同的一组核素，叫做该种元素的同位素

4. 下列说法正确的是（　　）

　A. 具有发出放射线的性质叫做放射性，具有放射性的元素称为放射性元素

　B. α射线是带正电的具有很高速度的电子流

　C. β射线是不带电的波长比 X 射线还短的光子流

　D. 放射性元素在放射过程中不断地吸收能量，能使吸收射线的物质温度降低

第 5 节　目标检测题

1. 当原子核从外界电磁辐射中吸收的能量，恰好等于某两分立能级的能级差时，原子核就会对它强烈地吸收能量，从而发生核能级之间的跃迁，即由相邻的____跃迁到____，这种现象叫____。

2. 射频脉冲发射结束后，自旋核将自动、自发地由高能级状态恢复到原状态（平衡状态），处于非热平衡状态的原子核系统将逐渐恢复为热平衡状态，这一过程叫____过程。

3. 下列说法错误的是（　　）

　A. 当原子核处于另一个磁场中时，由于外磁场和核磁场的相互作用，所以原子核具有能量

　B. 电子从由低能级向相邻的高能级跃迁，叫做磁共振

C. 与 X-CT 相比，磁共振所成的像中含有更多受检体的生理和化学特性的信息

D. 磁共振成像是使用电磁波作为"光源"来对人体进行"透视"的一种方法

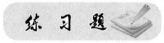
练 习 题

一、名词解释

1. 原子能级

2. 激光

3. X 射线的强度和硬度

4. 放射性衰变

5. 示踪原子作用

6. 磁共振

二、填空题

1. 原子是由____和____组成的，其中____带____电，而____带____电，而整个原子是____的。

2. 原子只能处于一系列不连续的____中，这些状态叫____；原子从一种能量状态到另一种能量状态时，____一定频率的光子，光子的频率由这两种状态的____决定，写成公式为____。

3. 原子从较高能量的激发态向较低能量的激发态或基态跃迁的过程，是辐射能量的过程，能量是以____的形式辐射出去的，这就是原子的____现象。

4. 在正常状态下，原子处于能级的最低状态，即基态。如果处于基态的电子获得能量将会向____跃迁。____的电子自发地向低能态跃迁，辐射出____。

5. 激光与一般光源相比较，具有____、____、____和____等特性。

6. X 射线产生的条件是____和____，X 射线管内形成的电流叫____，X 射线管两端的电压叫____。

7. X 射线的强度用____表示，称为 X 射线的量。X 射线的硬度常用____表示，称为 X 射线的质。X 射线硬度大则其贯穿本领____。

8. 物质能自发地辐射出射线的现象，叫做天然____。放射性元素发出的射线是____、____和____。

三、选择题

1. 电子从激发态跃迁到能量较低的轨道时，能量的差值（ ）
   A. 变为热能
   B. 变为内能
   C. 用来产生一定频率的光子
   D. 变为电子的动能

2. 激光的产生是（ ）
   A. 受激辐射
   B. 自发辐射
   C. 自然发光
   D. 电子碰撞

3. 增大 X 射线硬度的方法通常是（ ）
   A. 增大管电压
   B. 增加管电流
   C. 减小管电压
   D. 减小管电流

4. 某元素的原子核放出一个 β 粒子后，对于所产生的新核，下列说法正确的是（ ）
   A. 质量数减少 1，电荷数增加 1
   B. 质量数减少 1，电荷数减少 1
   C. 质量数不变，电荷数增加 1
   D. 质量数不变，电荷数减少 1

5. 原子核的组成是（ ）
   A. 由电子和中子组成
   B. 由电子和质子组成
   C. 由中子和质子组成
   D. 由正、负电子组成

6. γ 射线的本质是（ ）
   A. 电子流
   B. 中子流
   C. 光子流
   D. 电磁波

四、简答题

1. 激光在医学上有哪些主要的应用？

2. 过量的 X 射线照射对人体有何损害？如何防护？

3. 放射性核素在医学上有哪些主要应用？

第 3 部分

综合测试题

一、填空题(每空 2 分，共 36 分)

1. 质量为 20kg 的护理车在水平面上用 30N 的水平力推动它，其产生的加速度为 1m/s²，其受到的水平方向的阻力是_____N。

2. 一物体受到与水平方向成 60°的 100N 的拉力作用，在水平方向上通过的位移为 8m，所用的时间是 10s。则拉力所做的功为____J，功率是____W。

3. 一物体静止在 1m 高处，其重力势能是____J；若让其自由下落，到达地面时的速度是____m/s。

4. 从公共卫生学角度，通常把____的声音都列为噪声的范畴。防止噪声的方法有____、____和____。

5. 自来水管两处截面直径 D_1：D_2=1：2，细管的水流速度是 0.4m/s，粗管的水流速度是____m/s。

6. 眼睛的光学系统可简化_____和_____。正常眼的远点在____，近点为____，明视距离为____。

7. 近视眼是指____；某近视眼的最小视角为 10′，其国际标准视力为____。

8. 显微镜的物镜的焦距是 1cm，目镜的焦距是 2cm，目镜和物镜相距 20cm，显微镜的放大率是____。

二、选择题(每题 3 分，共 24 分)

1. 关于加速度，下面说法中正确的是(　　)

    A. 加速度越大，物体运动得越快

    B. 加速度越大，物体速度越大

    C. 加速度的方向代表物体的运动方向

    D. 加速度是表示物体运动速度改变快慢的物理量

2. 下面现象中符合机械能守恒条件的为(　　)

    A. 物体沿粗糙水平面匀速运动　　　　　　　　B. 小球从空中自由下落

    C. 降落伞匀速下降　　　　　　　　　　　　　D. 沿粗糙斜面匀速滑下

3. 在空气中波长为 17m，传播速度为 340m/s 的声波的频率为(　　)

    A. 0.05Hz　　　　　　　　　　　　　　　　　B. 357Hz

    C. 20Hz　　　　　　　　　　　　　　　　　　D. 20s

4. 下列说法错误的是(　　)

    A. 电场线起于正电荷，止于负电荷

    B. 电场强度是反映电场力的性质的物理量

    C. 对电场中确定的两点来说，电势差的值因零电势的选择不同而发生改变

D. 电场中各点电势是沿着电场线方向逐点降低的

5. 下列说法错误的是（　　）

　　A. 因触及带电体而使人体通过较大电流以致引起人身伤害甚至死亡的现象叫做触电

　　B. 触电对人体的伤害程度取决于通过人体电流的大小、频率、途径和时间的长短

　　C. 人靠近高压带电体，高压带电体击穿空气放电而造成人体触电叫做击穿触电

　　D. 电压低于 36V 就一定不会引起触电

6. 光从空气斜射入水，下列答案正确的是（　　）

　　A. 一定能产生全反射现象

　　B. 一定不能产生全反射现象

　　C. 可能不产生全反射现象

　　D. 可能产生全反射现象，也可能不产生全反射现象

7. 下列说法正确的是（　　）

　　A. 凸透镜就是放大镜

　　B. 为了增大放大率而使用的凸透镜叫做放大镜

　　C. 最简单的显微镜的光学结构是由一个凸透镜和一个凹透镜组成

　　D. 医用内镜的作用是导光导像

8. 下列说法错误的是（　　）

　　A. 原子核是由质子和中子组成

　　B. 原子核的电荷数和质量数是表征原子核的两个重要特征

　　C. 核电荷数 ＝ 核内质子数 ＝ 质量数

　　D. 同一元素的质子数相同而中子数不同的一组核素，叫做该种元素的同位素

三、判断题（正确的打"√"，错误的打"×"，每题 2 分，共 20 分）

1. 合力一定大于分力。（　　）

2. 力是使物体产生运动的原因。（　　）

3. 声波的频率范围是 20000Hz 以上。（　　）

4. 超声波在气体、液体和固体中均有很强的穿透性。（　　）

5. 普通手术缝合线先经过蜡处理，是为了破坏毛细作用，杜绝细菌感染。（　　）

6. 空气中水蒸气越接近饱和，相对湿度越大。（　　）

7. 电路中感应电动势的大小，跟穿过这一电路的磁通量的变化率成反比，这就是法拉第电磁感应定律。（　　）

8. 交流用电器上标明的额定电压或额定电流都是指其有效值。（　　）

9. 通常规定 36V 以下的电压为安全电压。（　　）

10. 散光眼是进入眼睛不同方位的光线，不能同时会聚在视网膜上。（　　）

四、计算题（每题 7 分，共 14 分）

1. 有一内阻为 0.1Ω 的电源的电动势为 6V，将其与电阻为 9.9Ω 的用电器串联，则通过用电器的电流是多大？用电器两端的电压是多大？

2. 凸透镜的焦距是 10cm，物体到透镜的距离是 20cm，则像距透镜多远？像的放大率是多少？

五、简答题（6分）

人体触电危险程度与哪些因素有关？人体触电形式有几种？

综合测试题二

一、填空题（每空 2 分，共 28 分）

1. 在水平面上运动的质量为 200kg 的小车，要获得 1m/s² 的加速度，若阻力为 40N，则机车的牵引力应为____N。

2. 一物体受到与水平方向成 60°的 100N 的拉力作用，在水平方向上通过的位移为 10m，所用的时间是 4s。则拉力所做的功为____J，功率是____W。

3. 一物体静止在 10m 高处，其重力势能是____J，若让其自由下落，到达地面时的速度是____m/s。

4. 从公共卫生学角度，通常把____的声音都列在噪声的范畴。防止噪声的方法有_____、____和____。

5. 有一内阻为 0.1Ω 的电源的电动势为 3V，将其与电阻为 9.9Ω 的用电器串联，则通过用电器的电流强度是____A，用电器两端的电压是____V。

6. 近视眼是指____；某近视眼的最小视角为 10 分，其国际标准视力为____。

7. 显微镜物镜的焦距是 1cm，目镜的焦距是 2cm，目镜和物镜相距 15cm，显微镜的放大率是____。

二、选择题（每题 3 分，共 24 分）

1. 弹簧振子在 10cm 范围内振动，2s 内完成 10 次全振动，则其振幅、周期、频率分别为（　　）

 A. 10cm 5s   0.2Hz   B. 5cm   5s   0.2Hz

 C. 5cm   0.2s   5Hz   D. 10cm 0.2s   5Hz

2. 防止噪声的方法有（　　）

 A. 控制和消除噪声源   B. 控制噪声的传播

 C. 个人防护   D. 以上答案都是

3. 下列说法错误的是（　　）

 A. 电场线起于正电荷，止于负电荷

 B. 电场强度是反映电场力的性质的物理量

 C. 对电场中确定的两点来说，电势差的值因零电势的选择不同而发生改变

 D. 电场中各点电势是沿着电场线方向逐点降低的

4. 下列关于紫外线的说法错误的是（　　）

 A. 太阳、弧光灯等发出的光中都含有紫外线

B. 医院里常用紫外线灯照射病房和手术室消毒

C. 紫外线可以促进骨骼钙化，具有抗佝偻病的作用

D. 紫外线的生物效应主要是光电效应

5. 下列说法错误的是(　　)

A. 焦度表示透镜会聚或发散光线的本领

B. 凸透镜的焦点是实焦点，凹透镜的焦点是虚焦点

C. 屈光度数值的 100 倍等于眼镜的度数

D. 边缘比中央厚的透镜叫凸透镜，凸透镜具有会聚光线的作用

6. 下列说法错误的是(　　)

A. 物体两端对于人眼光心所引出的两条直线的夹角 α，叫做视角

B. 视角就叫做视力

C. 眼睛能分辨的最大视角叫做眼的分辨本领

D. 某同学眼睛能分辨的最小视角是 10 分，其国际标准视力是 0.1

7. 一显微镜镜筒长 20cm，目镜焦距 2cm，显微镜的放大率为 500 倍，则物镜的焦距是(　　)

A. 4cm　　　　　　　B. 3cm　　　　　　　C. 2cm　　　　　　　D. 0.5cm

8. 发现 X 射线的科学家是(　　)

A. 英国物理学家牛顿

B. 英国物理学家法拉第

C. 法国物理学家库仑

D. 德国物理学家伦琴

三、判断题(正确的打"√"，错误的打"×"，每题 2 分，共 20 分)

1. 力是改变物体运动状态的原因。(　　)

2. 自由落体运动是加速度不断增加的运动。(　　)

3. 力的合成遵循平行四边形定则，力的分解也遵循平行四边形定则。(　　)

4. 乐音的三要素是音调、响度和音色。(　　)

5. 发生共振的条件是振动的振幅最大。(　　)

6. 人体血液从左心室射出，其压强在向前流动的过程中保持不变。(　　)

7. 患者从高压氧舱中出来，应有适当的缓冲时间，以免出现气体栓塞现象。(　　)

8. 我国日常生活中使用的交流电周期和频率分别是 0.2s 和 50Hz。(　　)

9. 触电是指有电流通过人体。(　　)

10. 眼睛所成的像是正立、等大的虚像。(　　)

四、计算题(共 22 分)

1. 在空气中波长为 17m，传播速度为 340m/s 的声波在骨骼中传播时的波长是多少？(6 分)

2. 某一温度下，空气的绝对湿度是 $p = 0.468\text{kPa}$，水的饱和气压是 2.34kPa，则空气的相对湿度是多少？（6 分）

3. 凸透镜的焦距是 10cm，物体放在透镜前 15cm 处。像距透镜多远？像的放大率是多少？（10 分）

五、简答题（6 分）

简述乐音与噪声对人体健康的影响以及控制噪声的方法。